www.kreative-manufaktur.de
Jetzt auch online
Selbermachen. Genießen. Verschenken.

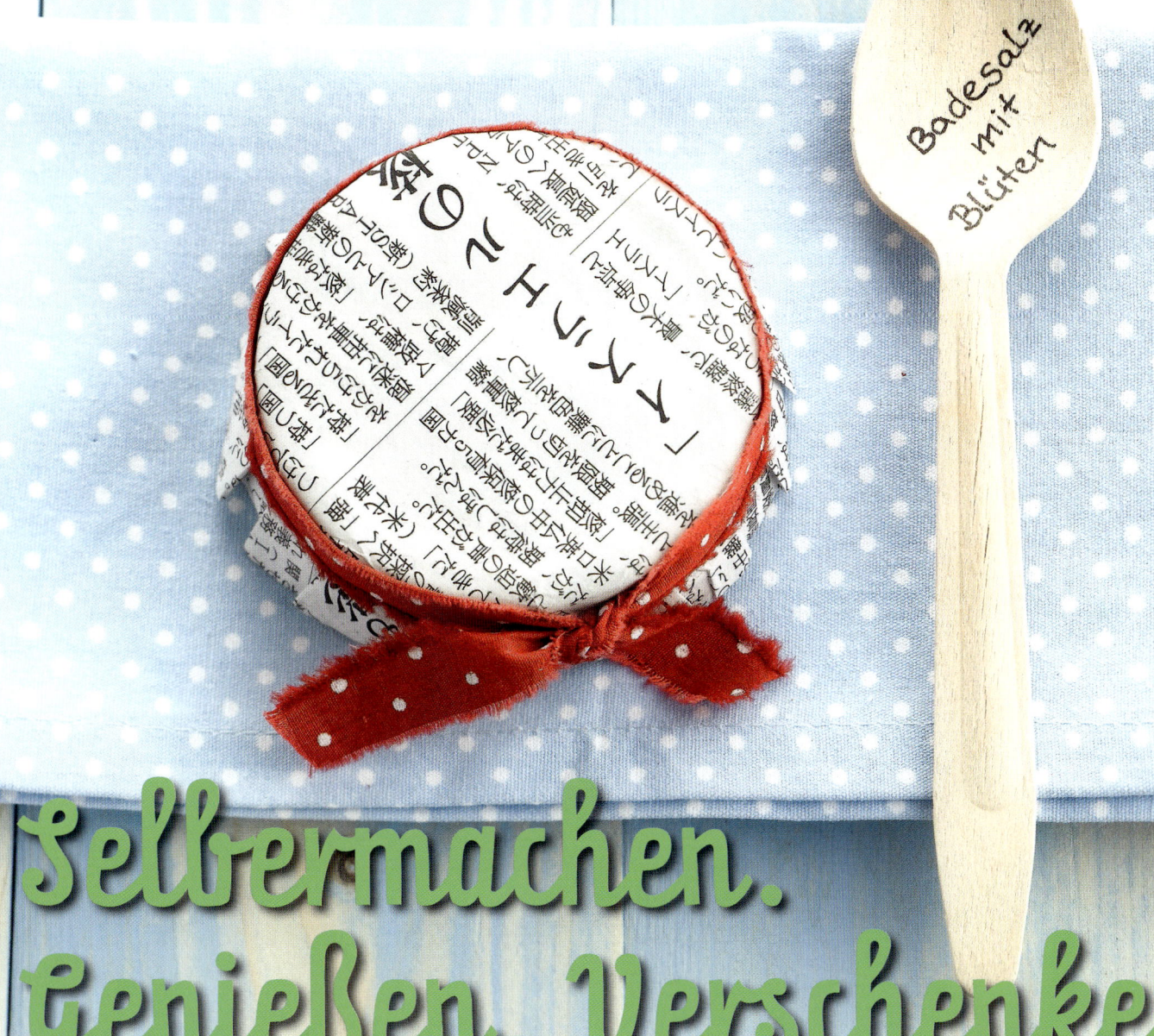

Badesalz mit Blüten

Selbermachen.
Genießen. Verschenken.

Pflegende Kosmetikartikel aus der kreativen Manufaktur sind schöne Geschenke und Mitbringsel: mit Sorgfalt hergestellt, mit Liebe verpackt.

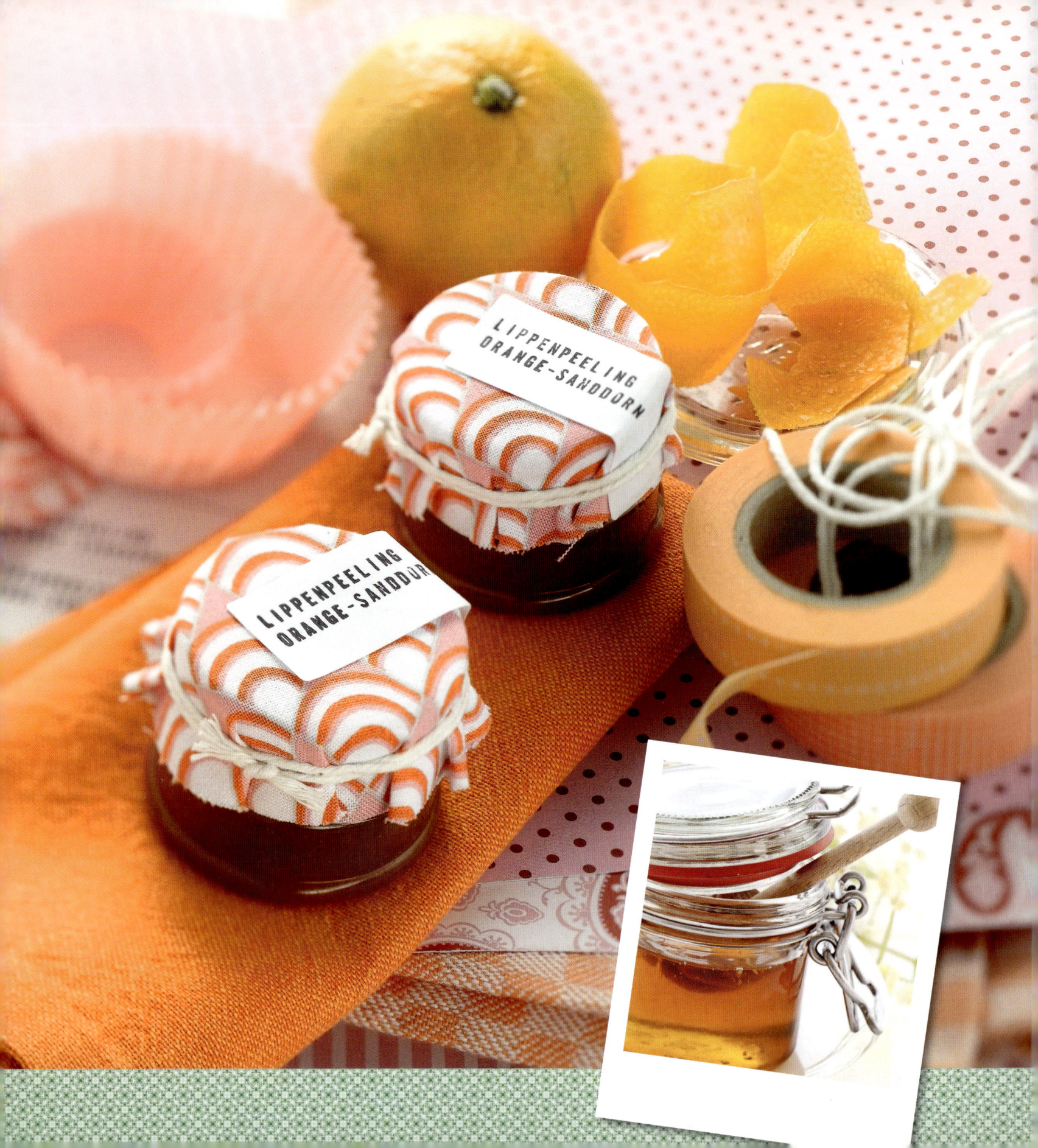

LIPPENPEELING
ORANGE-SANDDORN

LIPPENPEELING
ORANGE-SANDDORN

Jinaika Jakuszeit • Miriam Dornemann

SCHÖNHEIT AUS DER NATUR
Naturkosmetik selbst herstellen

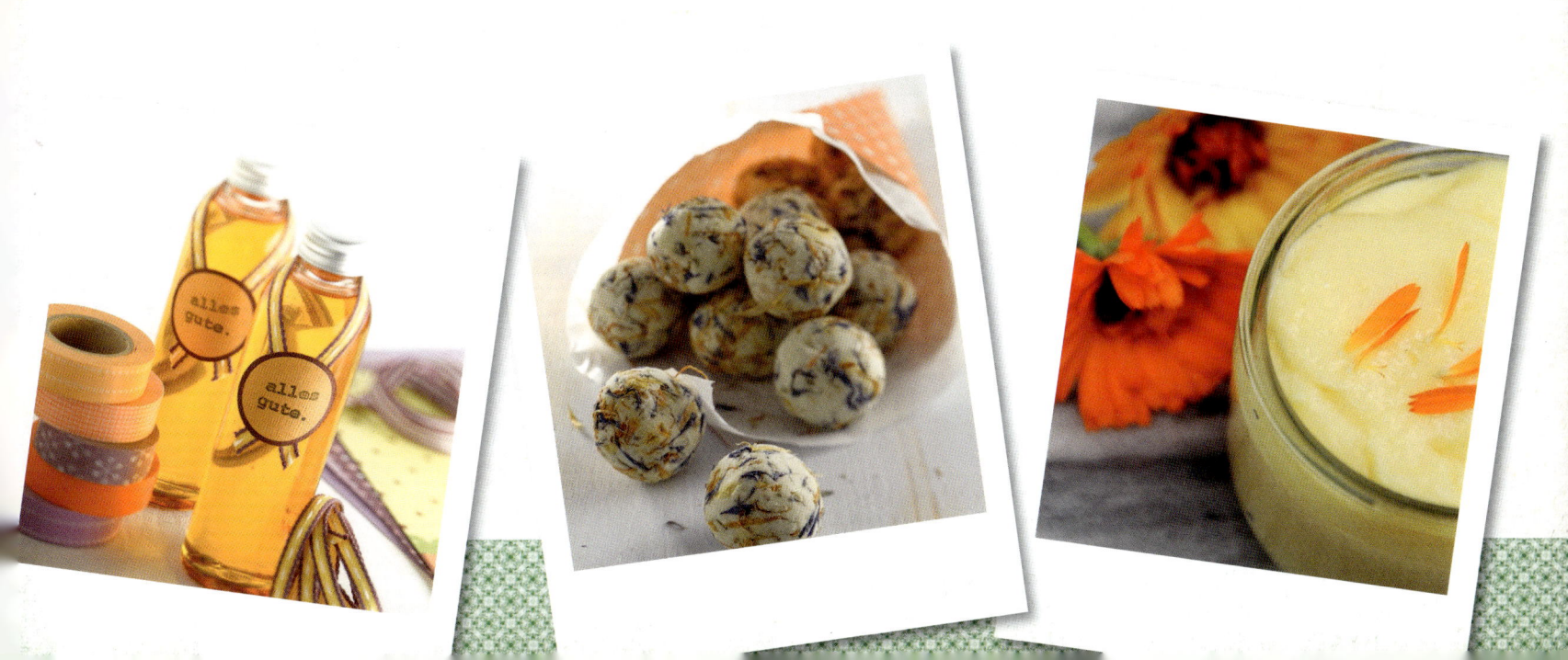

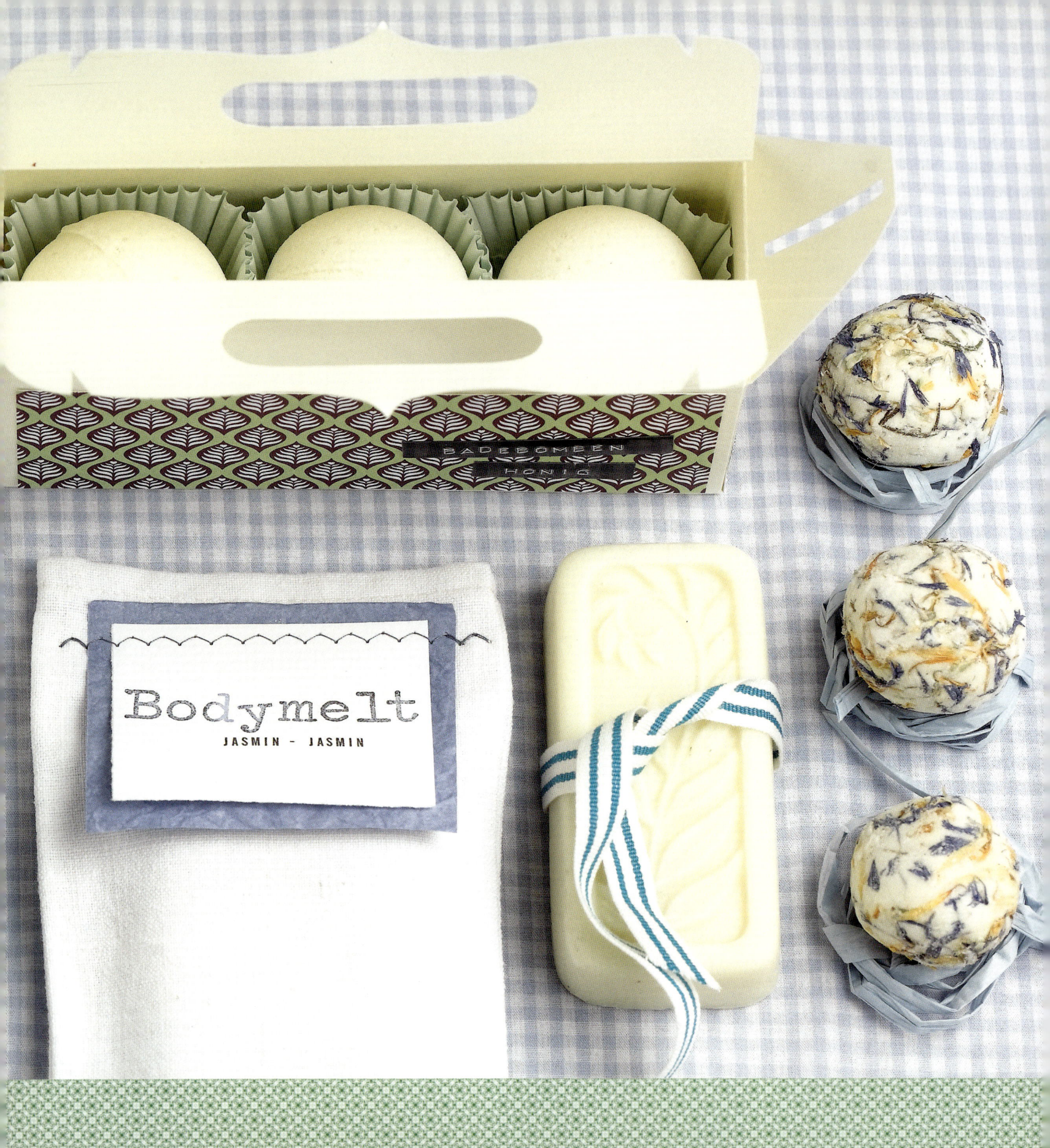

BADEBOMBEN
HONIG

Bodymelt

JASMIN - JASMIN

Inhalt

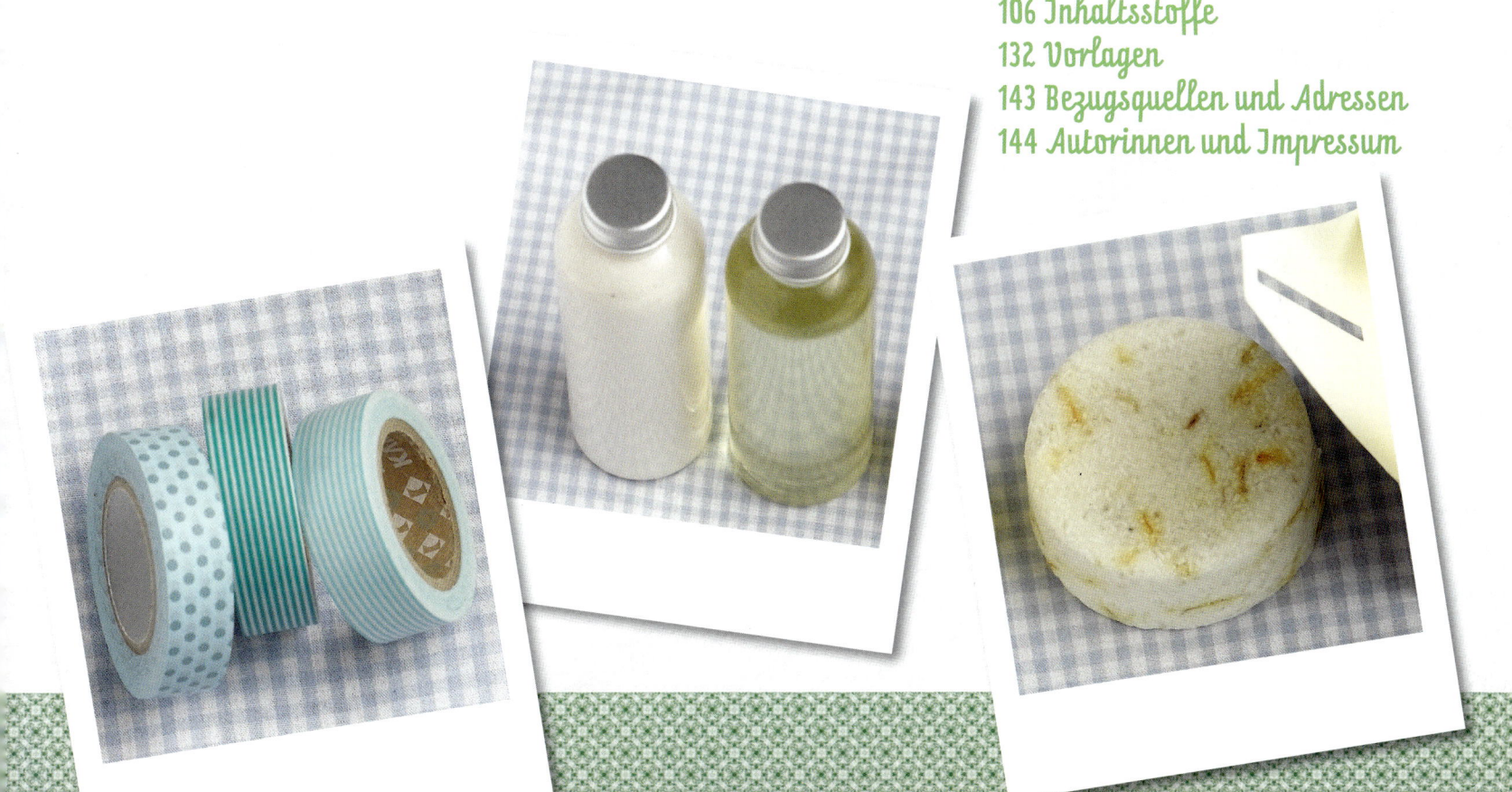

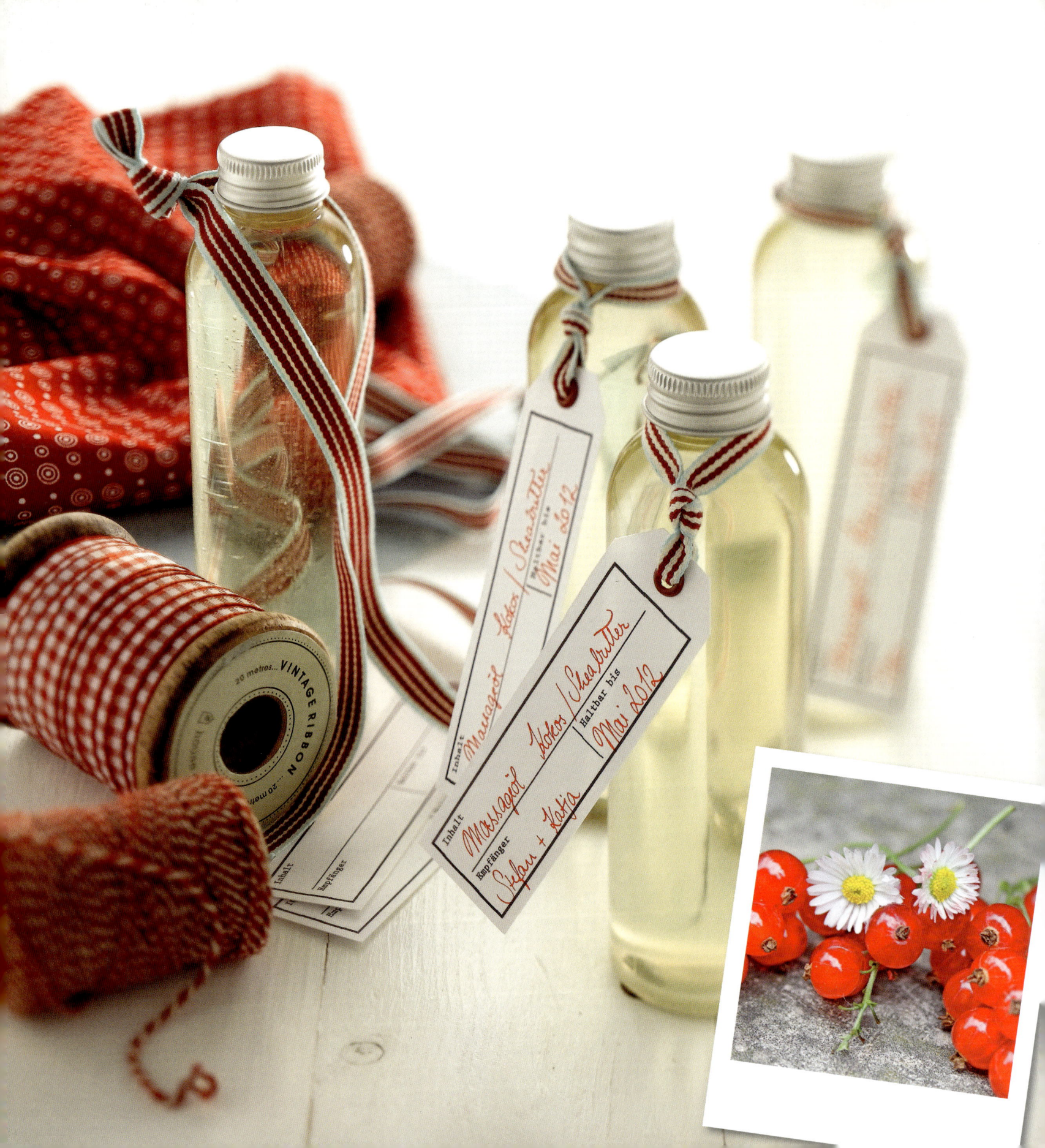

Inhalt Massageöl Kokos / Sheabutter

Haltbar bis Mai 2012

Inhalt Massageöl Kokos / Sheabutter

Empfänger Stefan + Katja

Haltbar bis Mai 2012

Inhalt

Empfänger

20 metres... VINTAGE RIBBON

20 metr

Schönheit aus der Natur

Naturkosmetik kann eine große Leidenschaft werden. Der Reiz der selbst hergestellten Kosmetik liegt zum einen darin, dass alle verwendeten Zutaten aus der Natur kommen und man genau weiß, aus welchen Inhaltsstoffen das Kosmetikprodukt besteht. Ein für viele wichtiges Argument für die Verwendung von selbst gerührter Kosmetik ist außerdem, dass man die Produkte individuell auf die Bedürfnisse und Besonderheiten der Haut abstimmen kann. Die Suche nach dem idealen Pflegeprodukt für die eigene Haut oder einen bestimmten Hauttyp kann zu einer wahren Mission werden.

Früher oder später hat sicher jeder das Bedürfnis, die Begeisterung über selbst gemachte Naturkosmetik mit anderen zu teilen. Am meisten Spaß macht das, indem man Pflegeprodukte verschenkt. Damit auch gleich auf den ersten Blick zu sehen ist, wie viel Sorgfalt auf das Geschenk verwendet wurde, kann das Kosmetikprodukt mit Liebe und Fantasie verpackt werden: mal unkompliziert mit einem hübschen Anhänger, mal etwas aufwendiger in einem Schächtelchen. Ein solches Geschenk trägt immer das Siegel: Mit Liebe gemacht, mit Liebe verpackt.

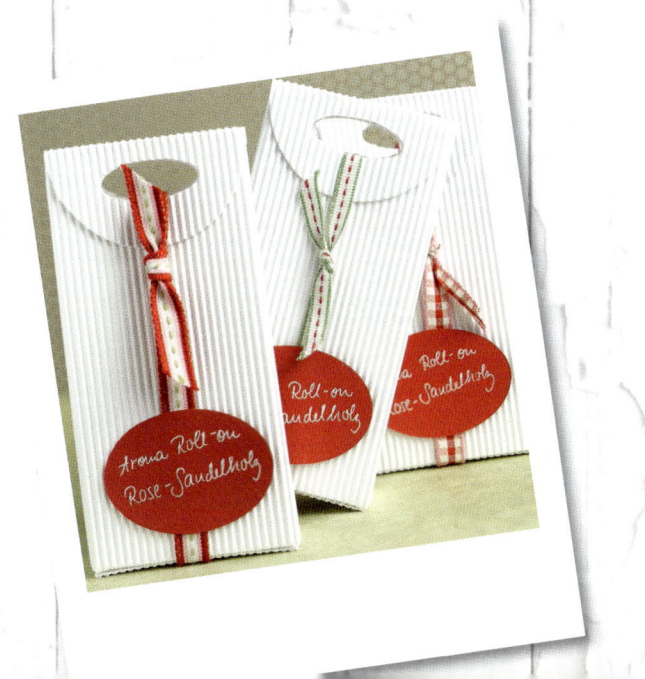

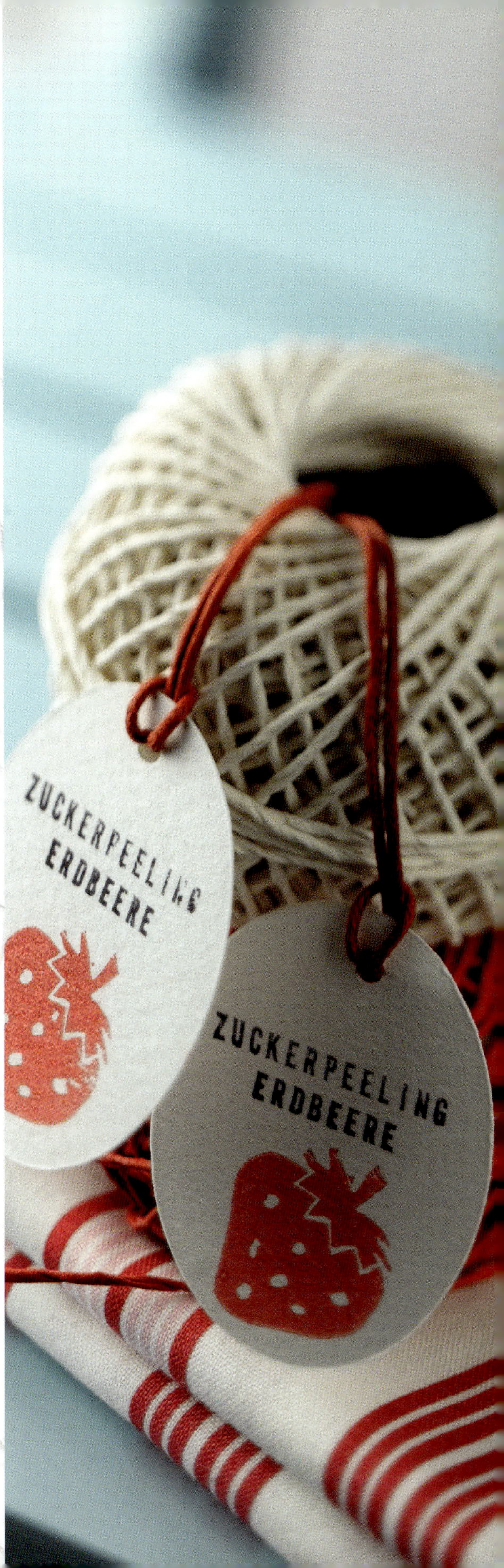

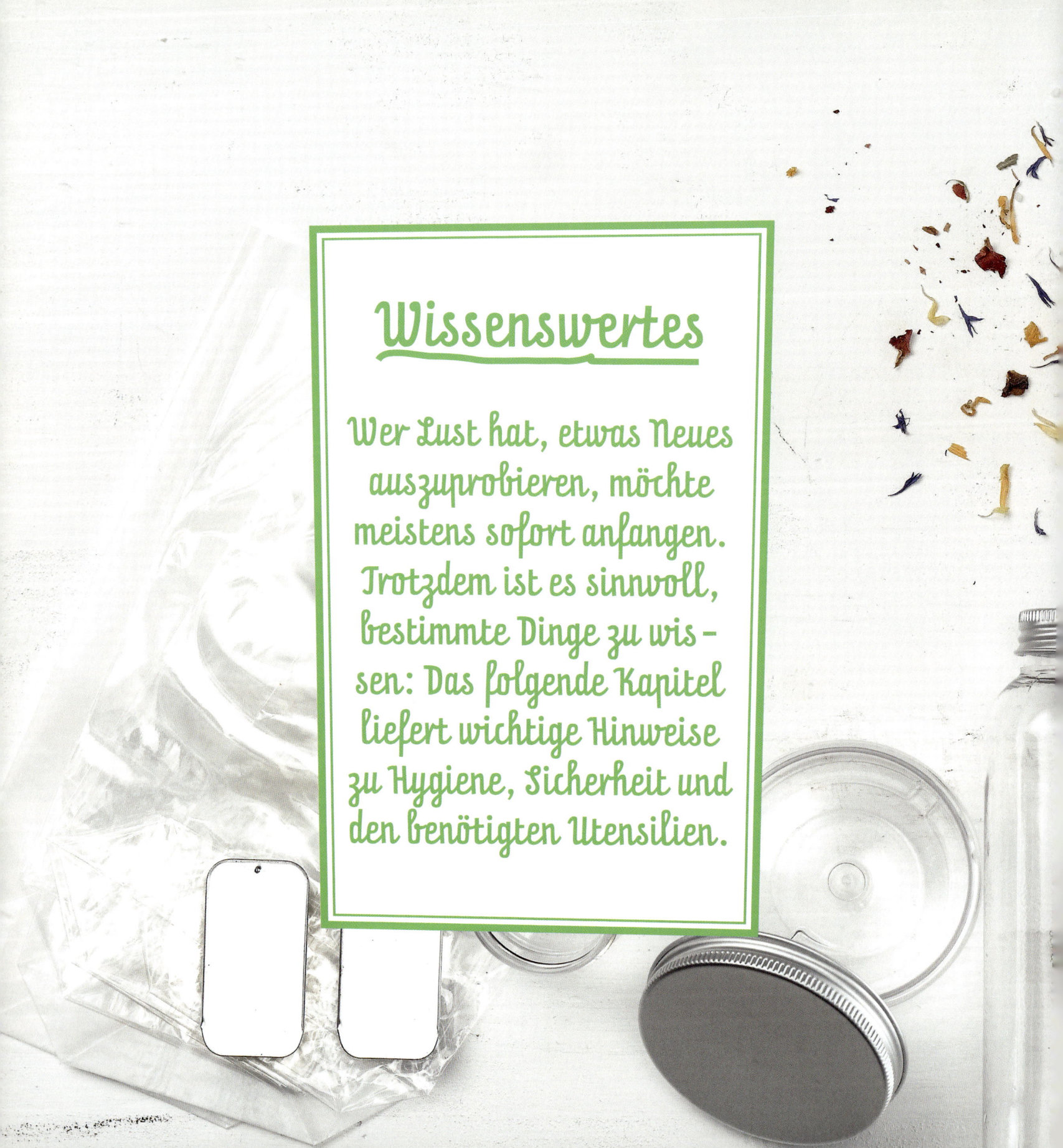

Wissenswertes

Wer Lust hat, etwas Neues auszuprobieren, möchte meistens sofort anfangen. Trotzdem ist es sinnvoll, bestimmte Dinge zu wissen: Das folgende Kapitel liefert wichtige Hinweise zu Hygiene, Sicherheit und den benötigten Utensilien.

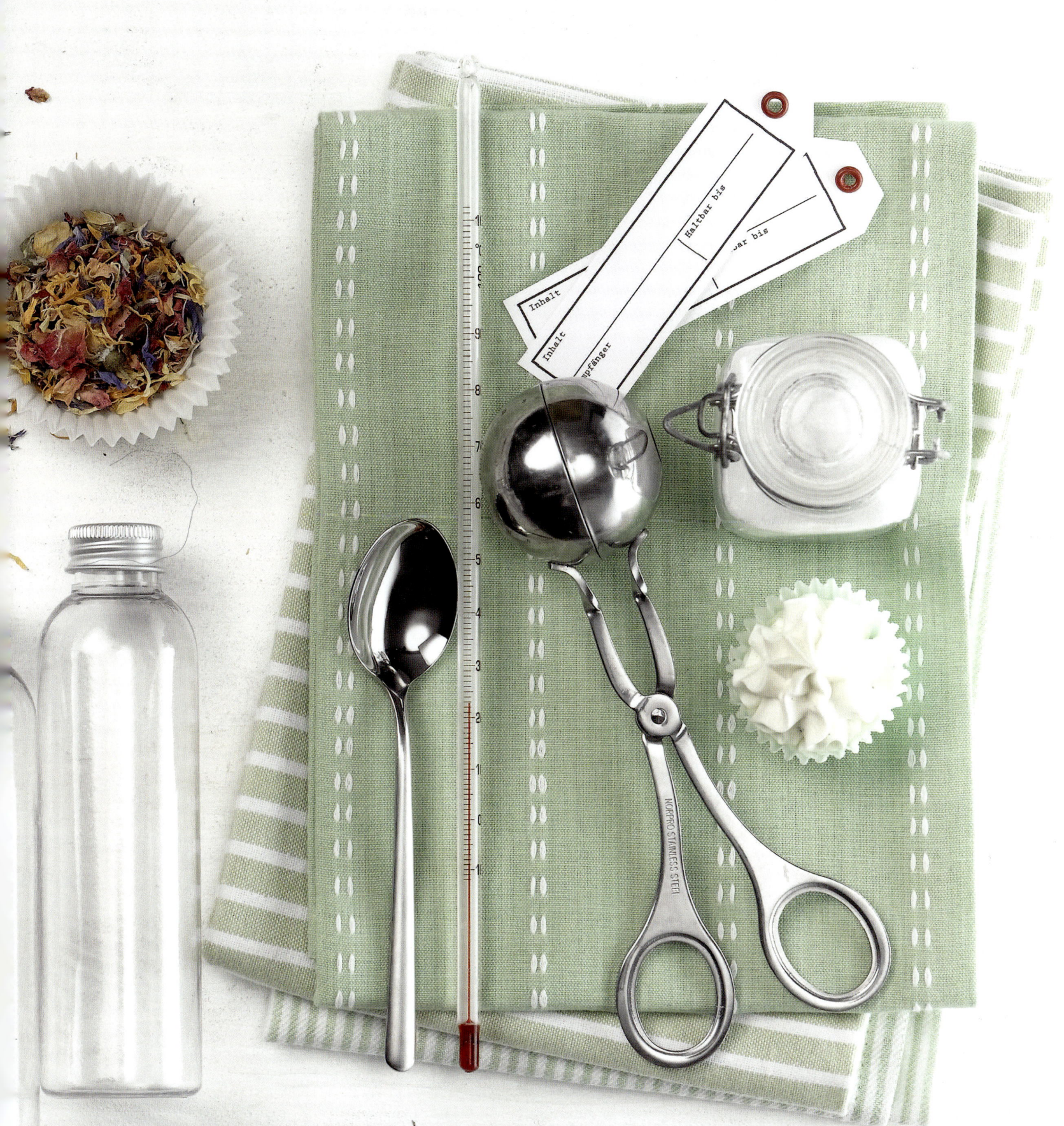

Inhalt

Haltbar bis

Inhalt

bar bis

pfänger

NORPRO STAINLESS STEEL

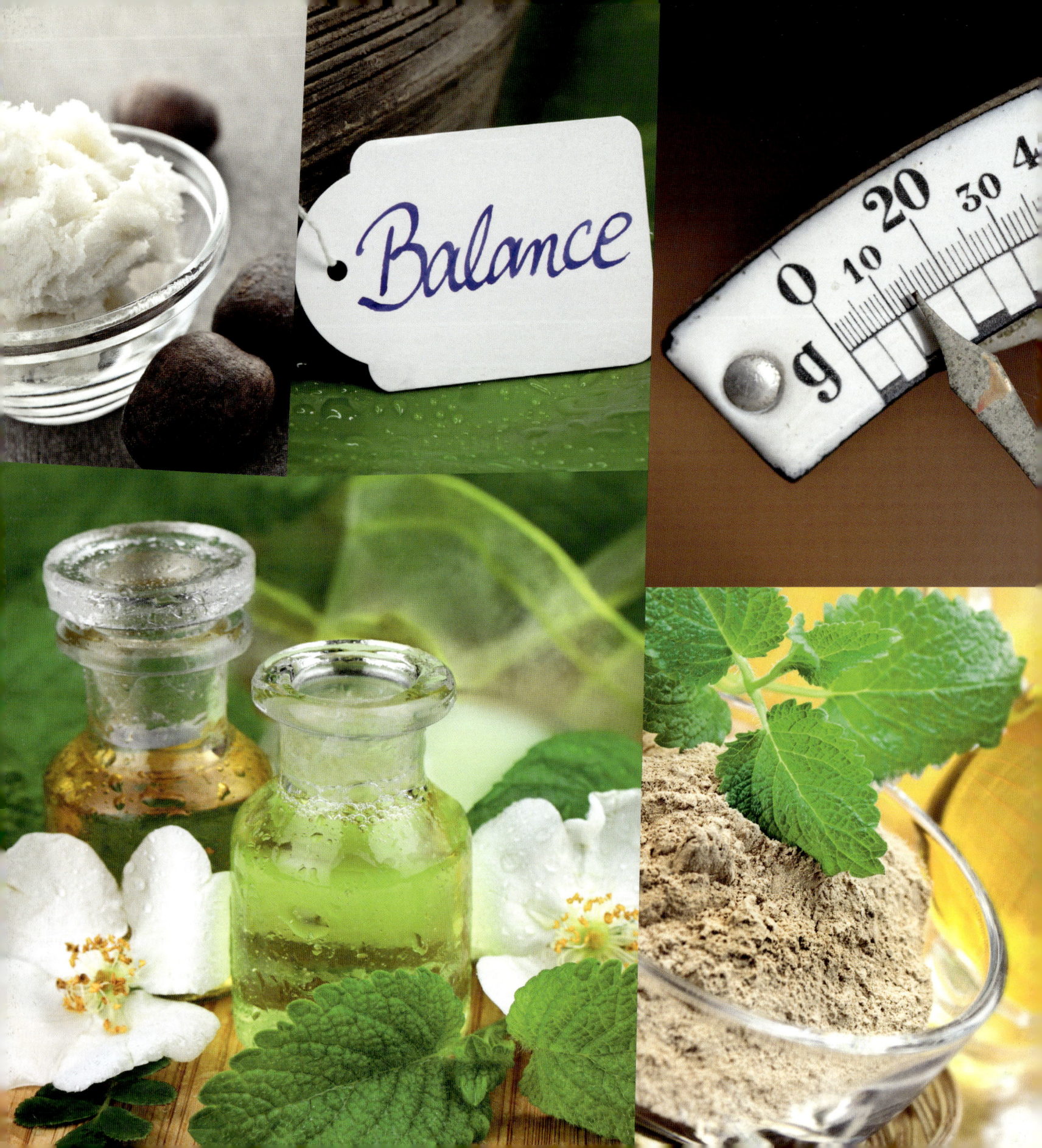

Balance

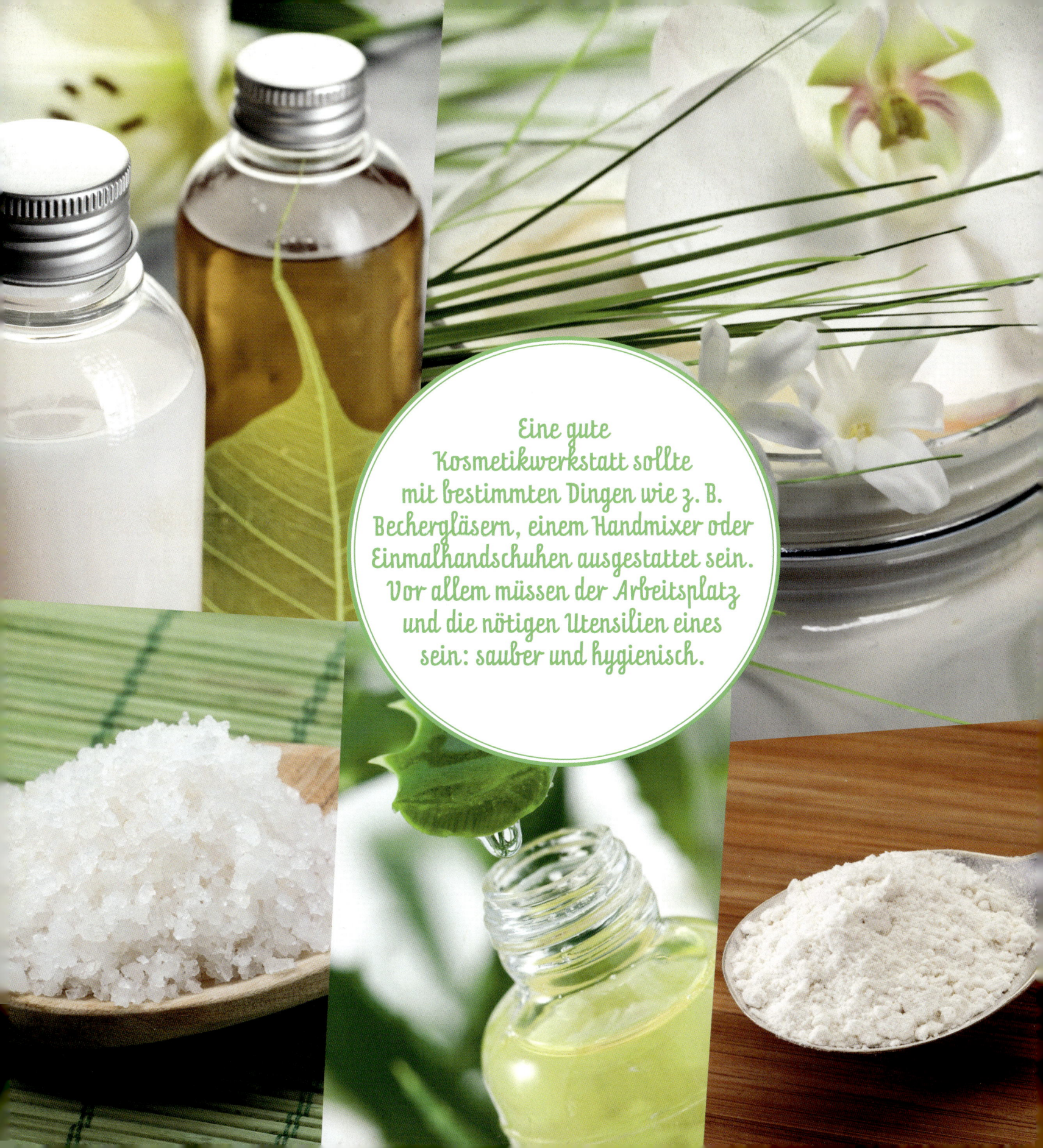

Eine gute Kosmetikwerkstatt sollte mit bestimmten Dingen wie z. B. Bechergläsern, einem Handmixer oder Einmalhandschuhen ausgestattet sein. Vor allem müssen der Arbeitsplatz und die nötigen Utensilien eines sein: sauber und hygienisch.

Bevor es losgeht

Behältnisse

Es gibt viele schöne Dosen und Flaschen, in denen man die selbst gemachten Kosmetika aufbewahren kann. Bei Ihrer Entscheidung sollten Sie jedoch unbedingt bedenken, wo das Gefäß bzw. dessen Inhalt zum Einsatz kommt. Glasflaschen und Gläser können in der Dusche runterfallen und kaputtgehen. Möglicherweise gehen dabei auch Kacheln zu Bruch und im schlimmsten Fall verletzt man sich dabei. Daher empfiehlt es sich, für alle Produkte, die direkt in der Dusche oder auf dem Badewannenrand stehen, auf Plastikverpackungen zurückzugreifen.

Wenn Sie die Einleitung gründlich durchgelesen haben, steht dem erfolgreichen Herstellen Ihrer ersten selbst gemachten Kosmetik nichts mehr im Wege. Bevor es aber richtig losgeht, möchte ich Sie noch auf zwei Dinge aufmerksam machen.

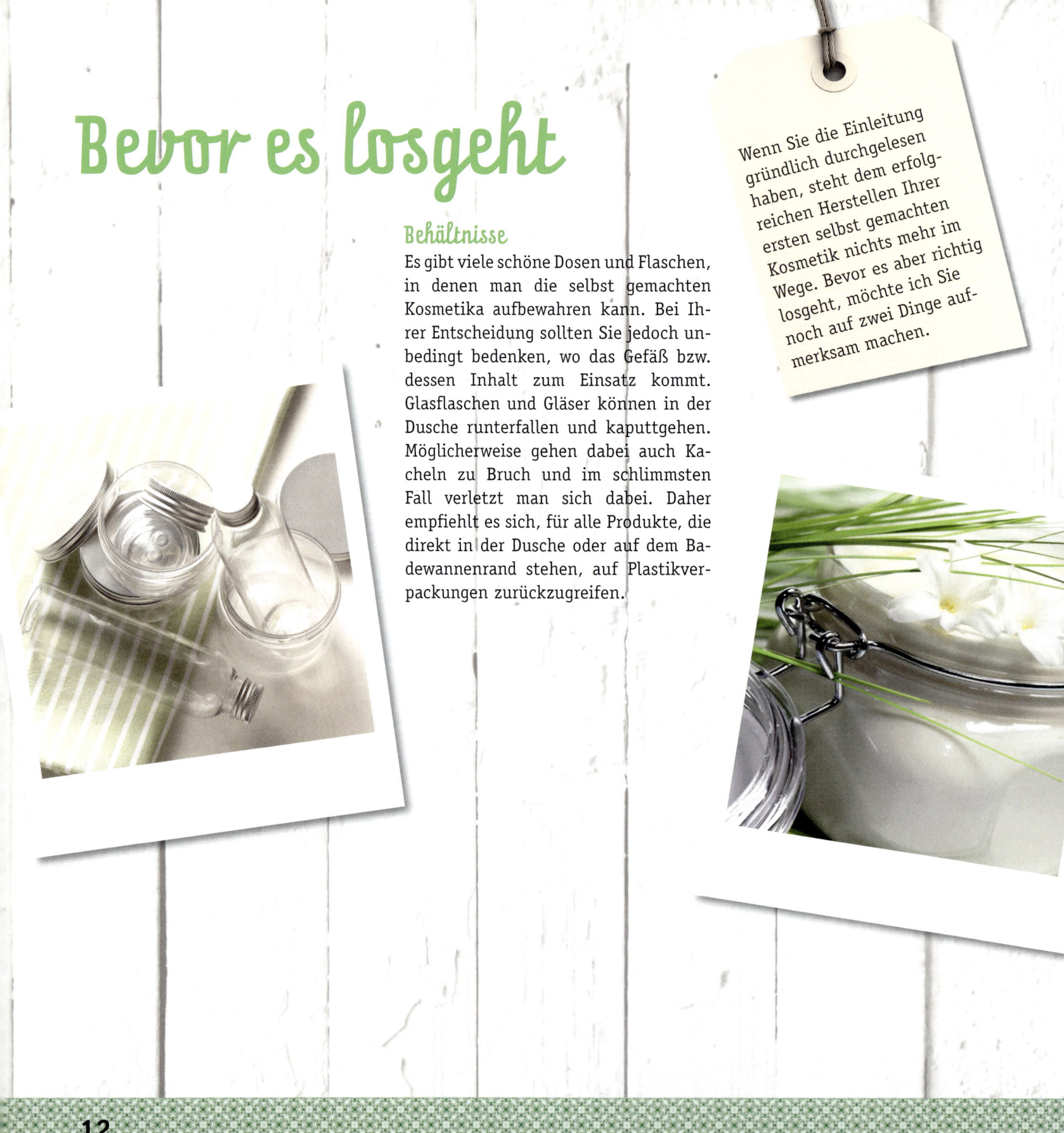

Hobby oder Gewerbe

Dieser Hinweis mag etwas komisch klingen, weil Sie noch nicht mal richtig angefangen haben. Aber glauben Sie mir, ich spreche aus Erfahrung. Viele hobbymäßige Hersteller von Naturkosmetik überlegen sich nach einer Weile, ihre selbst gemachten Sachen zu verkaufen. Ob es nun auf dem Weihnachtsbasar der Schule, auf einem kleinen Handwerkermarkt, in einem Laden oder im Internet ist, für alle Verkaufsformen gilt, dass kosmetische Produkte der Kosmetikverordnung (KVO) unterliegen. Man darf sie nicht einfach so verkaufen! Wenn Sie sich näher damit befassen wollen, ist die KVO als Lektüre zu empfehlen. Genaueres dazu können Sie auch auf diesem Blog nachlesen:
http://traumseifen.blogspot.com/2010/09/du-mochtest-nichts-lieber.html

Hygiene am Arbeitsplatz

Hygiene ist eine der wichtigsten Bedingungen für gutes Gelingen. Wenn Sie ein kosmetisches Produkt herstellen wollen, sorgen Sie dafür, dass Ihr Arbeitsplatz, Ihre Gerätschaften und Ihre Hände so sauber und steril wie möglich sind. Dazu reinigen Sie zunächst alles gründlich mit heißem Wasser und Spülmittel.

Die Arbeitsfläche sollten Sie mit hochprozentigem Alkohol besprühen. Ich nehme dafür eine Sprühflasche, wie man sie zum Blumen besprühen nimmt, und kosmetisches Basiswasser, das so verdünnt wird, dass der Alkoholgehalt 75 Prozent beträgt. Ist die Arbeitsfläche getrocknet, legen Sie sie mit Küchenpapier aus. Alle Arbeitsgeräte werden mit Alkohol desinfiziert und auf das Küchenpapier gelegt. Bechergläser stellen Sie über Kopf, damit sie nicht neu verunreinigt werden. Außerdem sollten Sie während der Vorbereitung und Reinigung Einmalhandschuhe tragen. Das ist am hygienischsten und so trocknet der Alkohol Ihre Haut nicht aus.

Wenn Sie sich diese Arbeitsweise gleich zu Beginn angewöhnen, müssen Sie später nicht wieder umdenken, wenn Sie Kosmetik mit Wasserphase wie z. B. Cremes herstellen wollen. Denn dabei ist es noch viel wichtiger, möglichst keimfrei zu arbeiten.

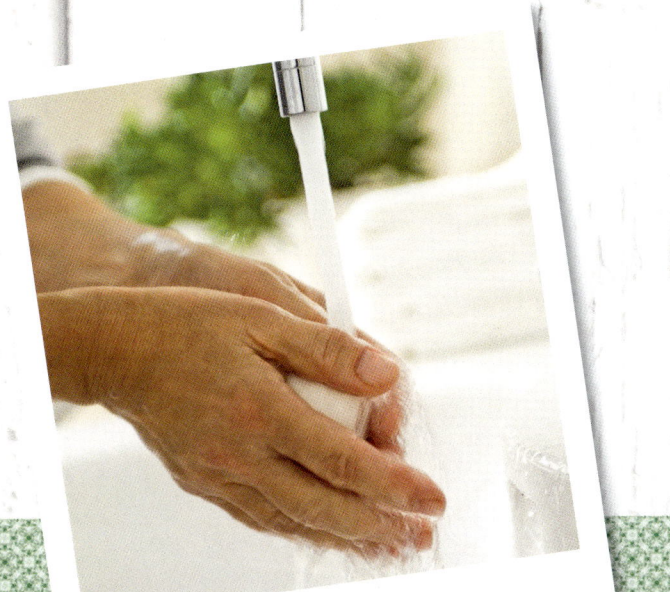

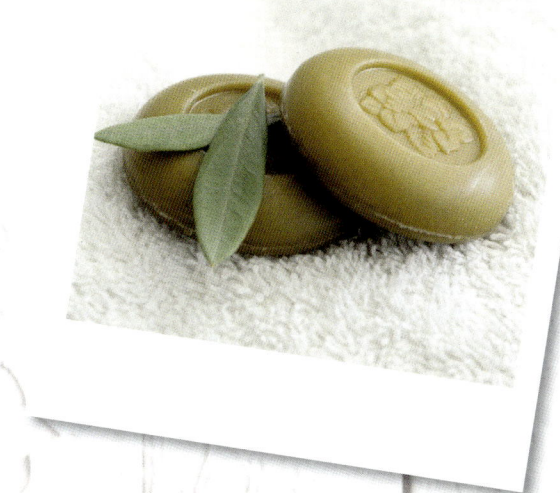

Ausrüstung

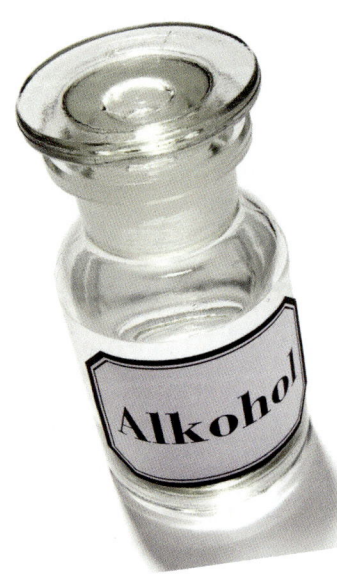

Alkohol

Badebombenzange

Die Badebombenzange heißt eigentlich Meatballmaker und wird in Amerika zum Formen von Frikadellen verwendet. Es gibt sie in zwei verschiedenen Größen: die Standard-Badebomben-Größe und eine Miniversion, mit der man kirschgroße Bällchen formen kann. Wer oft Badebomben herstellt, legt sich früher oder später so eine Zange zu – zumal sie wirklich nicht teuer ist. Alternativ kann man die Badebomben-Masse auch in Eiswürfelformen drücken.

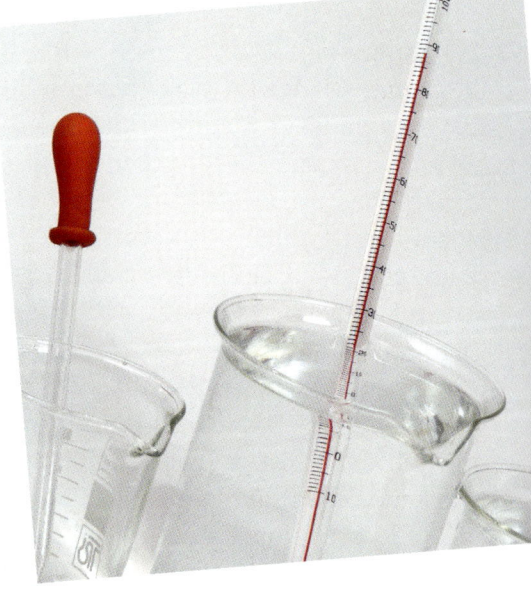

Bechergläser

Alkohol

Alkohol wird zum Desinfizieren der Arbeitsfläche und der Utensilien benötigt.

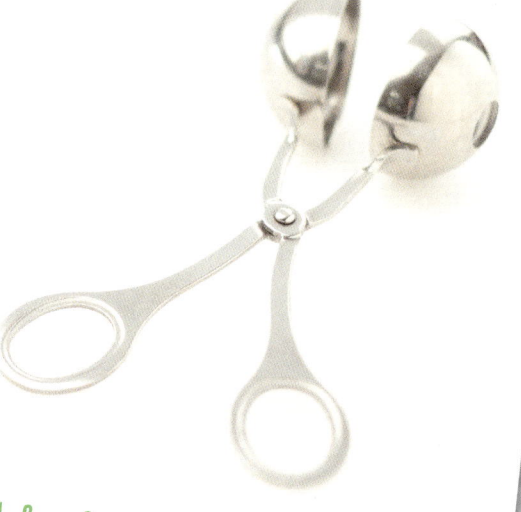

Badebombenzange

Bechergläser

Die gängigen Größen haben ein Fassungsvermögen von 100 ml bis 2 l. Für den Anfang benötigen Sie zwei bis drei verschiedene Bechergläser. Ich empfehle ein 100-ml-, ein 150-ml- und ein 250-ml-Glas. Sollten Sie jetzt schon wissen, dass Sie größere Mengen einer Rezeptur herstellen wollen, können Sie auch gleich zwei 1-l-Gläser kaufen. Bechergläser sind aus Borosilikat. Sie können direkt auf die Herdplatte gestellt werden. Achten Sie nur darauf, dass Sie weniger Hitze benötigen, um Fette zu schmelzen, als im Wasserbad.

Briefwaage

Die Briefwaage dient zum Abwiegen kleinerer Mengen (z. B. ätherischer Öle).

Digitalwaage

Eine genaue Waage ist unabdingbar. Wenn Sie keine besitzen und sich eine anschaffen möchten, achten Sie darauf, dass die Waage hitzeunempfindlich ist. Da Laborwaagen sehr teuer sind, bin ich dazu übergegangen, mit einer grammgenauen digitalen Küchenwaage und für kleinere Mengen mit einer Briefwaage zu arbeiten.

Folgende Utensilien sollten Sie zur Hand haben. Sie werden immer wieder benötigt und bei den einzelnen Anleitungen nicht mehr eigens erwähnt.

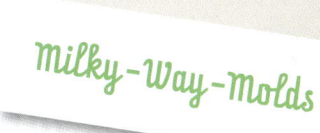

Milky-Way-Molds

Einmalhandschuhe

Einmalhandschuhe sollten Sie immer im Haus haben. Es gibt sie günstig im 100er-Pack.

Messbecher

Ein Messbecher wird zum Abmessen von Flüssigkeiten benötigt.

Einwegpipetten oder Spritzen

Einwegpipetten oder Spritzen sind die eleganteste Art, ätherische Öle oder Parfümöl abzumessen, wenn man keine genaue Waage (Briefwaage) hat.

Milky-Way-Molds

Milky-Way-Molds sind Motivformen aus Plastik, die man für Bodymelts, Badepralinen oder Shampoobars verwenden kann. Ihr einziger kleiner Makel ist: Sie sind recht hitzeempfindlich. Sie müssen also darauf achten, dass Sie nichts hineinfüllen, das heißer als circa 50 °C ist. Reinigen Sie sie keinesfalls in der Spülmaschine.

Glasrührstab

Glasrührstäbe sind ideal, um Zutaten im Becherglas zu verrühren.

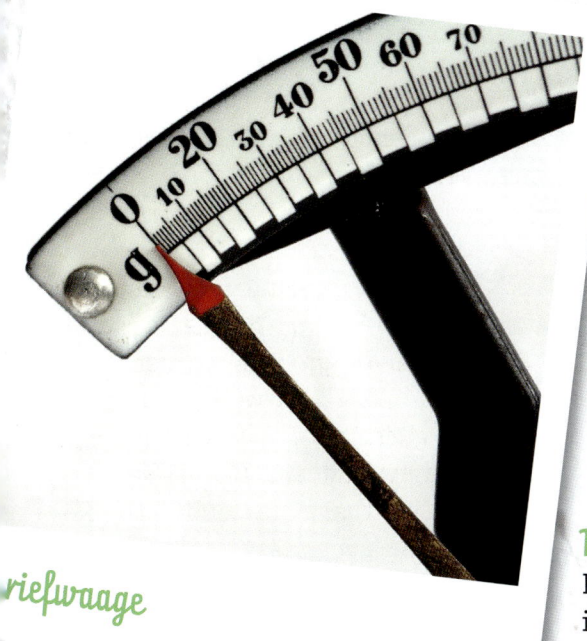

riefwaage

Handmixer

Ein ganz normaler Handmixer, wie er in fast jedem Haushalt zu finden ist, reicht völlig aus.

Mundschutz

Der Mundschutz schützt vor dem Einatmen von Feinstaub. Bei der Verwendung von SLSA ist der Mundschutz Pflicht!

Schüsseln

Zum Verrühren von Zutaten werden Schüsseln aus Edelstahl oder Plastik benötigt.

Silikonformen

Kuchen- oder Eiswürfelformen aus Silikon lassen sich fantastisch zweckentfremden, um darin Bodymelts oder Badepralinen herzustellen. Es gibt sie mittlerweile in vielen schönen Formen. Sie sind spülmaschinenfest.

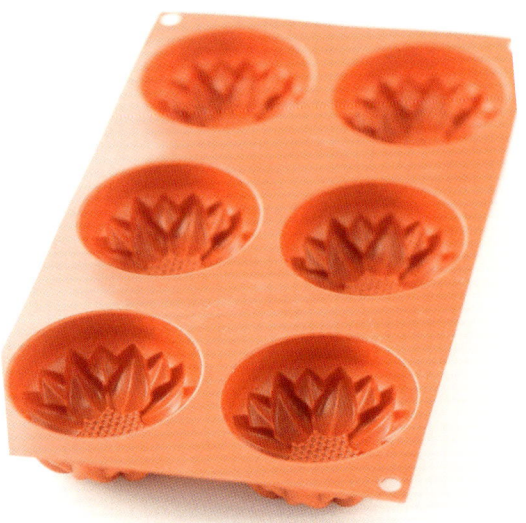

Silikonformen

Teigschaber

Ein praktisches Utensil, um die letzen Reste einer zähflüssigen Masse aus einem Behälter zu entfernen.

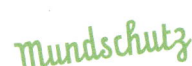

Mundschutz

Thermometer

Ein Thermometer ist besonders am Anfang sehr praktisch, da man Temperaturen oft nur schwer abschätzen kann. Meist sind die erwärmten Inhaltsstoffe heißer, als man denkt. Besorgen Sie sich in einem Shop für Laborbedarf ein Thermometer, dessen Messbereich bis mindestens 100 °C geht. Sie können aber auch ein Zucker- oder Bratenthermometer verwenden.

Pürierstab

Für Seifensieder ist der Pürierstab das Werkzeug überhaupt. Aber auch beim Herstellen von anderen Kosmetika kann er wichtige Dienste leisten. Er ist ideal, wenn man zwei Zutaten besonders gut miteinander verbinden (emulgieren) möchte.

Töpfe

Töpfe in verschiedenen Größen sollten Sie zur Hand haben, um Zutaten im Wasserbad zu schmelzen.

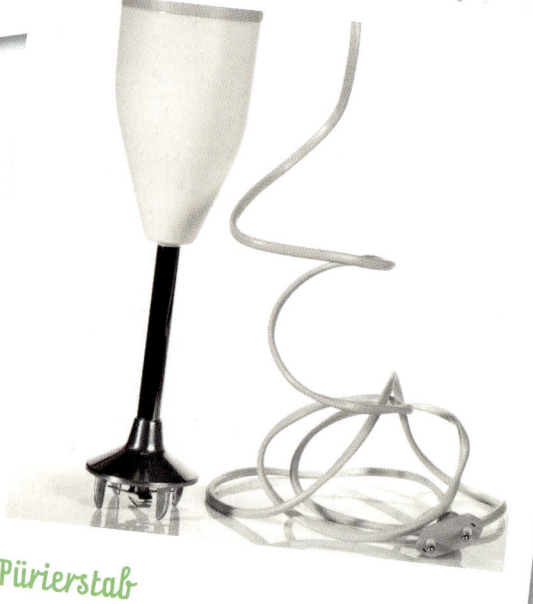

Pürierstab

Sicherheit

Ein Thema, das mindestens genauso wichtig ist wie Hygiene, ist sicheres Arbeiten. Auch wenn es in diesem Buch um Naturkosmetik geht, so gibt es doch einige Zutaten, die in ihrer Reinform reizend oder auch ätzend sind. Manchmal hört man es schon am Namen. Zitronensäure z. B. sollten Sie pur nicht auf die Haut und schon gar nicht in die Augen bekommen. Daher sollten Sie, wenn Sie diese Zutaten verarbeiten, immer Einmalhandschuhe tragen. Wie scharf manche Zutaten sind, ist mir vor einiger Zeit in einem meiner Kurse wieder ins Gedächtnis gerufen worden. Eine Kursteilnehmerin wog ihr ätherisches Öl in einem alten Jogurtbecher ab. Als sie den Becher einige Minuten

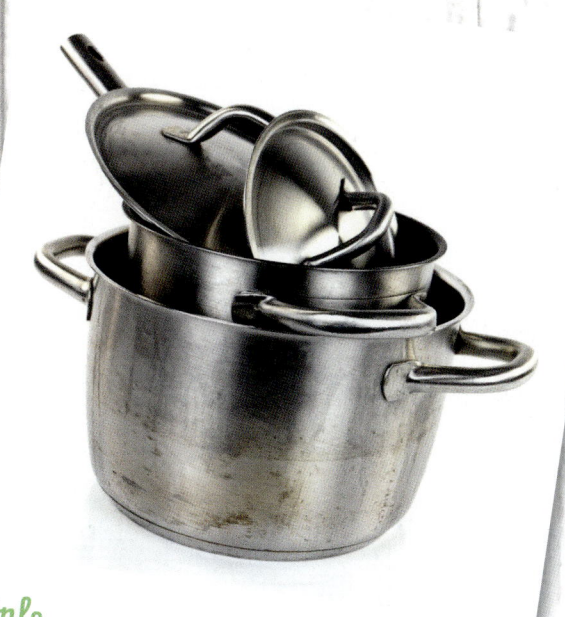

Thermometer

Töpfe

später vom Tisch hochnehmen wollte, hatte dieser keinen Boden mehr. Das ätherische Öl hatte in kürzester Zeit das Plastik aufgelöst! Daher sollten Sie, während Sie mit den Rohstoffen arbeiten, immer 100-prozentig bei der Sache sein. Wenn Sie unsicher sind, tragen Sie lieber eine Schutzbrille.

Als Letztes noch ein paar Worte zum Mundschutz. Bei der Verwendung von SLSA ist der Mundschutz absolute Pflicht! Sie können ihn generell tragen, wenn Sie pulverförmige Rohstoffe verarbeiten. Erkundigen Sie sich in der Apotheke, welches der richtige Mundschutz für Sie ist, denn es gibt da ziemliche Unterschiede. Sie benötigen einen für Feinstaub.

Inhaltsstoffe

Ein Glossar aller Inhaltsstoffe, die für die Kosmetika in diesem Buch verwendet werden, finden Sie ab Seite 106. Grundsätzlich können in der Naturkosmetik wesentlich mehr Inhaltsstoffe verwendet werden. Wenn Sie tiefer in die Materie einsteigen wollen, empfiehlt sich ein Grundlagenwerk zu naturkosmetischen Rohstoffen.
Alle Inhaltsstoffe können über das Internet bezogen werden (siehe Bezugsquellen auf Seite 143). Einige Rohstoffe sind in Apotheken erhältlich, allerdings zu wesentlich höheren Preisen.

Gesichtspflege

Ein strahlend frischer Teint und zarte, geschmeidige Lippen – mit der pflegenden Kraft von Naturprodukten kein Problem. Rosenöl, Tonerde, Honig und Vanille sorgen für eine gesunde Gesichtshaut und verhindern trockene, spröde Lippen.

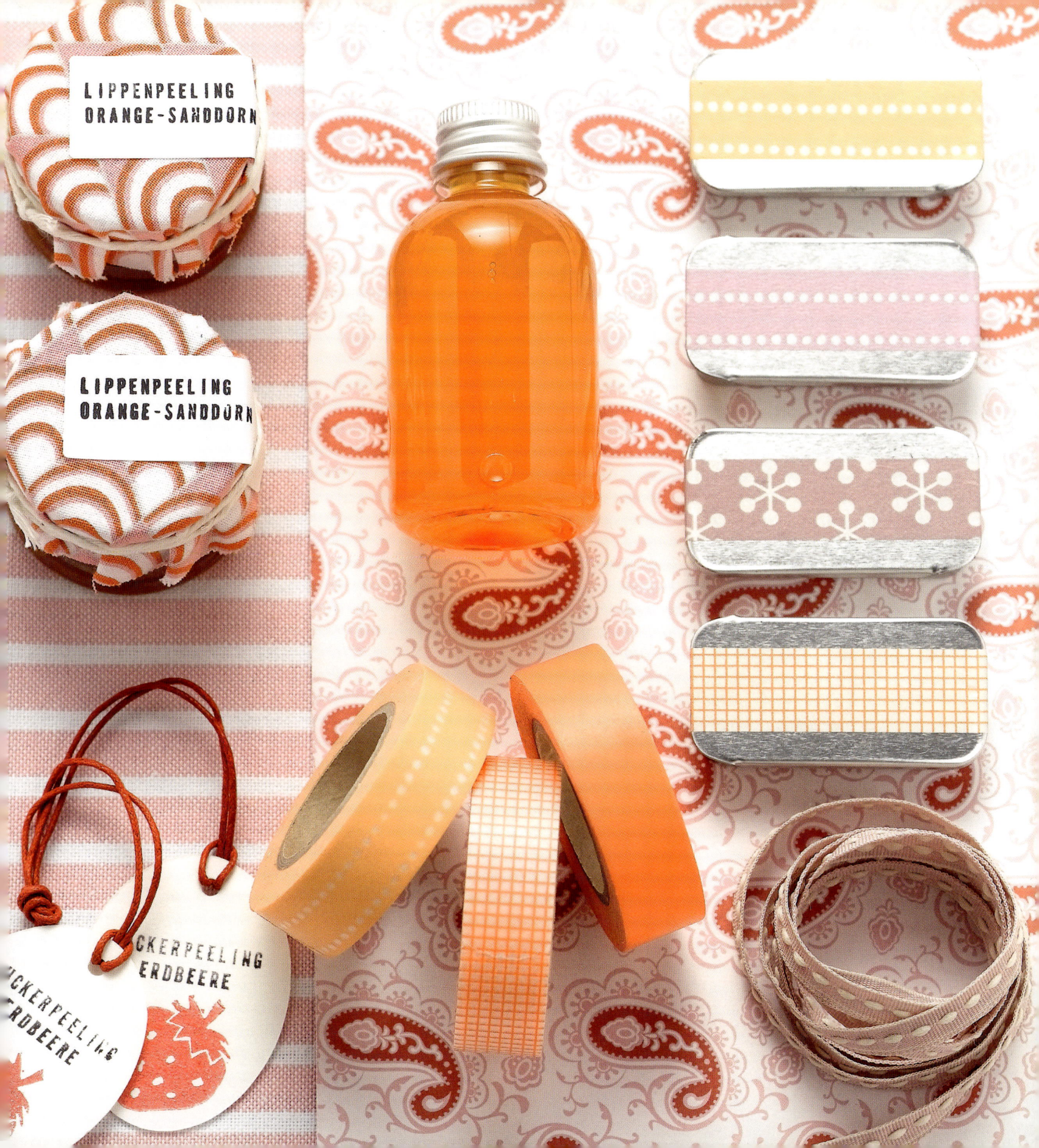

LIPPENPEELING
ORANGE-SANDDORN

LIPPENPEELING
ORANGE-SANDDORN

CKERPEELING
ERDBEERE

ICKERPEELING
ERDBEERE

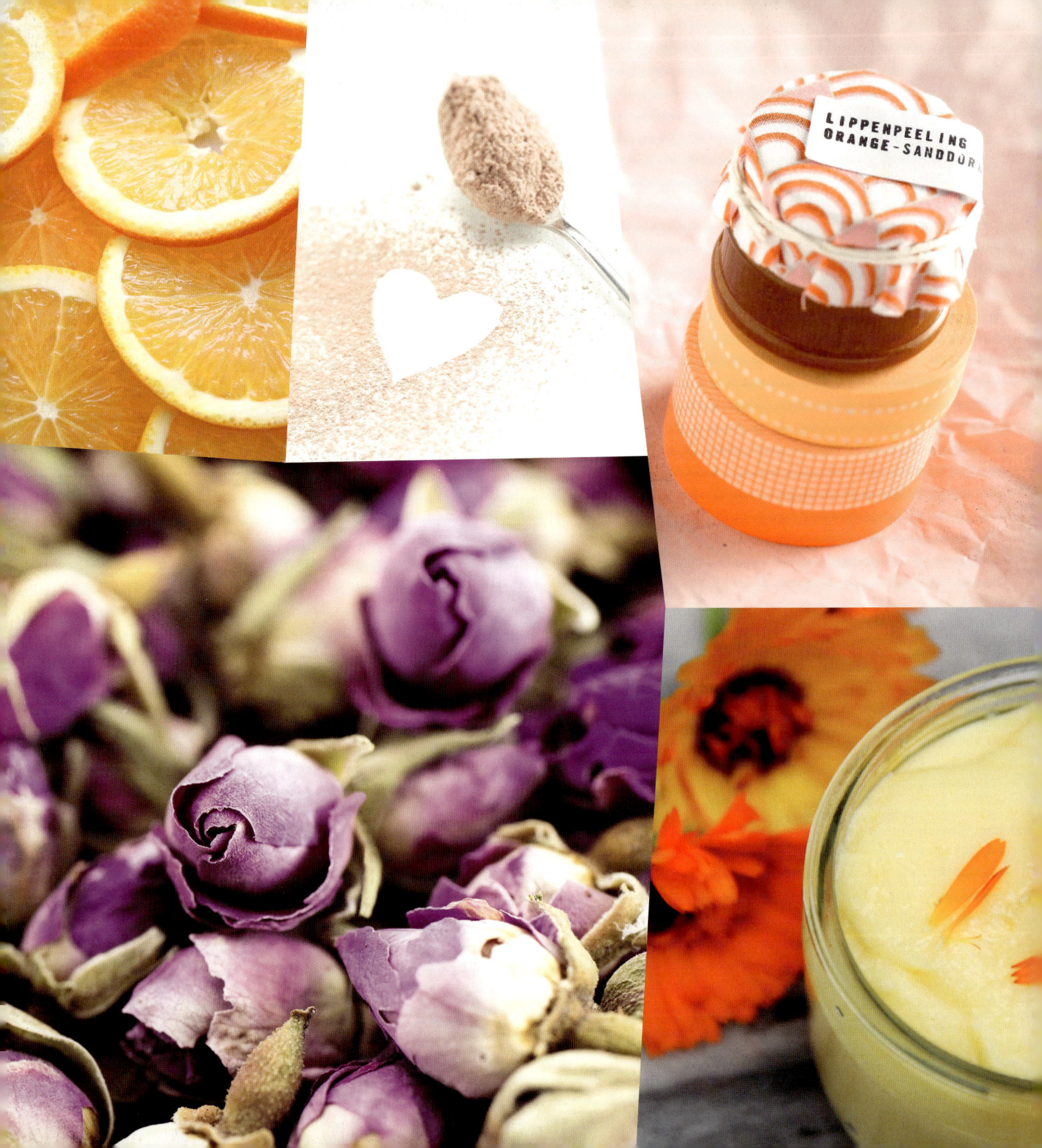

LIPPENPEELING
ORANGE-SANDDÜRN

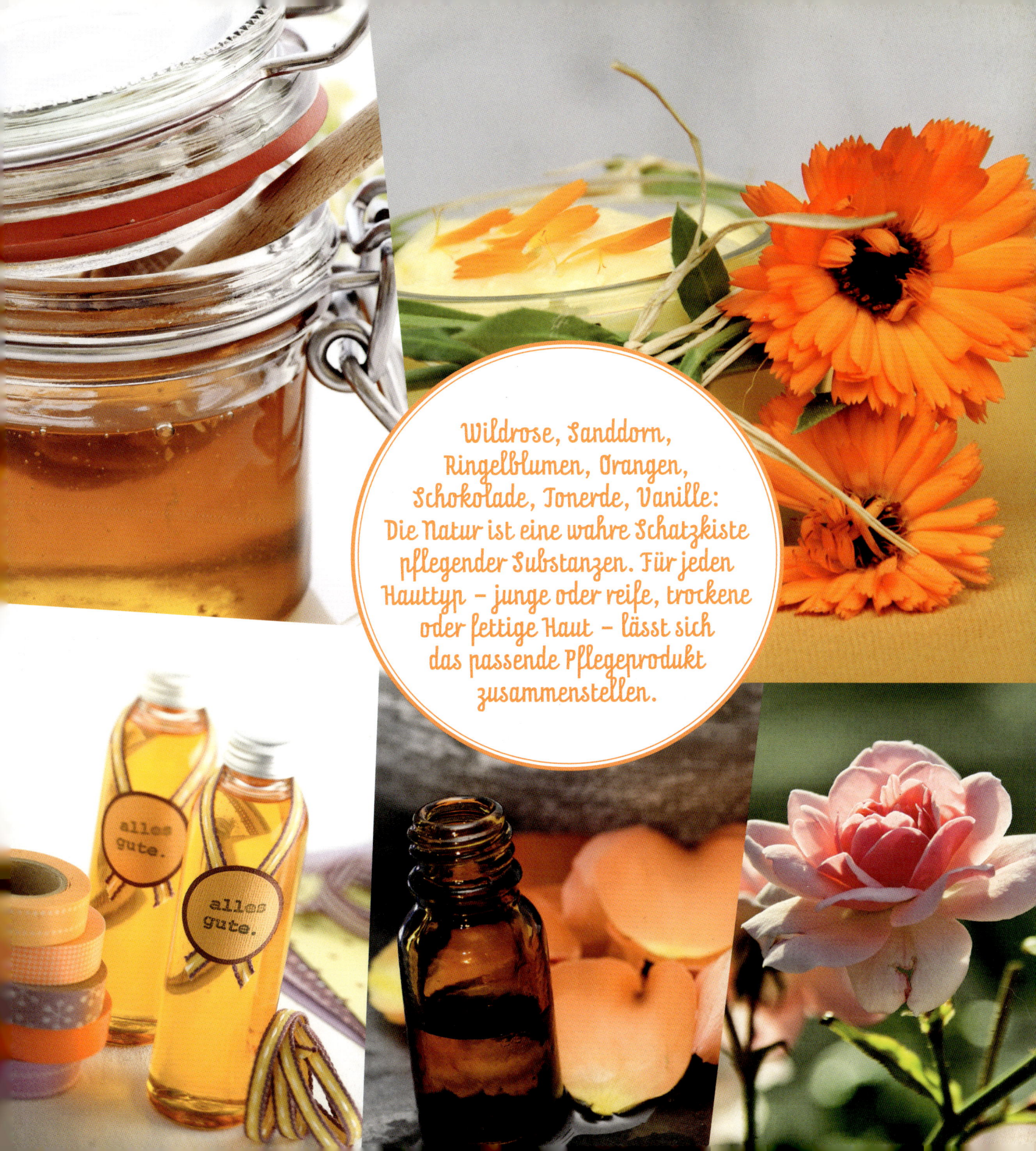

Wildrose, Sanddorn, Ringelblumen, Orangen, Schokolade, Tonerde, Vanille: Die Natur ist eine wahre Schatzkiste pflegender Substanzen. Für jeden Hauttyp – junge oder reife, trockene oder fettige Haut – lässt sich das passende Pflegeprodukt zusammenstellen.

Pflegendes Gesichtsöl
duftet nach Rosen

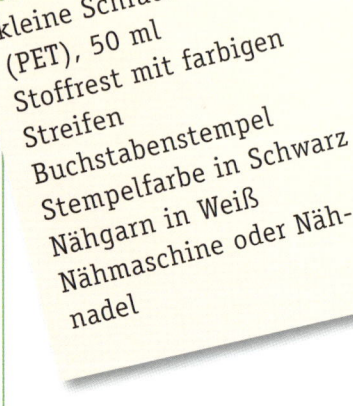

Material
kleine Schraubflasche (PET), 50 ml
Stoffrest mit farbigen Streifen
Buchstabenstempel
Stempelfarbe in Schwarz
Nähgarn in Weiß
Nähmaschine oder Nähnadel

Wildrosen-Gesichtsöl

Die Herstellung dieses feinen Gesichtsöls, das sich besonders für reife, pflegebedürftige Haut eignet, ist denkbar einfach. Sie können die Zutaten nacheinander direkt in die Flasche geben, in der das fertige Öl aufbewahrt werden soll.

Wichtig ist, dass die Flasche richtig sauber ist. Vergewissern Sie sich auch, dass keine Wassertropfen in der Flasche sind. Diese würden dafür sorgen, dass das Öl innerhalb kurzer Zeit ranzig wird.

Tipp: Wenn Sie ein wirklich hochwertiges Gesichtsöl möchten, sollten Sie unbedingt zu kaltgepressten Ölen greifen. Das Öl ist dann bei richtiger Lagerung circa sechs Monate haltbar.

Stoff-Banderole

Aus dem gestreiften Stoff schneiden Sie einen Streifen zu, der circa 5 cm breit ist und so lang wie der Umfang der Flasche zuzüglich 6 cm für die Beschriftung. Mit der Nähmaschine oder von Hand zunächst den oberen und unteren Rand nach hinten umschlagen und knapp absteppen, dann die beiden Stoffenden so zusammennähen, dass sich die Banderole über die Flasche stülpen lässt. Auf den überstehenden Rest den Schriftzug aufstempeln.

**Inhaltsstoffe
(für 50 ml)**

20 g Mandelöl (kaltgepresst)
10 g Weizenkeimöl
10 g Wildrosenöl
9 g Nachtkerzenöl
1 g Tocopherol (Vitamin E)
5 Tropfen Rosen-CO_2-Extrakt
5 Tropfen ätherisches Rosenöl

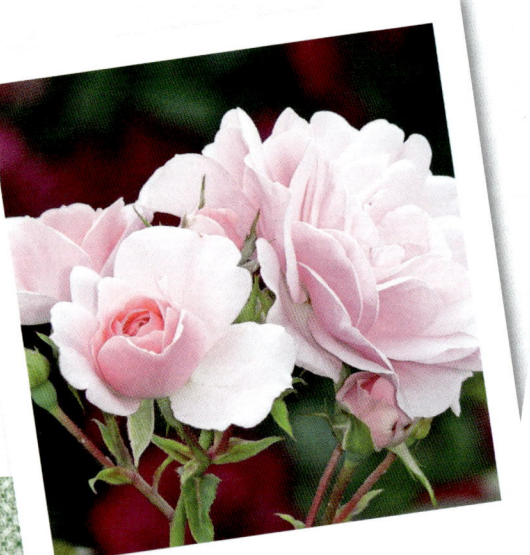

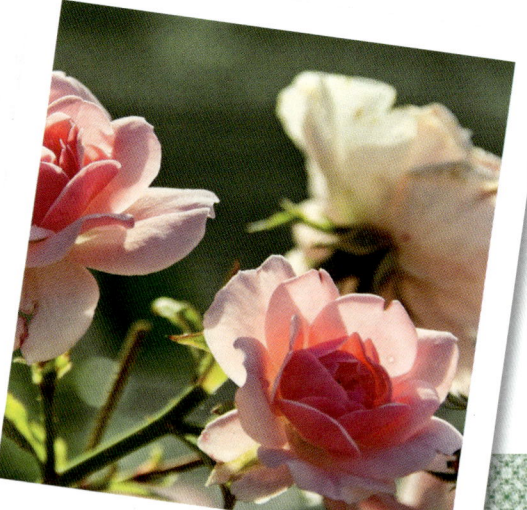

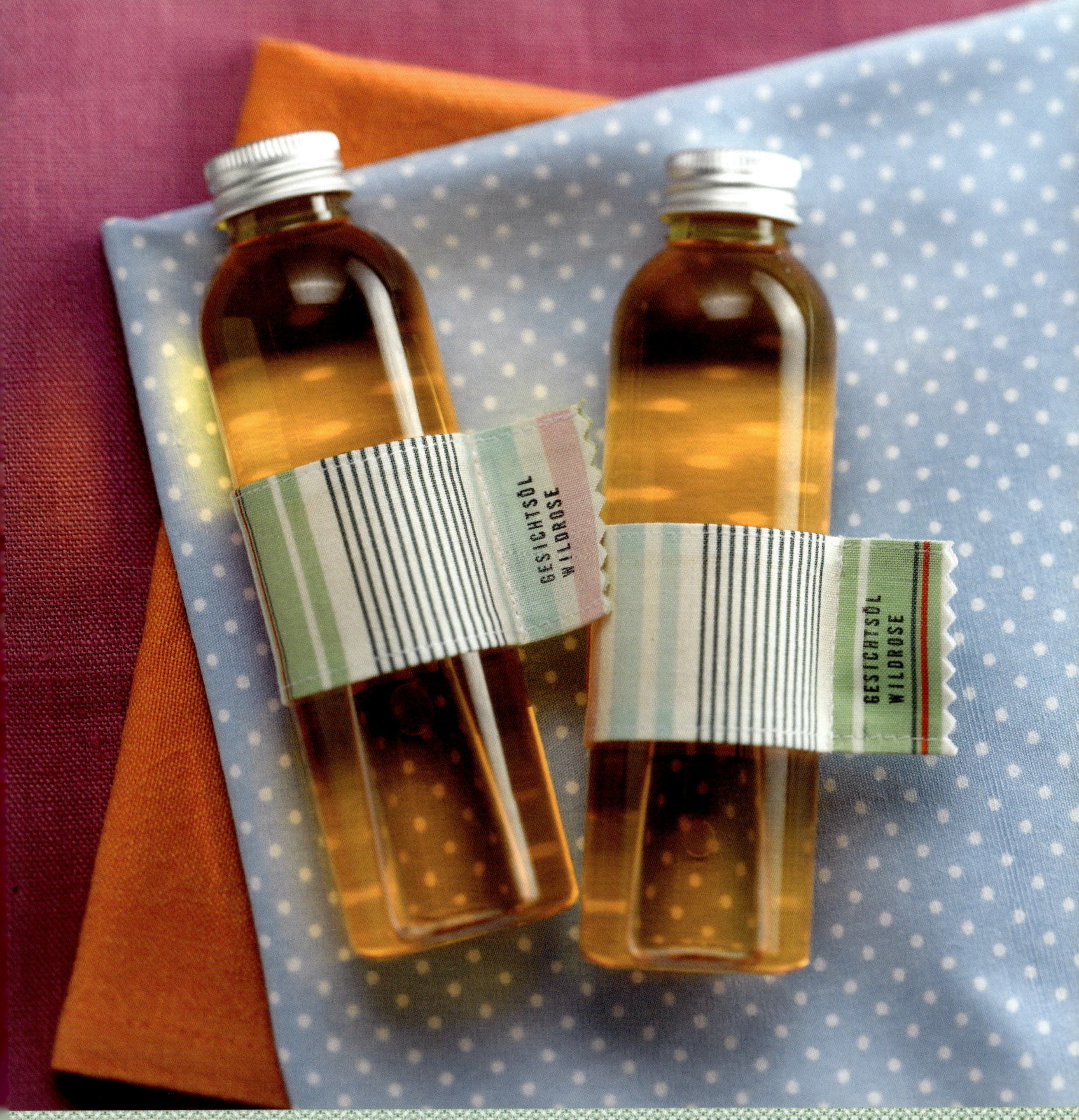

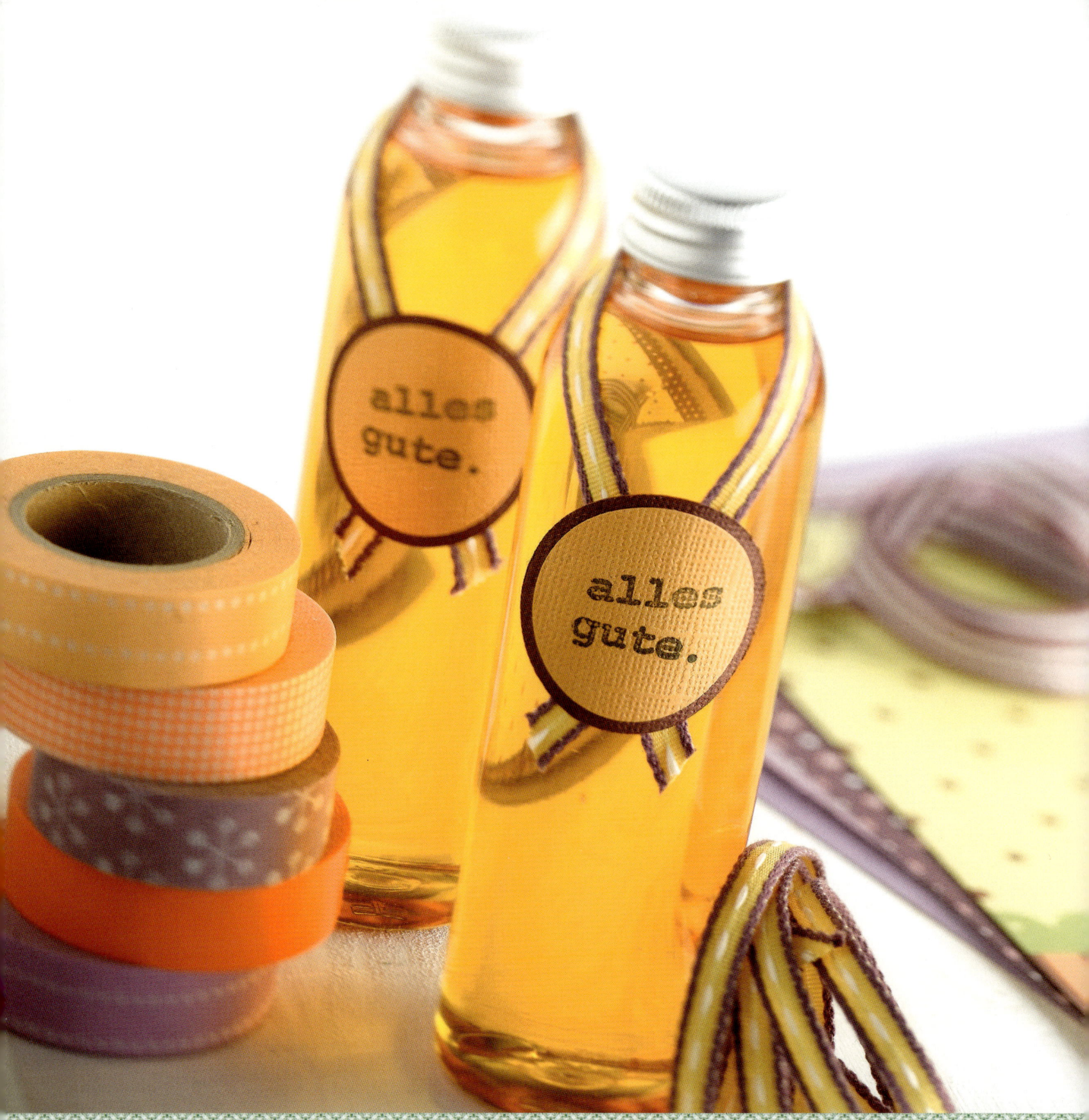

Sanddorn-Gesichtsöl
fruchtig und frisch

Sanddorn-Gesichtsöl

Die Öle in einem Becherglas mischen. Zum Schluss das Sanddornfruchtfleischöl und das Melissenöl zugeben und in eine mit Alkohol desinfizierte Flasche oder einen Pumpspender füllen.

Dieses Öl sollten Sie kühl und dunkel lagern, da ein Teil der Öle oxidationsanfällig ist. Braun- oder Violettglasflaschen eignen sich hervorragend als Gefäß. Das Öl hält richtig gelagert vier bis sechs Monate.

Etikett

Aus dem Cardstockpapier wird zunächst mit dem Motivlocher ein größerer violetter und ein kleinerer gelber Kreis ausgestanzt. Den gelben Kreis mit dem Stempel bedrucken und die beiden Kreise mit der Klebefolie aufeinanderkleben. Das Baumwollband um den Flaschenhals legen, vorne kreuzen und darauf mit der Klebefolie die Kreise fixieren.

Material

kleine Schraubflasche (PET), 50 ml
Baumwollband in Gelb-Violett gestreift, ca. 5 mm breit, 25 cm lang
Cardstockpapierrest in Gelb und Violett
Stempel „alles gute"
Stempelfarbe in Schwarz
Motivlocher: Kreis, ø 3,6 cm und 4,2 cm, oder Schere
Rest doppelseitige Klebefolie

Inhaltsstoffe (für 50 ml)

30 g Jojobaöl
10 g Arganöl
9 g Preiselbeersamenöl
2 g Granatapfelsamenöl
3 Tropfen Sanddornfruchtfleischöl
3–5 Tropfen ätherisches Melissenöl (echt)

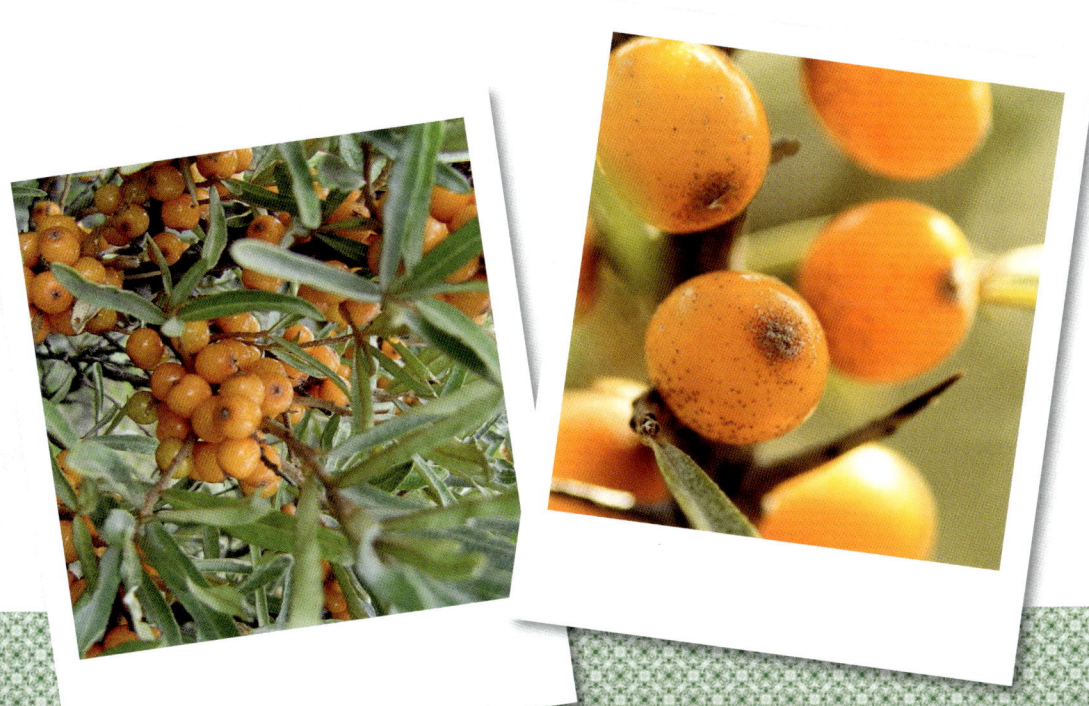

Ringelblumensalbe
ein echter Klassiker

Material

Schraubglas (PET), 50 ml
Rest doppelseitiges
Klebeband
Telefonbuchseite aus den
Gelben Seiten (möglichst
ohne Bilder)
Lace-Tape-Rest in Gelb
Buchstabenstempel
Stempelfarbe in Dunkel-
grün

Ringelblumensalbe

Das Wachs in einem Becherglas schmelzen. Ist es klar aufgeschmolzen, das Calendulaöl dazugeben und darin erwärmen. Achten Sie unbedingt darauf, dass das Gemisch nicht zu heiß wird, da sonst wertvolle Inhaltsstoffe zerstört werden. Sind Wachs und Öl klar aufgeschmolzen, den Herd ausschalten und die Sheabutter in kleinen Flöckchen dazugeben. Sie schmilzt durch die Restwärme der Herdplatte.

Alle Zutaten gründlich verrühren und die noch flüssige Salbe in den dafür vorgesehenen Behälter füllen. Lassen Sie das Döschen noch geöffnet, bis die Salbe vollständig erkaltet ist. Es könnte sich sonst Kondenswasser im Deckel bilden. Die Salbe ist circa ein Jahr haltbar.

Banderole

Kleben Sie das Lace Tape um das Schraubglas. Das doppelseitige Klebeband auf die Rückseite der Telefonbuchseite kleben und einen circa 1,5 cm breiten Streifen ausschneiden, der so lang ist wie der Umfang des Glases. Auf die Vorderseite des Streifens mit den Buchstabenstempeln „Ringelblume" aufdrucken. Zum Schluss wird der Streifen um das Glas geklebt.

**Inhaltsstoffe
(für 50 g)**

2 g Bienenwachs oder
Candelillawachs
28 g Calendulaöl
(gekauft oder selbstgemacht, siehe Inhaltsstoffe „Mazerate")
20 g Sheabutter

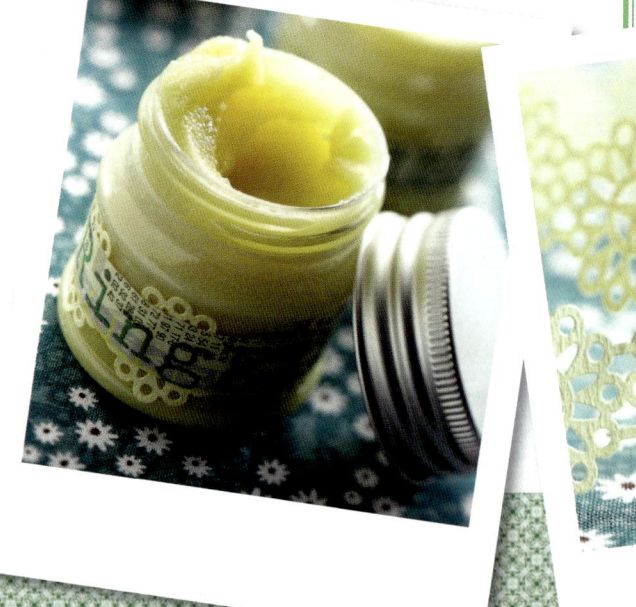

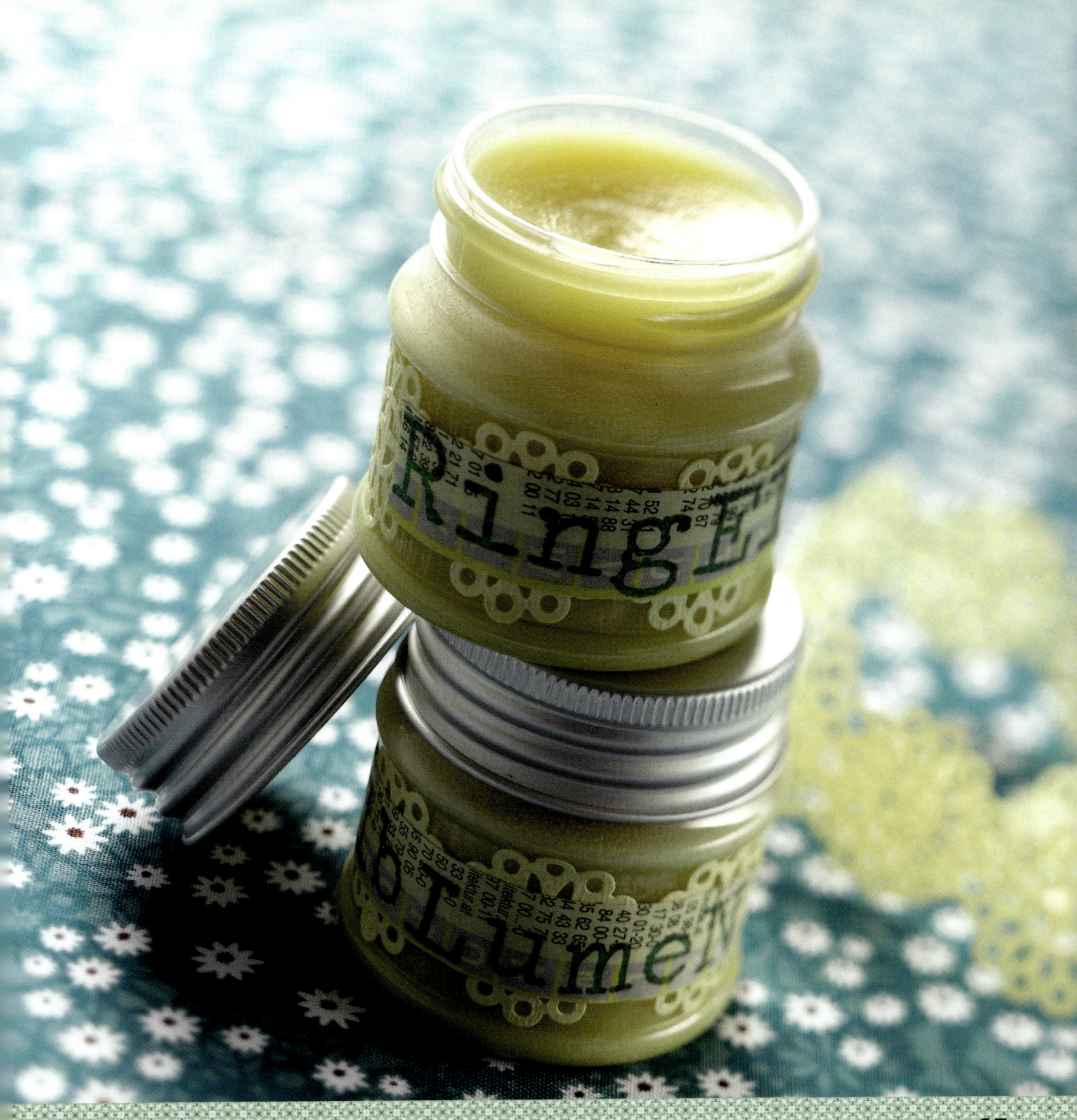

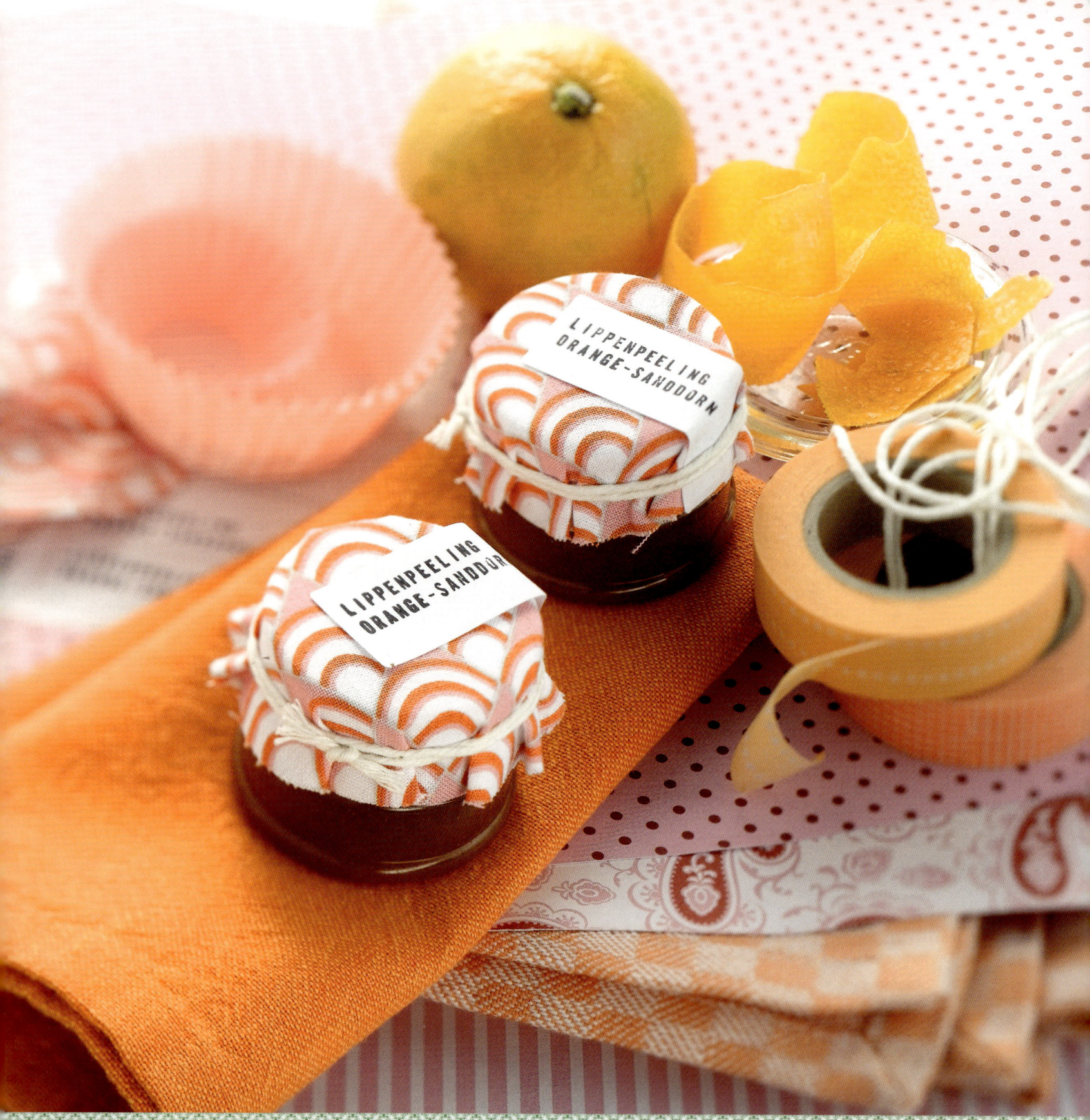

LIPPENPEELING
ORANGE-SANDDORN

LIPPENPEELING
ORANGE-SANDDORN

Lippenpeeling
kleine Leckerei

Material
Schraubglas (PET), 25 ml
Stoffrest mit Retromus-
ter in Orange-Rosa
Baumwollkordel in Weiß
Aufkleber in Weiß,
5 cm x 1 cm
Buchstabenstempel
Stempelfarbe in Schwarz
Rest doppelseitiges
Klebeband

Lippenpeeling

Füllen Sie ein geeignetes kleines Döschen zu vier Fünfteln mit braunem Zucker. Das Mandelöl auf maximal 30 °C erwärmen und den Honig darin auflösen. Damit der Honig nicht kristallisiert, das Öl so lange rühren, bis es vollständig abgekühlt ist. Zum Schluss das Sanddornfruchtfleischöl und das ätherische Orangenöl dazugeben und die Mischung in die Dose füllen, bis sie randvoll ist. Das Peeling ist circa sechs Monate haltbar.

Verteilen Sie eine erbsengroße Menge des Peelings in kreisenden Bewegungen auf den Lippen. Nach ungefähr einer Minute entweder ablecken – schmeckt köstlich – oder mit etwas warmem Wasser und einem Tuch abnehmen. Die Lippen sind wunderbar weich und perfekt vorbereitet. Vielleicht für einen selbst gemachten Lippenbalsam?

Deckelhaube aus Stoff

Schneiden Sie aus dem Stoffrest einen ausreichend großen Kreis zu (Durchmesser des Deckels plus 4 cm). Dann einen Streifen doppelseitiges Klebeband auf den Deckelrand kleben, den Stoffkreis zentriert auflegen und nach unten auf das Klebeband drücken. Den Aufkleber bestempeln und wie abgebildet auf den Deckel legen. Die Kordel um den Deckel wickeln, verknoten und knapp abschneiden.

Inhaltsstoffe
(für 25 g)

25 g brauner Rohr-
zucker
12 g Mandelöl
2 g Honig
1 Tropfen Sanddorn-
fruchtfleischöl
2 Tropfen ätherisches
Orangenöl in Bio-
qualität

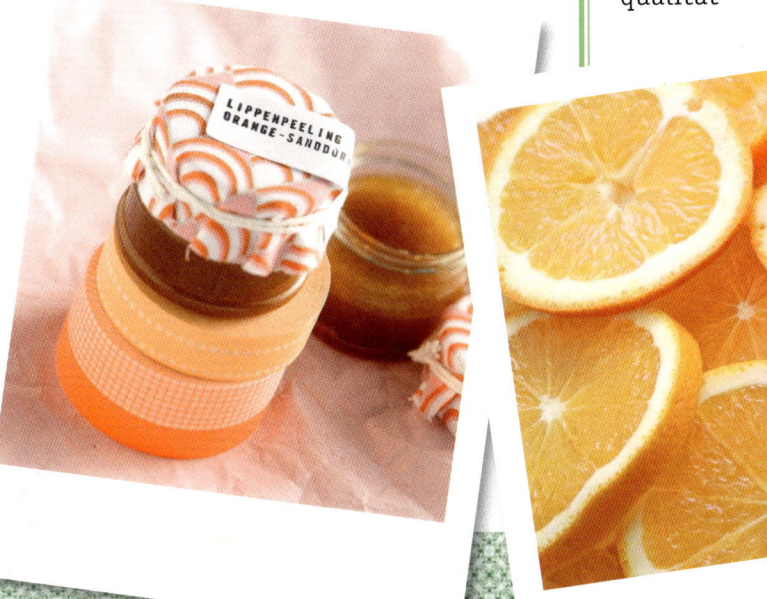

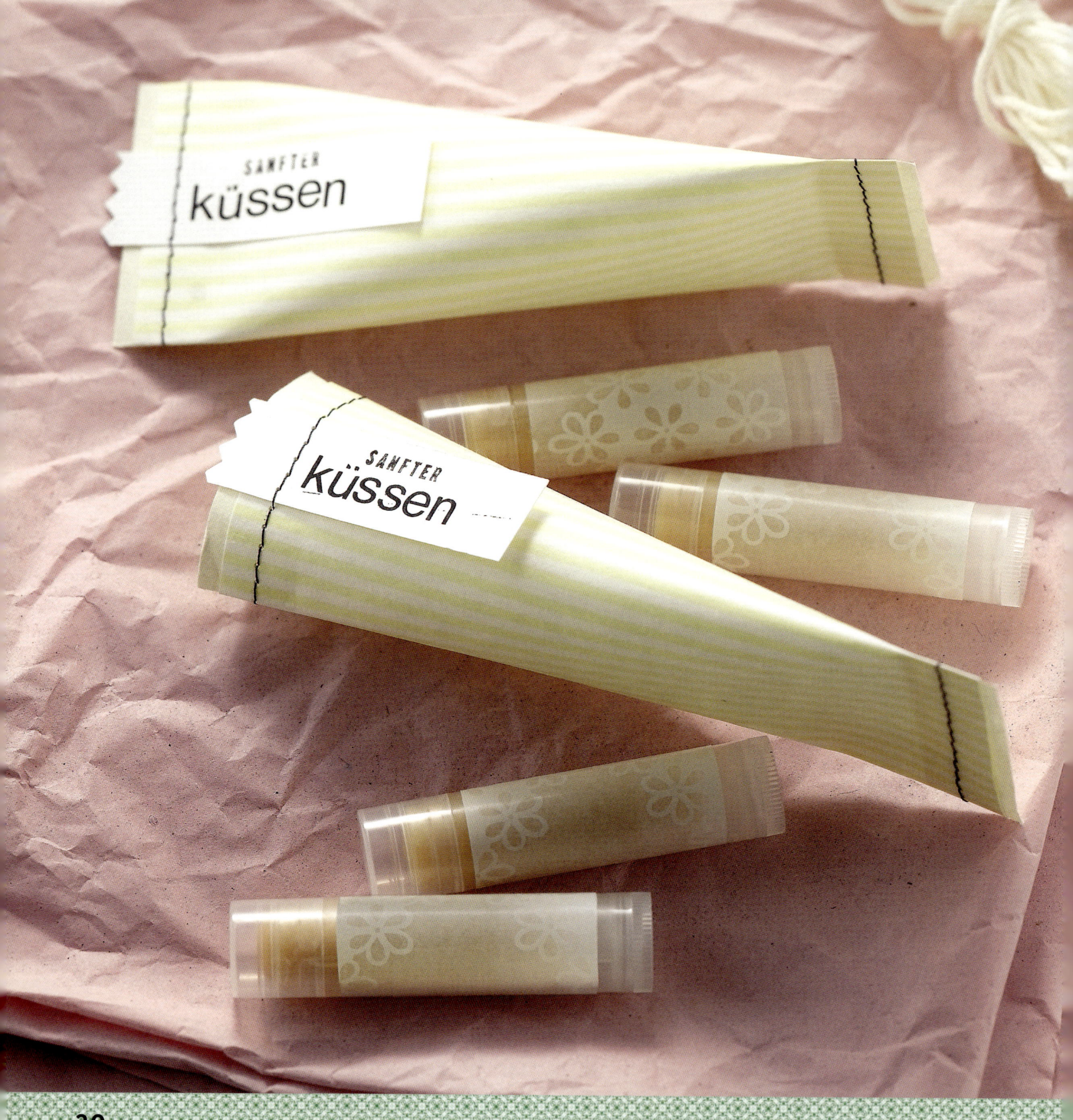

SANFTER
küssen

SANFTER
küssen

Lippenpflegestift
Orange trifft Vanille

Material
Papier in Gelb-Weiß gestreift, 13 cm x 11 cm
Papierstreifen in Weiß, 6 cm x 2 cm
Buchstaben zum Aufrubbeln (Rub-ons)
Buchstabenstempel
Stempelfarbe in Schwarz
Nähgarn in einer dunklen Farbe
Zackenschere

Lippenpflegestift

Das Candelillawachs, das Bienenwachs und das Mandelöl klar aufschmelzen. Das Becherglas vom Herd nehmen und die Sheabutter, die Mangobutter und die Kakaobutter dazugeben.

Wer möchte, dass der Pflegestift nach Rose und Vanille schmeckt (und nicht nur riecht), kann eine winzige Menge Steviapulver im Fett verrühren. Zum Schluss das Rosenöl (unbedingt Bioqualität nehmen) zugeben und das Ganze in die Lippenstifthülsen füllen. Bei Zimmertemperatur aushärten lassen. Die Haltbarkeit beträgt circa ein Jahr.

Papiertütchen

Den weißen Papierstreifen mit den Buchstabenstempeln und den Rubbelbuchstaben beschriften, ein Ende mit der Zackenschere abschneiden. Das gelb-weiß gestreifte Papier an den langen Seiten so zusammenkleben, dass eine kleine hohle Rolle entsteht. Ein Ende der Rolle zusammendrücken und mit der Nähmaschine zusammennähen. Dabei den beschrifteten weißen Papierstreifen mit festnähen.

Geben Sie den Lippenpflegestift in die Rolle und schließen Sie die noch offene Seite. Dabei den Papierrand so zusammendrücken, dass die Rolle diagonal gedreht ist. Dieses Ende wird ebenfalls mit der Nähmaschine zusammengenäht.

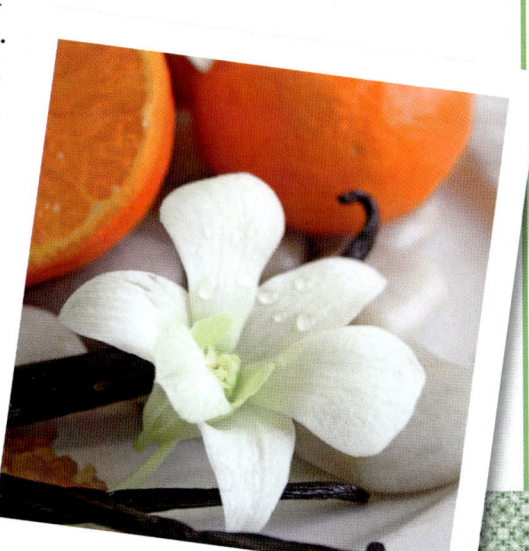

Inhaltsstoffe
(für 3 Hülsen à 7 g)
2 g Candelillawachs
4 g Bienenwachs (gelb)
10 g Vanillemazerat
(in Mandelöl)
2,5 g Sheabutter
2,5 g Mangobutter
2 g Kakaobutter
evtl. 1 kleine Messerspitze Steviapulver
1 Tropfen ätherisches Rosenöl in Bioqualität

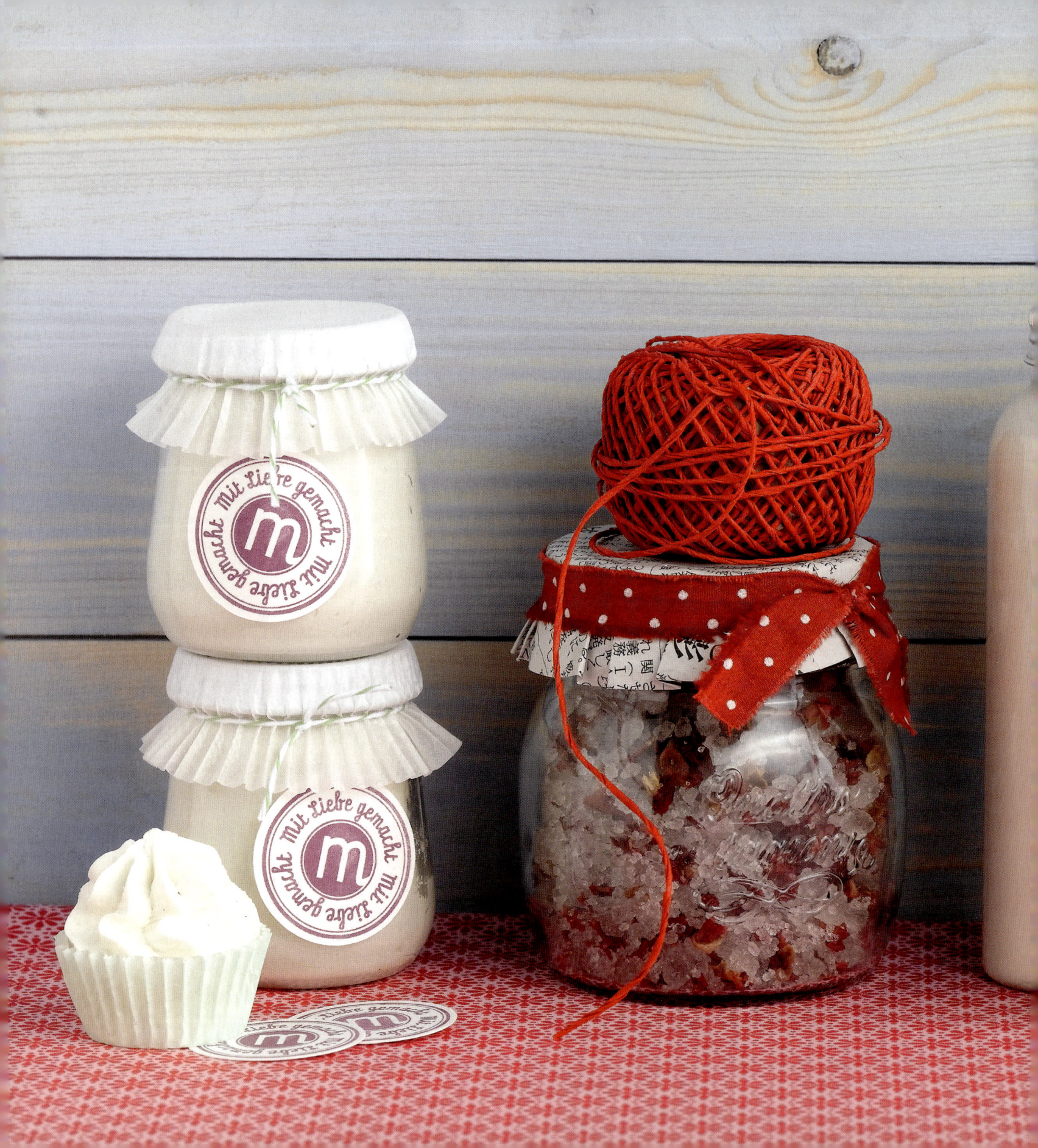

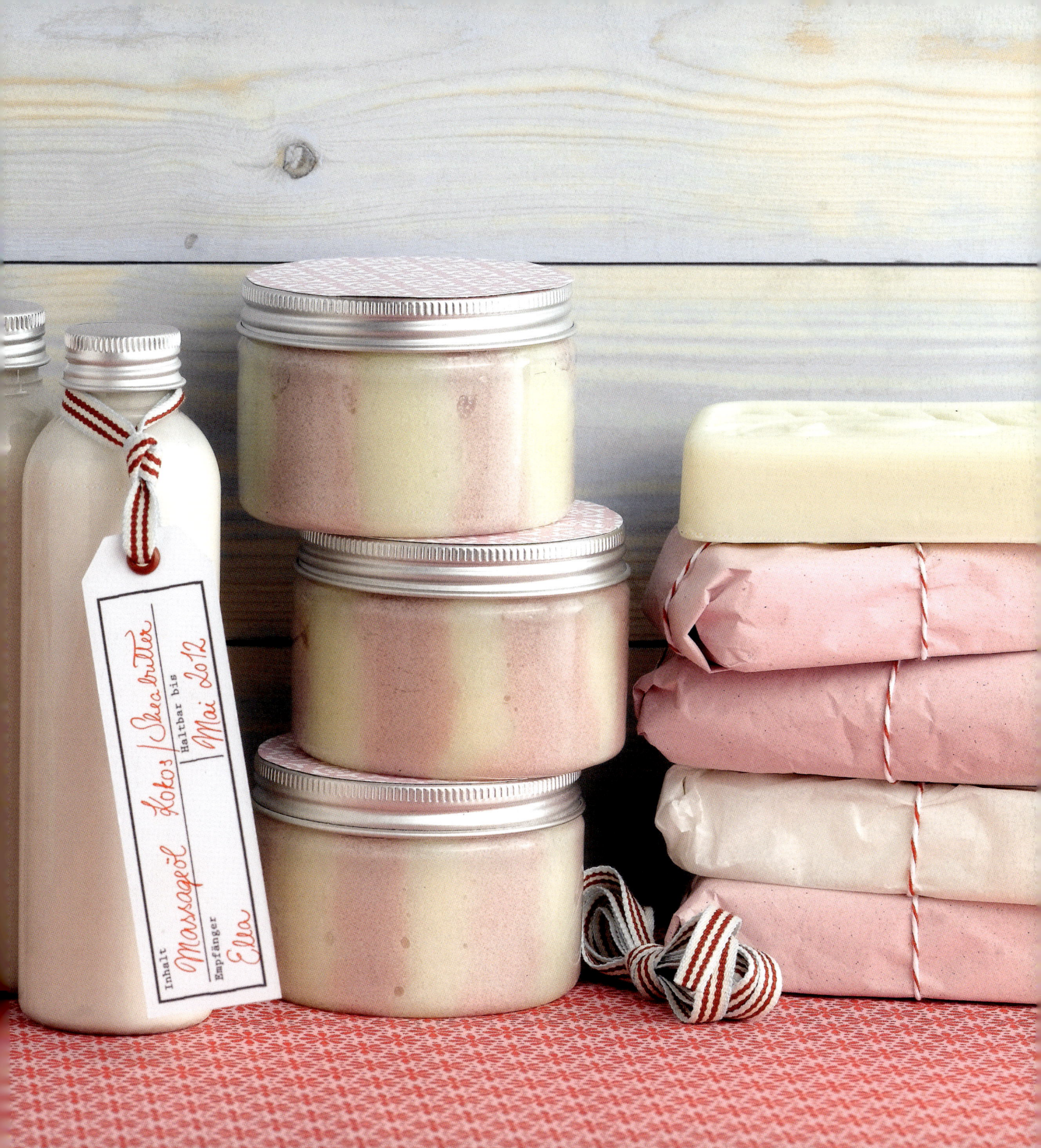

Inhalt
Massageöl Kokos/Sheabutter
Haltbar bis Mai 2o12
Empfänger Ella

Lippenbalsam
schön mit Schokolade

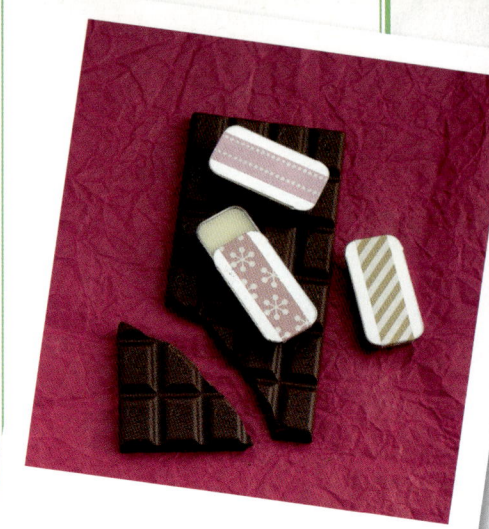

Das Bienenwachs, das Rizinusöl und das Mandelöl werden in einem Becherglas klar aufgeschmolzen. Dann die Kakaobutter, die Sheabutter und die Kuvertüre dazugeben und den Herd abschalten. Die Butteranteile schmelzen in der Regel durch die Restwärme. Das kann etwas dauern, klappt aber eigentlich immer.

Ist alles geschmolzen, das Schokoladenaroma und nach Belieben den Steviaextrakt dazugeben und alles sehr gründlich verrühren. Füllen Sie den flüssigen Lippenbalsam in die Döschen und lassen Sie die Masse abkühlen. Der Lippenbalsam ist circa ein Jahr haltbar.

Tipp: Das Rizinusöl zaubert einen zarten Glanz auf die Lippen. Wenn Sie mehr Glanz möchten, erhöhen Sie einfach den Rizinusanteil und ziehen die zugegebene Menge vom Mandelöl ab. Sie sollten allerdings nicht mehr als 10 g Rizinusöl in diesem Rezept verwenden, da das Öl leicht austrocknend wirkt.

Die Verpackungsidee für den Lippenbalsam finden Sie auf Seite 36/37.

Inhaltsstoffe (für 5 Schiebedöschen)

10 g Bienenwachs
4 g Rizinusöl
10 g Mandelöl
7 g Kakaobutter
5 g Sheabutter
5 g Kuvertüre
10 Tropfen Schokoladenaroma
evtl. 1–2 Tropfen Steviaextrakt

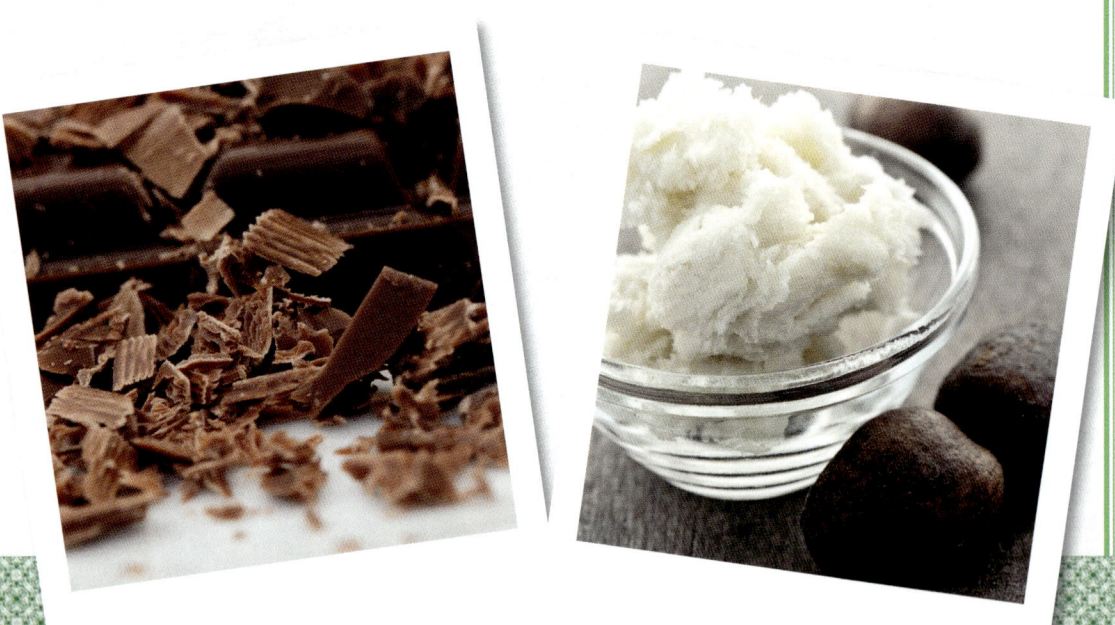

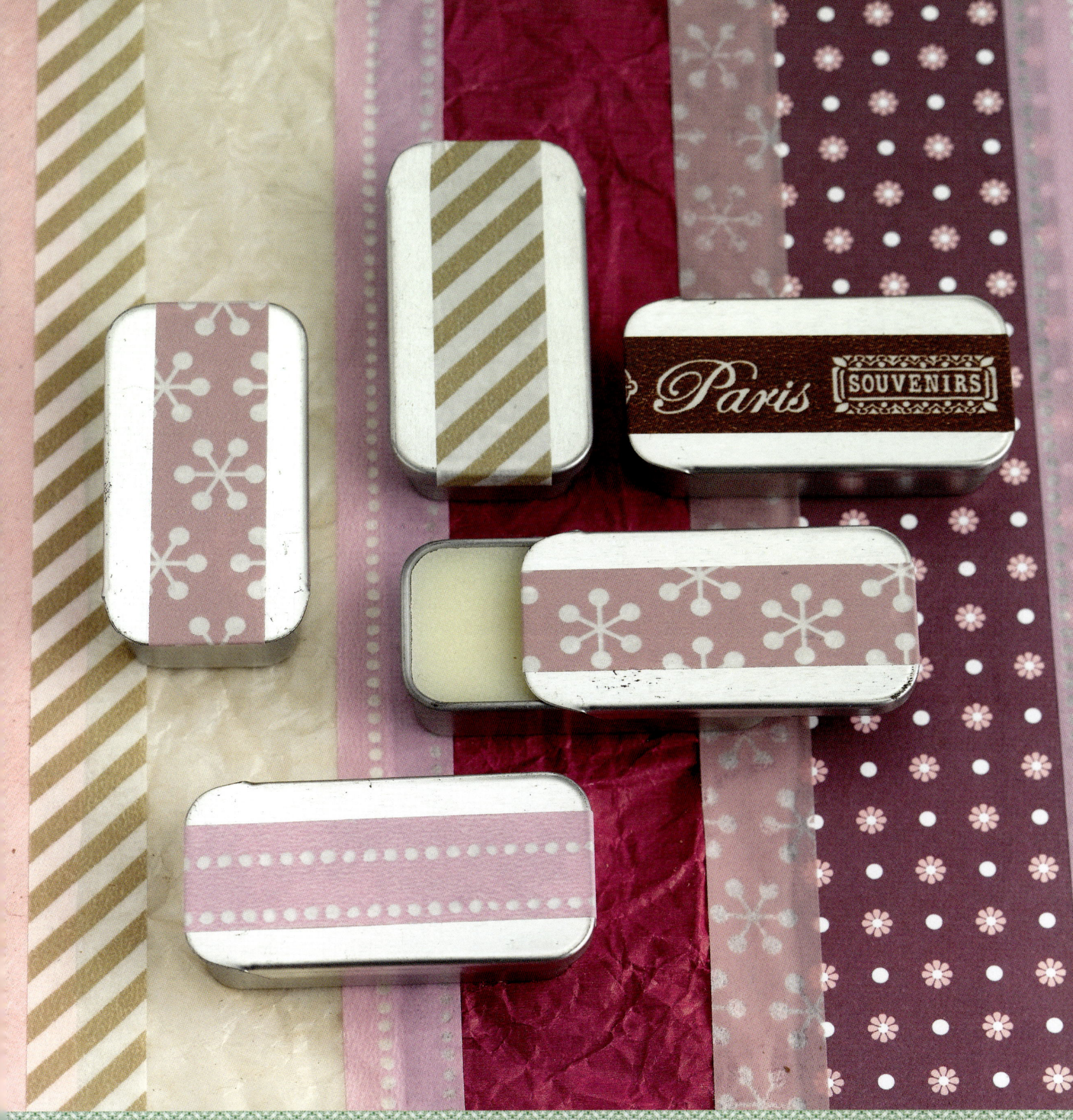

Ausgefallene Verpackung
für den Lippenbalsam

Material

eckige Schiebedose aus
Aluminium, 10 ml
Fotokarton in Braun, A4
Masking Tape mit Schrift-
zug „Paris" und Bildern
Rest Masking Tape in Braun
Windradfolie in Trans-
parent, 20 cm x 11 cm
Farbspray in Dunkelbraun,
pigmentiert (oder eine
Zahnbürste, ein flaches Sieb
und Wasserfarbe in Braun)
Rest mattierte Folie
in Milchweiß
Dymo© Prägegerät
Heftgerät

Vorlage Seite 132

Übertragen Sie die Vorlage auf den braunen Fotokarton, ziehen Sie die Falzlinien mit einem Falzbein nach und schneiden Sie die Form aus. Das Fenster in der Mitte ausschneiden, die Ecken einschneiden und die vier Falzlaschen nach unten knicken. Dann kann mit dem Farbspray die Schachtel besprüht werden.

Die mattierte Folie in zwei circa 8 mm breite Streifen schneiden und mit dem Prägegerät den Schriftzug einprägen. Das braune Masking Tape auf die Vorderseite der Schachtel kleben, dann darüber etwas überlappend die beschriftete Folie mit einem Heftgerät befestigen. Den Einsatz für die Vertiefung zuschneiden und hineinkleben. Erst dann die Schachtel zusammenkleben.

Die Schiebedose mit dem gemusterten Masking Tape verschließen und in die Vertiefung geben. Als Umverpackung wird die Windradfolie um die Schachtel gewickelt. Die Kanten von Hand nachziehen und die Enden auf der Rückseite zusammenkleben.

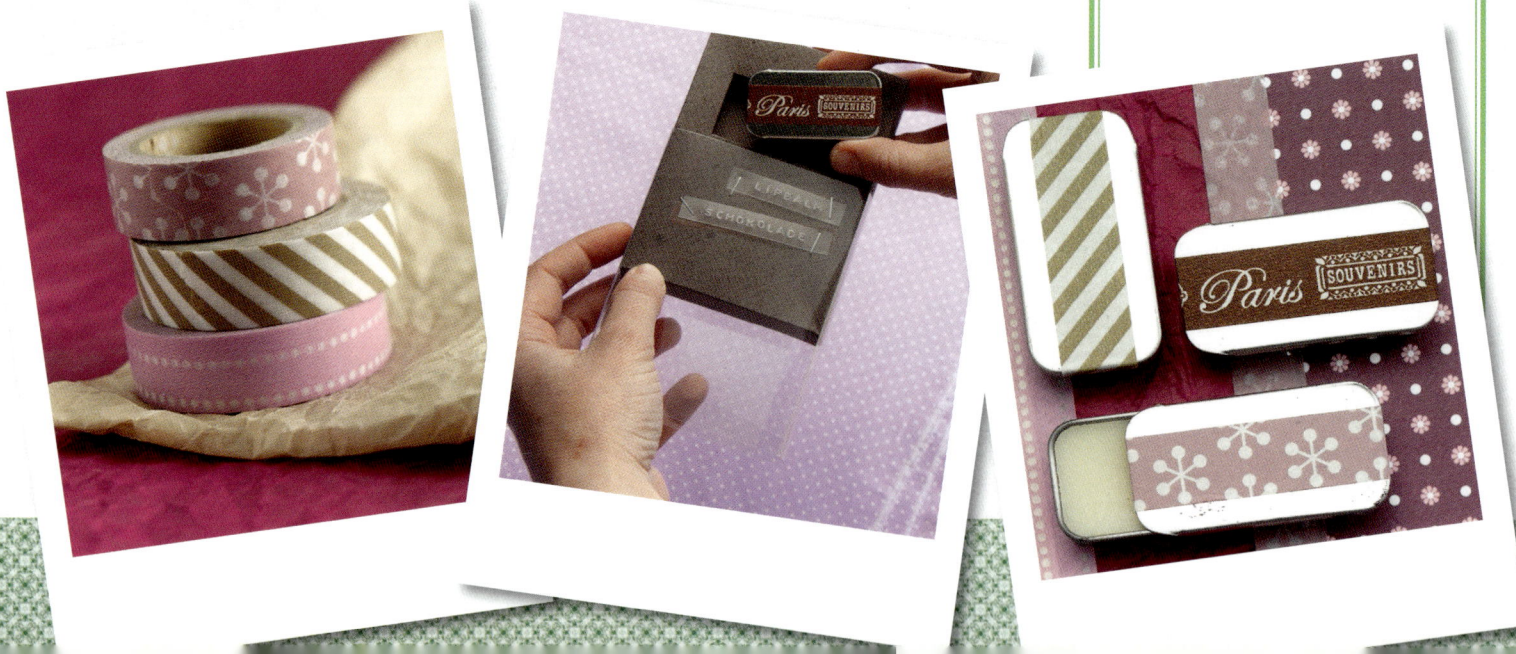

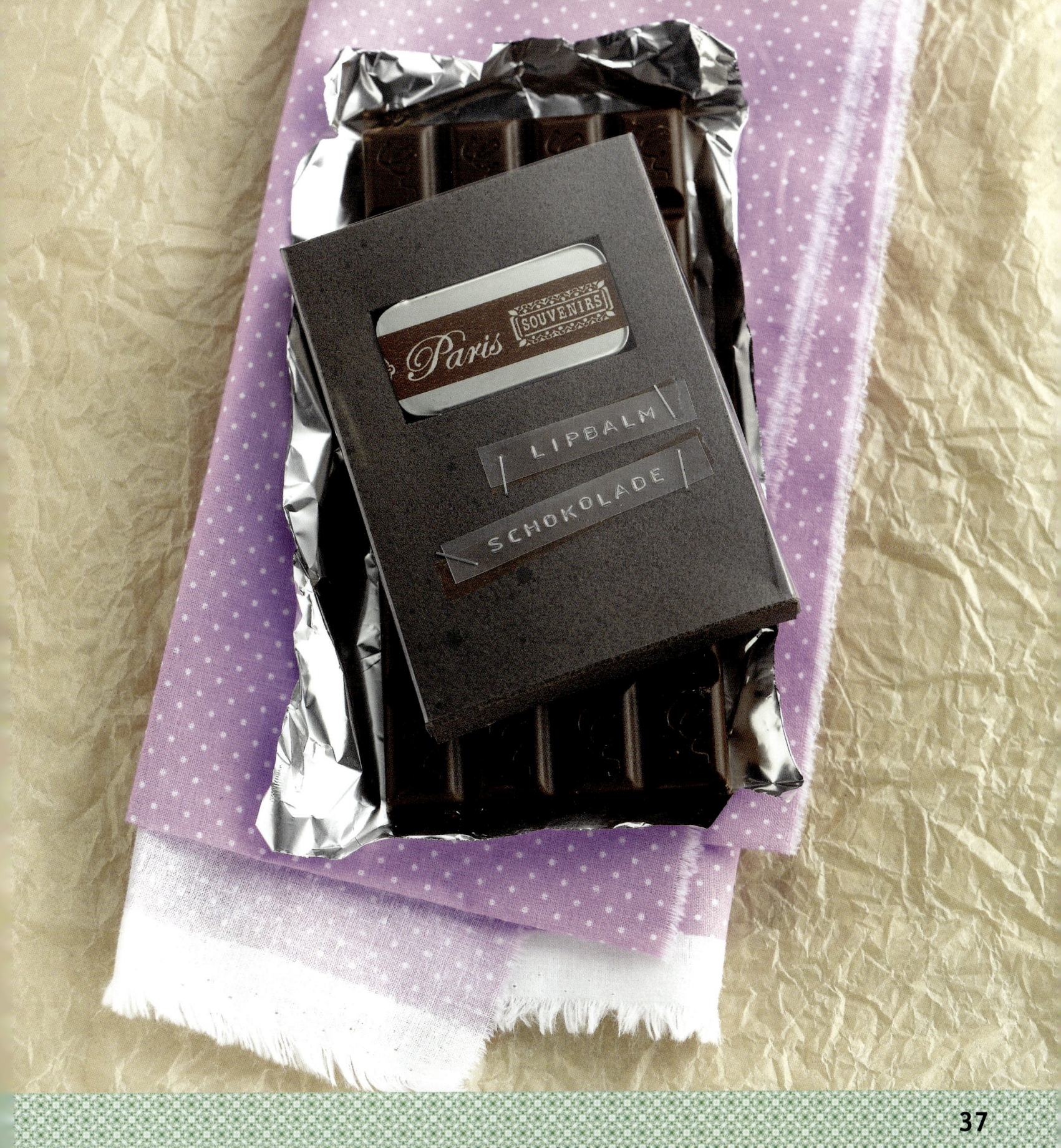

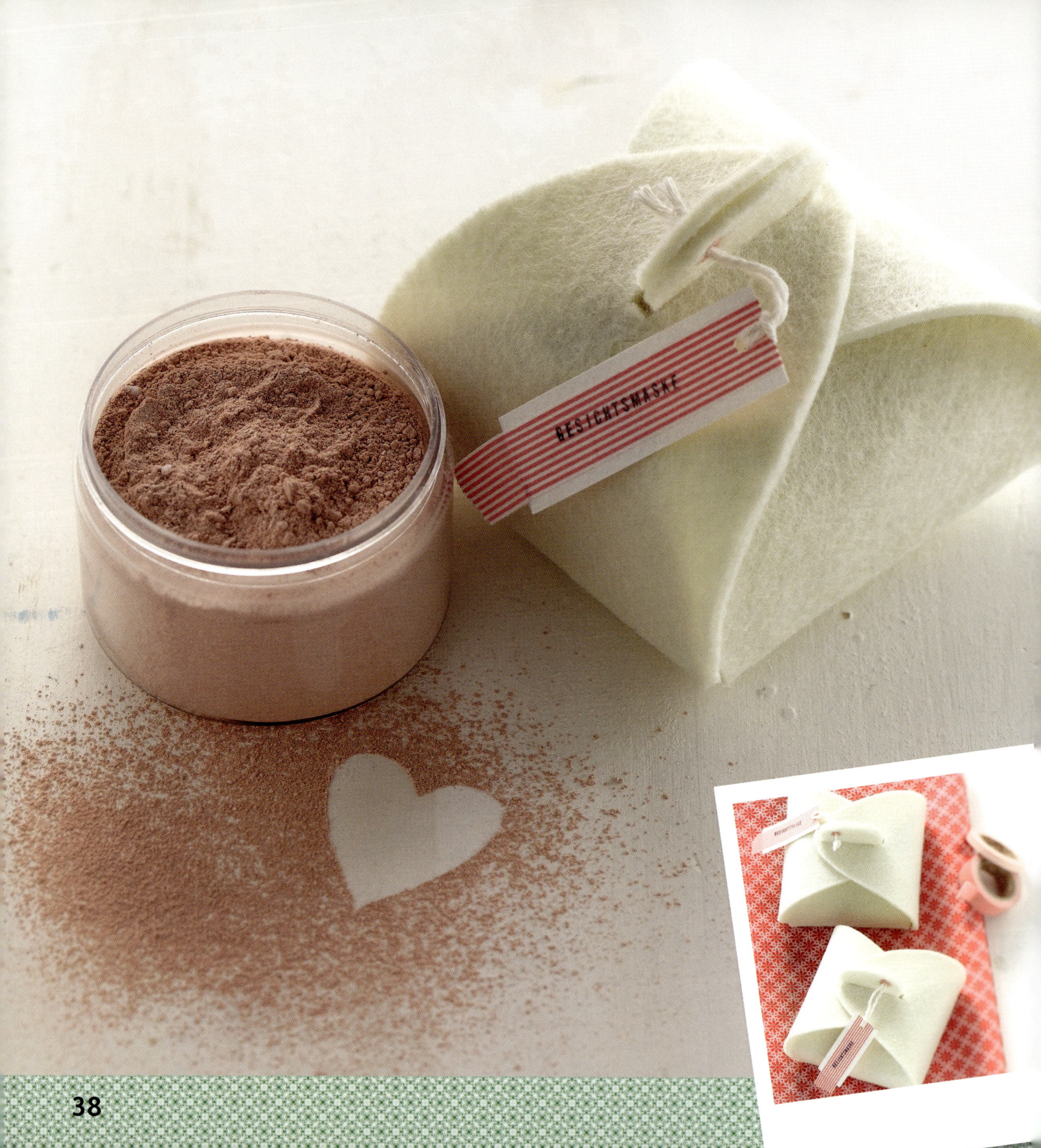

GESICHTSMASKE

Tonerde-Gesichtsmaske
klärend und erfrischend

Material
Wollfilz in Weiß, A4,
3 mm stark
2 Ösen (Eyelets) in Rosa,
ø 4 mm
Ösenwerkzeug
Lochzange
Fotokarton in Weiß,
4,5 cm x 1,5 cm
Masking Tape in Rosa-Weiß
gestreift
Buchstabenstempel
Baumwollkordel in Weiß

Vorlage Seite 133

Tonerde-Gesichtsmaske

Einfach alle Zutaten in eine Schüssel geben und gut durchmischen. Um die Maske anzuwenden, entnehmen Sie zwei Teelöffel des Pulvergemischs und rühren es mit einem Teelöffel Wasser (oder einer Flüssigkeit Ihrer Wahl wie z. B. Jogurt, Aloe Vera, Tee, Hydrolat oder Sahne) zu einer sämigen Paste. Diese Paste tragen Sie mit einem Pinsel oder Spatel auf die Gesichtshaut auf. Sparen Sie dabei Augen- und Mundpartie aus. Nach circa zehn Minuten mit lauwarmem Wasser abspülen. Die Gesichtsmaske (im Pulverzustand) ist circa sechs Monate haltbar, wenn Sie das Jogurtpulver weglassen ein Jahr.

Filztasche

Die Vorlage auf den Filz übertragen und ausschneiden. In die Laschen Löcher stanzen, je eine Öse einsetzen – die schöne Seite zeigt später nach außen – und mit dem Ösenwerkzeug befestigen. Führen Sie dann die beiden Laschen nach oben und ziehen Sie sie durch die Schlitze der beiden nach oben gebogenen Seitenflügel.

Für den Anhänger ein Stück Masking Tape beidseitig um den weißen Fotokarton kleben, sodass es ein bisschen übersteht, und abreißen. Den Anhänger bestempeln, lochen und mit der Kordel an der Filzverpackung anbringen.

Inhaltsstoffe
(für 100 g)

40 g rosa Tonerde
17 g Kaolin (weiße Tonerde)
20 g Jogurtpulver
10 g Honigpulver
10 g Himbeerfruchtpulver (gefriergetrocknet)
2 g Himbeersamen
0,5 g Aloe Vera 200:1-Pulver
0,5 g Allantoin

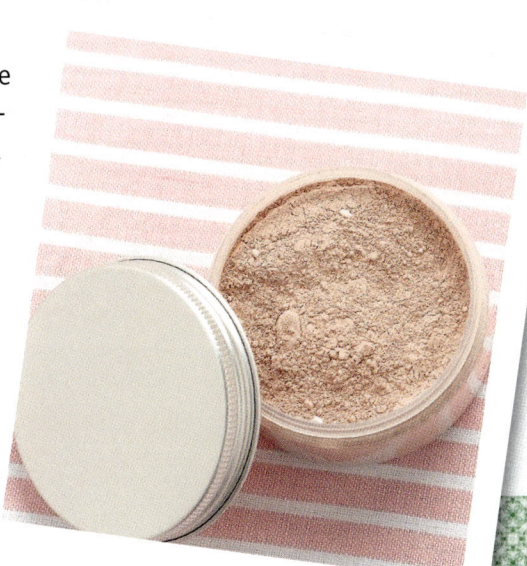

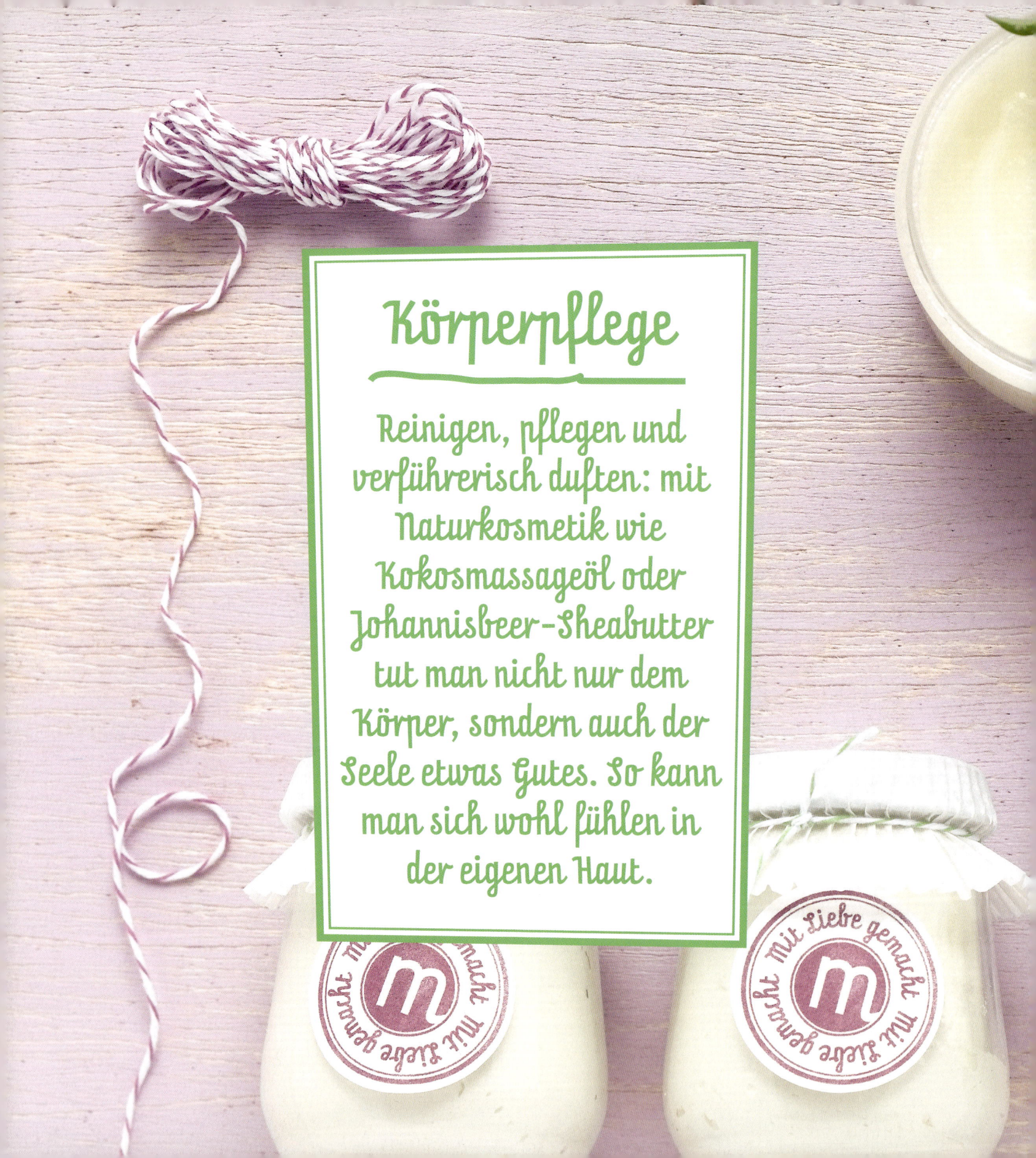

Körperpflege

Reinigen, pflegen und verführerisch duften: mit Naturkosmetik wie Kokosmassageöl oder Johannisbeer-Sheabutter tut man nicht nur dem Körper, sondern auch der Seele etwas Gutes. So kann man sich wohl fühlen in der eigenen Haut.

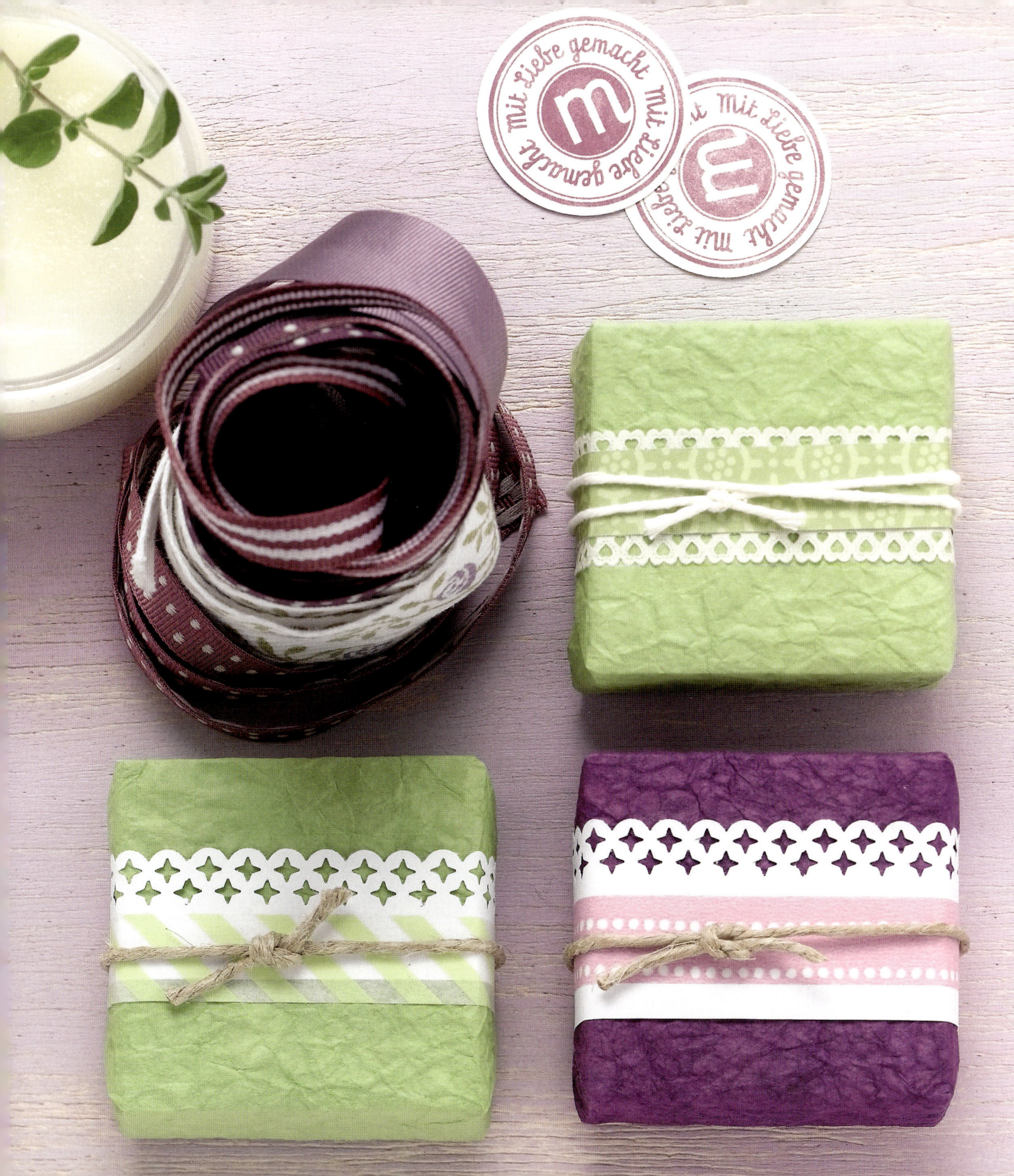

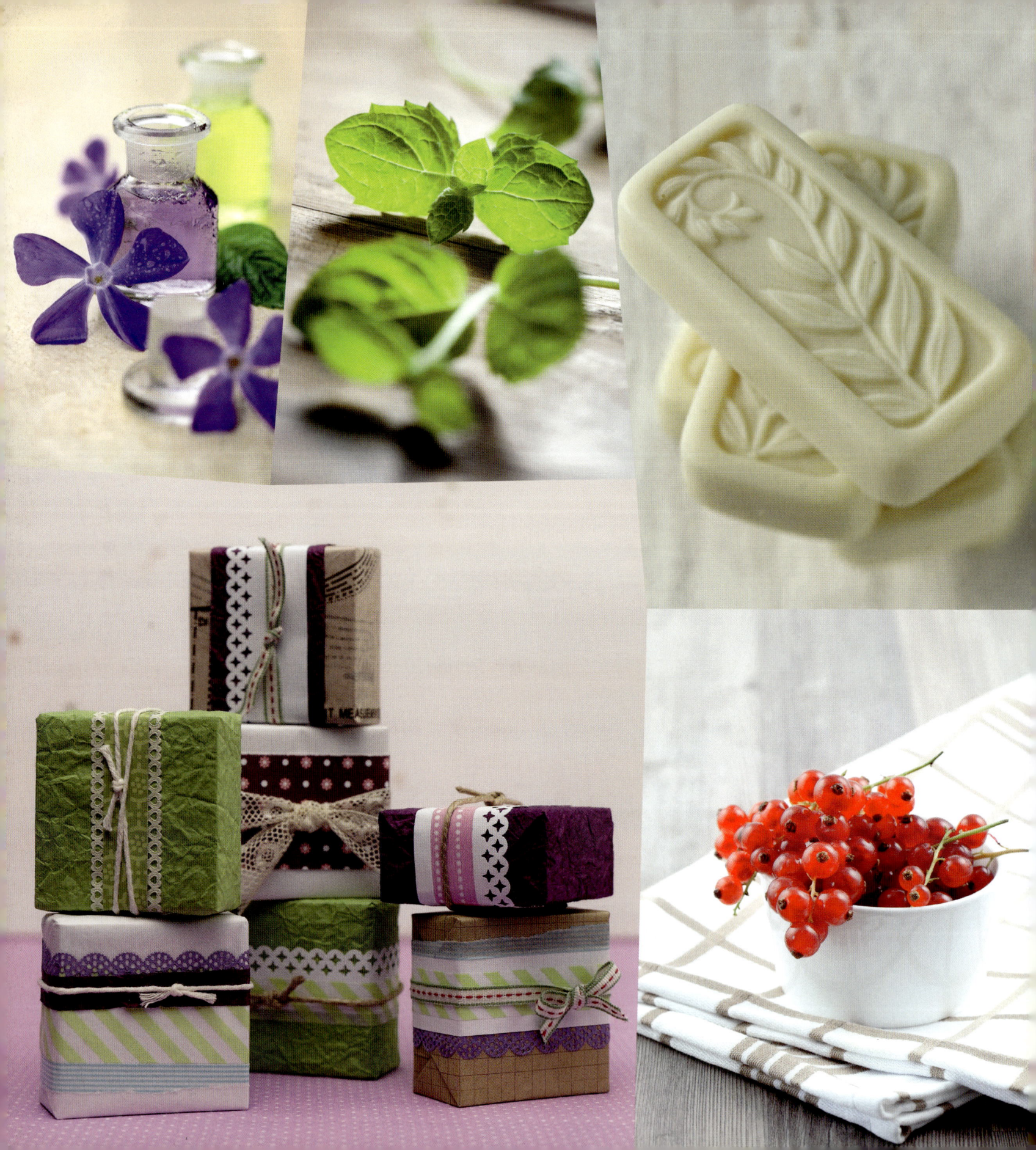

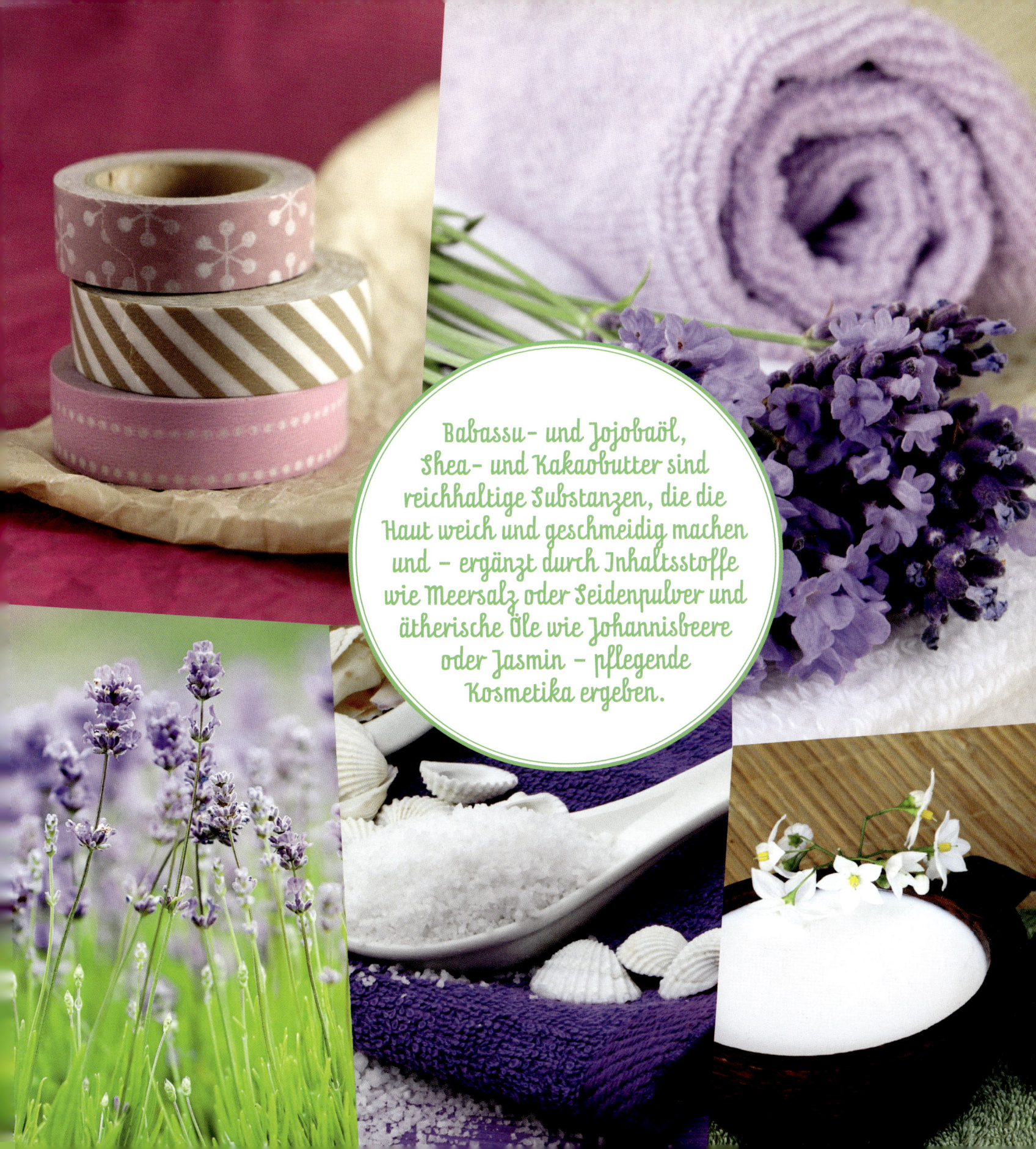

Babassu- und Jojobaöl, Shea- und Kakaobutter sind reichhaltige Substanzen, die die Haut weich und geschmeidig machen und – ergänzt durch Inhaltsstoffe wie Meersalz oder Seidenpulver und ätherische Öle wie Johannisbeere oder Jasmin – pflegende Kosmetika ergeben.

Massageöl
mit Kokos und Shea

Material

kleine Schraubflasche (PET), 150 ml
Fotokarton in Weiß
Kopierer oder PC, Scanner und Drucker
Ösen (Eyelets) in Rot, ø 4 mm
Ösenwerkzeug
Baumwollband in Rot-Weiß-Türkis gestreift

Vorlage Seite 134

Massageöl

Schmelzen Sie das Kokosnussöl in einem Becherglas. Wenn alles klar aufgeschmolzen ist, das Sheaöl und das Jojobaöl dazugeben und alles mit einem Glasrührstab verrühren. Jetzt sollten Sie zur Sicherheit die Temperatur kontrollieren, da das Tocopherol nicht über 30 °C erwärmt werden darf. Ist die Ölmischung unter 30 °C warm (was ziemlich sicher der Fall sein wird), das Tocopherol hinzugeben und alles verrühren.

Sollte Ihnen der Duft des nativen Kokosöls nicht ausreichen, können Sie noch 3 ml Kokosaroma oder je 1,5 ml Kokosaroma und Limettenöl dazugeben. Limettenöl macht die Mischung frischer und ist gerade im Sommer sehr angenehm. Das Massageöl hält bei richtiger Lagerung (kühl und dunkel) ein Jahr.

Tipp: Kokosnussöl duftet stärker, wenn es warm ist. Sie sollten also den Dufttest am kalten Öl vornehmen.

Anhänger

Die Vorlagen für die Anhänger auf den weißen Fotokarton kopieren (alternativ einscannen und ausdrucken), die Anhänger ausschneiden und beschriften. Am oberen Ende lochen und das Loch mit einer Öse verstärken. Mit einem Stück Baumwollband wird der Anhänger am Hals der Flasche befestigt.

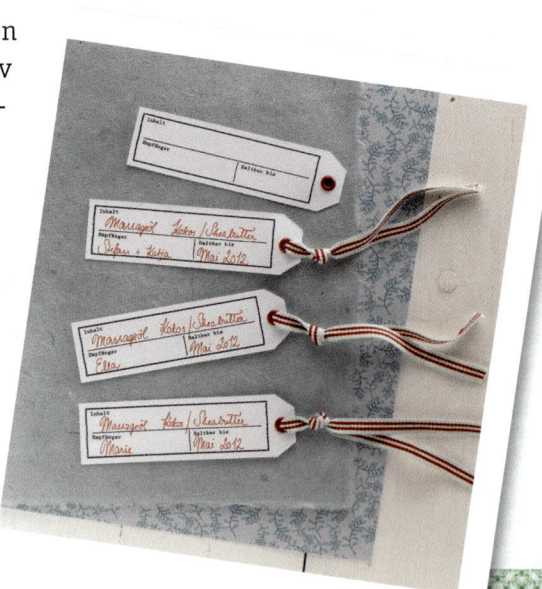

Inhaltsstoffe
(für 150 g)

50 g Kokosnussöl
50 g Sheaöl
50 g Jojobaöl
3 g Tocopherol (Vitamin E)
evtl. 35 Tropfen (ca. 1,5 ml) Kokosaroma
evtl. 35 Tropfen (ca. 1,5 ml) ätherisches Limettenöl

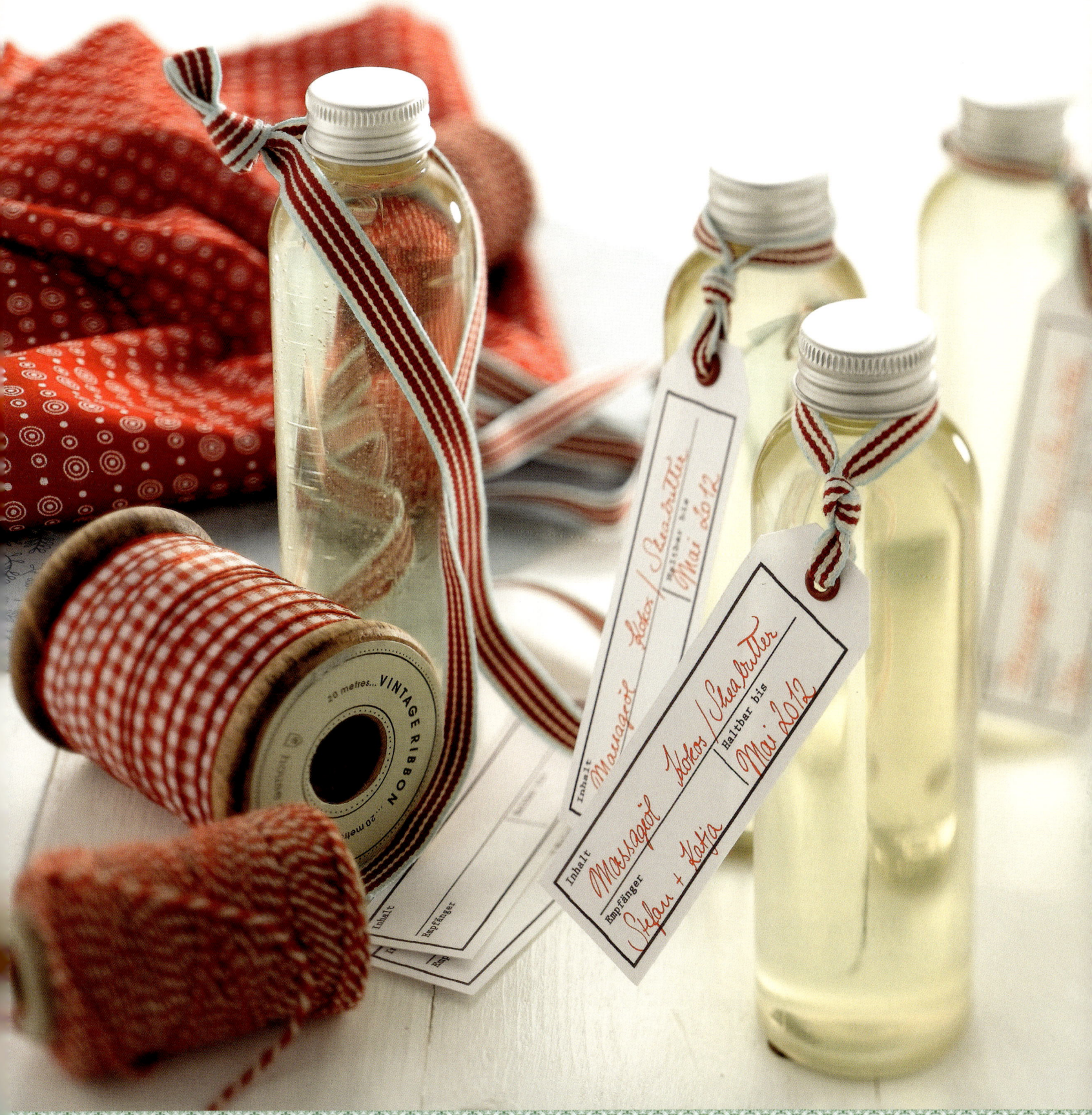

Inhalt *Massageöl Kokos / Sheabutter*
Haltbar bis *Mai 2012*

Inhalt *Massageöl Kokos / Sheabutter*
Empfänger *Stefan + Katja*
Haltbar bis *Mai 2012*

Sheasahne
mit Johannisbeere

Zunächst die Sheabutter in kleine Stückchen schneiden und in eine Rührschüssel geben. Die Schüssel in ein heißes Wasserbad stellen. Die Sheabutter darf keinesfalls ganz schmelzen. Optimal ist es, wenn circa ein Drittel der Butter flüssig und der Rest durch die Wärme geschmeidig geworden ist. Während des Schmelzvorgangs das Jojobaöl, das Johannisbeersamenöl, das Tocopherol, die Speisestärke, das Seidenpulver und das ätherische Öl abwiegen und alles gut miteinander verrühren. Achtung: Das ätherische Öl duftet sehr stark nach reifen Johannisbeeren, vorsichtig dosieren!

Die Sheasahne können Sie mit der Küchenmaschine oder dem Handmixer rühren. Bei kleinen Mengen (wie hier) ist es sinnvoller, den Handmixer zu nehmen. Bei größeren Mengen (ab 500 g) ist die Küchenmaschine zu empfehlen. Zunächst den Mixer auf der niedrigsten Stufe einschalten und die Sheabutter so lange rühren, bis eine glatte Masse (ohne Klümpchen) entstanden ist.

Danach langsam in dünnem Strahl das Ölgemisch unterrühren. Jetzt den Mixer auf die höchste Stufe stellen. Rühren Sie so lange, bis sich das Volumen der Masse in etwa verdoppelt hat. Die fertige Masse in saubere Gefäße füllen. Die Sheasahne ist besonders geeignet für trockene, reife, empfindliche Haut. Die Speisestärke und das Seidenpulver sorgen dafür, dass die Haut nach dem Eincremen nicht fettig glänzt. Sheasahne ist aufgrund der untergeschlagenen Luft nicht so lange haltbar wie im Urzustand. Mit acht bis zwölf Monaten sind Sie auf der sicheren Seite.

Die Verpackungsidee für die Sheasahne finden Sie auf Seite 48/49.

Inhaltsstoffe (für 100 g)

60 g Sheabutter (unraffiniert)
25 g Jojobaöl
10 g Johannisbeersamenöl (nativ)
2 g Tocopherol (Vitamin E)
3 g Speisestärke
2 g Seidenpulver
5–10 Tropfen ätherisches Johannisbeerblütenöl

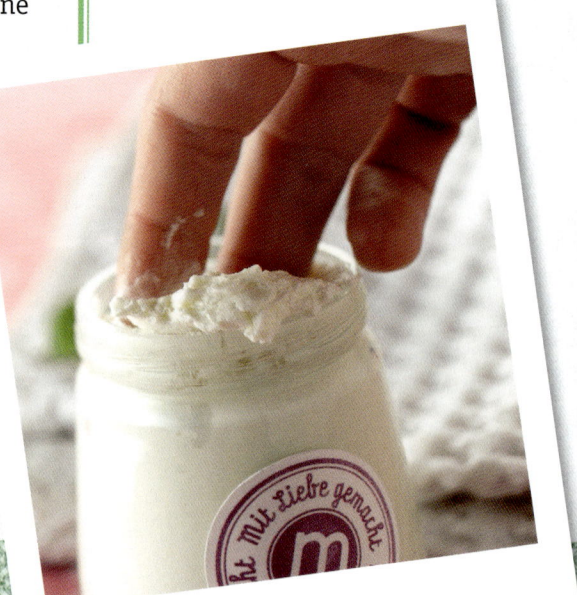

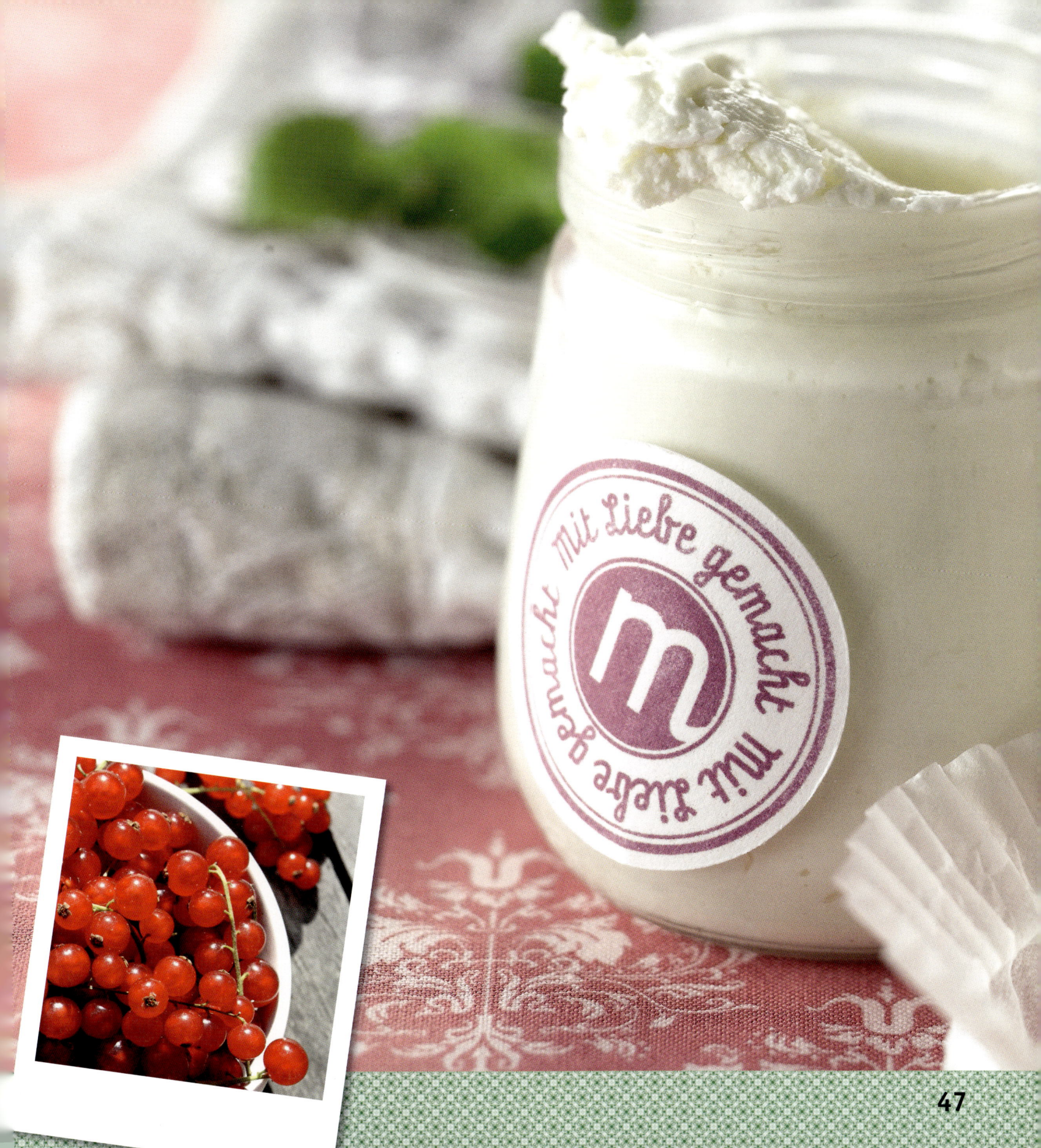

Weißes Häubchen
für die Sheasahne

Material
Schraubglas (z. B. leeres Jogurt- oder Fruchtdessert-glas), 100 ml
Muffin-Backförmchen aus Papier
Stempel „Alles Liebe" oder „mit Liebe gemacht"
Stempelfarbe in Weiß oder Pink
Fotokartonrest in Pink oder Weiß
Baumwollkordel in Lila-Weiß gestreift
Motivlocher: Kreis, ø 3,2 cm, oder Schere
Rest doppelseitige Klebefolie
evtl. Aufkleber in Weiß

Falls der Deckel des Schraubglases mit Produktwerbung versehen ist, decken Sie diese mit einfachen weißen Aufklebern ab. Das Glas füllen und verschließen, dann ein Muffin-Backförmchen darüberstülpen und mit der Baumwollkordel befestigen.

Den Stempel auf den Fotokarton stempeln und mit dem Motivlocher kreisförmig ausstanzen. Alternativ können Sie den Kreis auch mit der Schere ausschneiden. Besonders wenn Sie mehrere Etiketten anfertigen wollen, lohnt sich die Anschaffung eines Motivlochers. Den Kreis mit der Klebefolie auf das Glas kleben.

Tipp: Die Deckelhaube können Sie auch zweifarbig arbeiten. Schneiden Sie aus Seidenpapier einen Kreis zu, der etwas größer als das flach aufgefächerte Backförmchen ist. Legen Sie beide Kreise übereinander auf das Glas und befestigen Sie das Häubchen mit der Kordel.

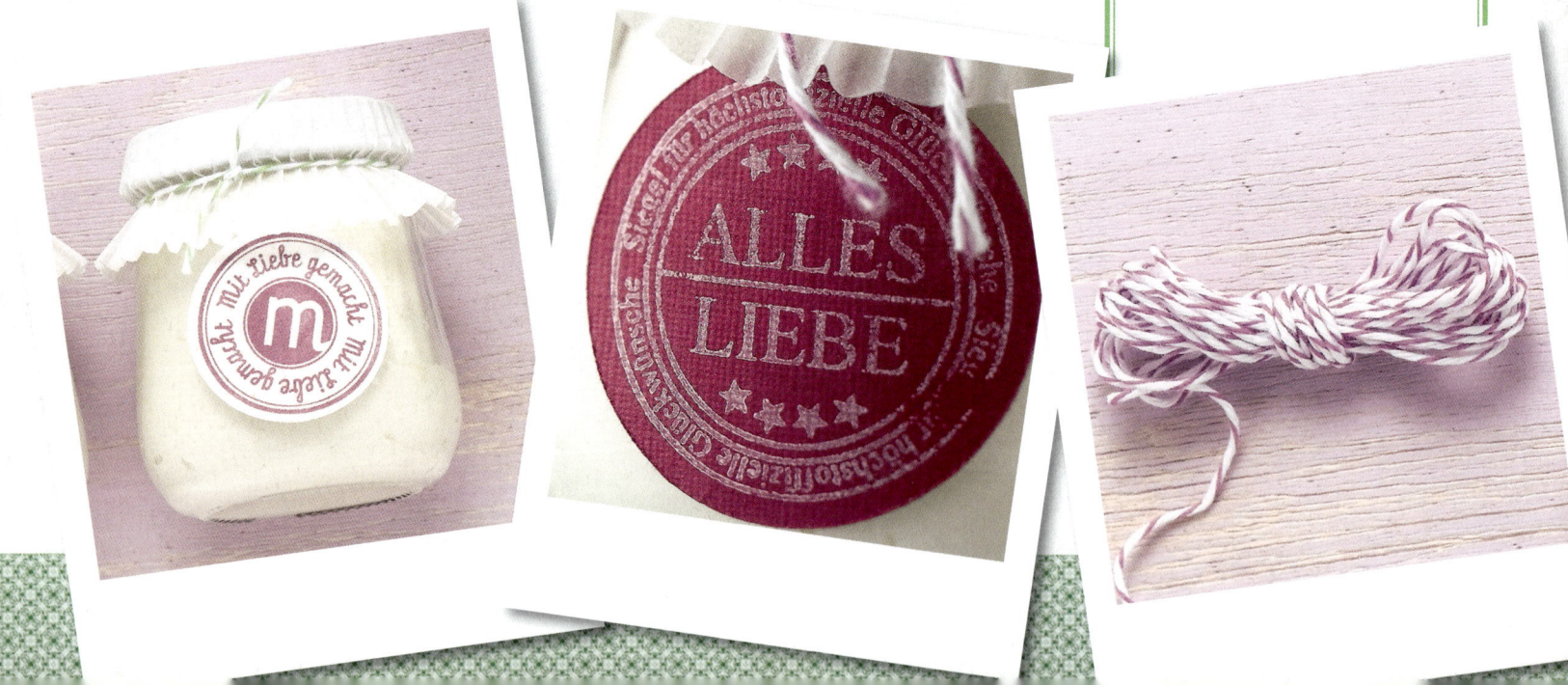

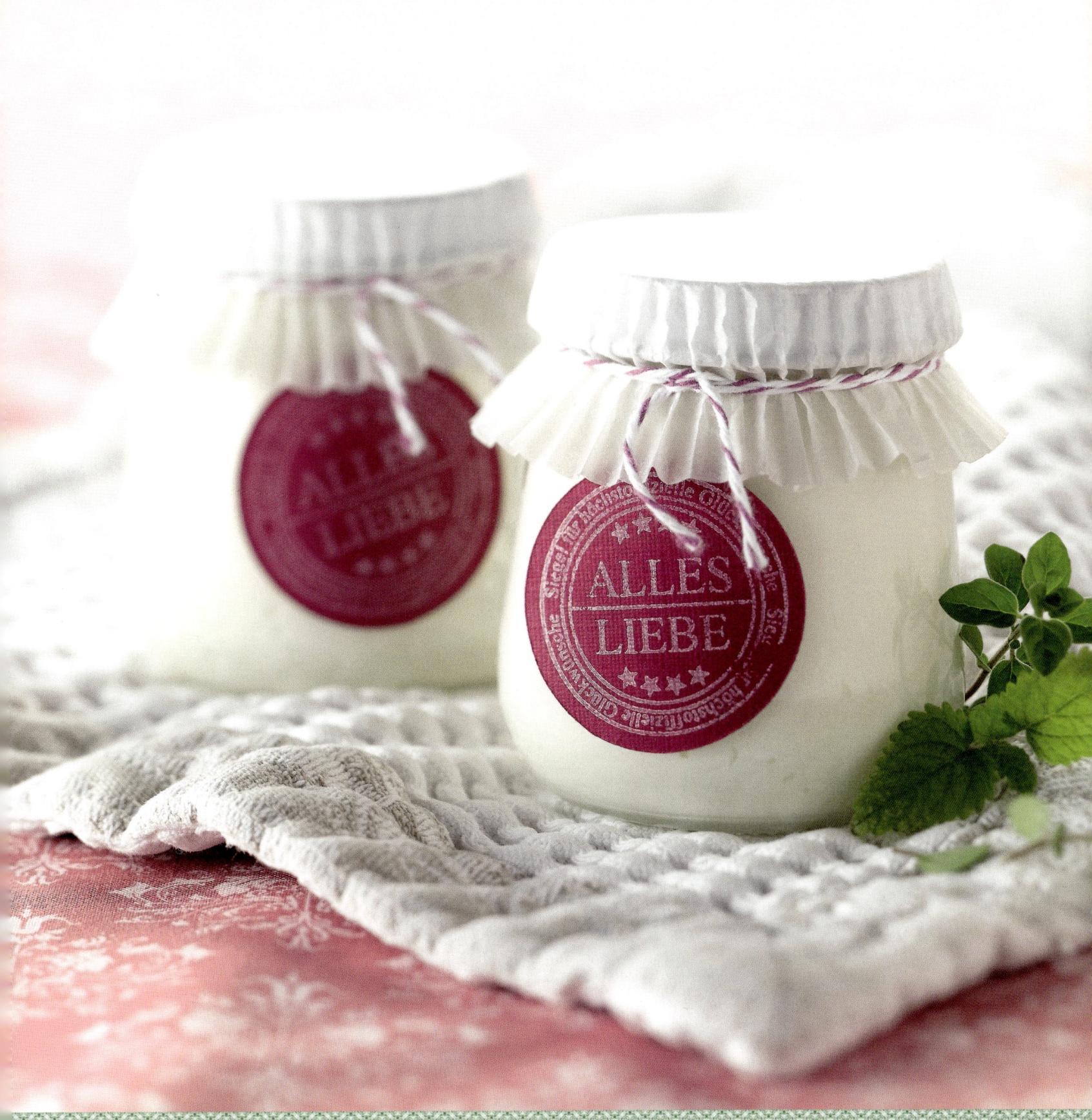

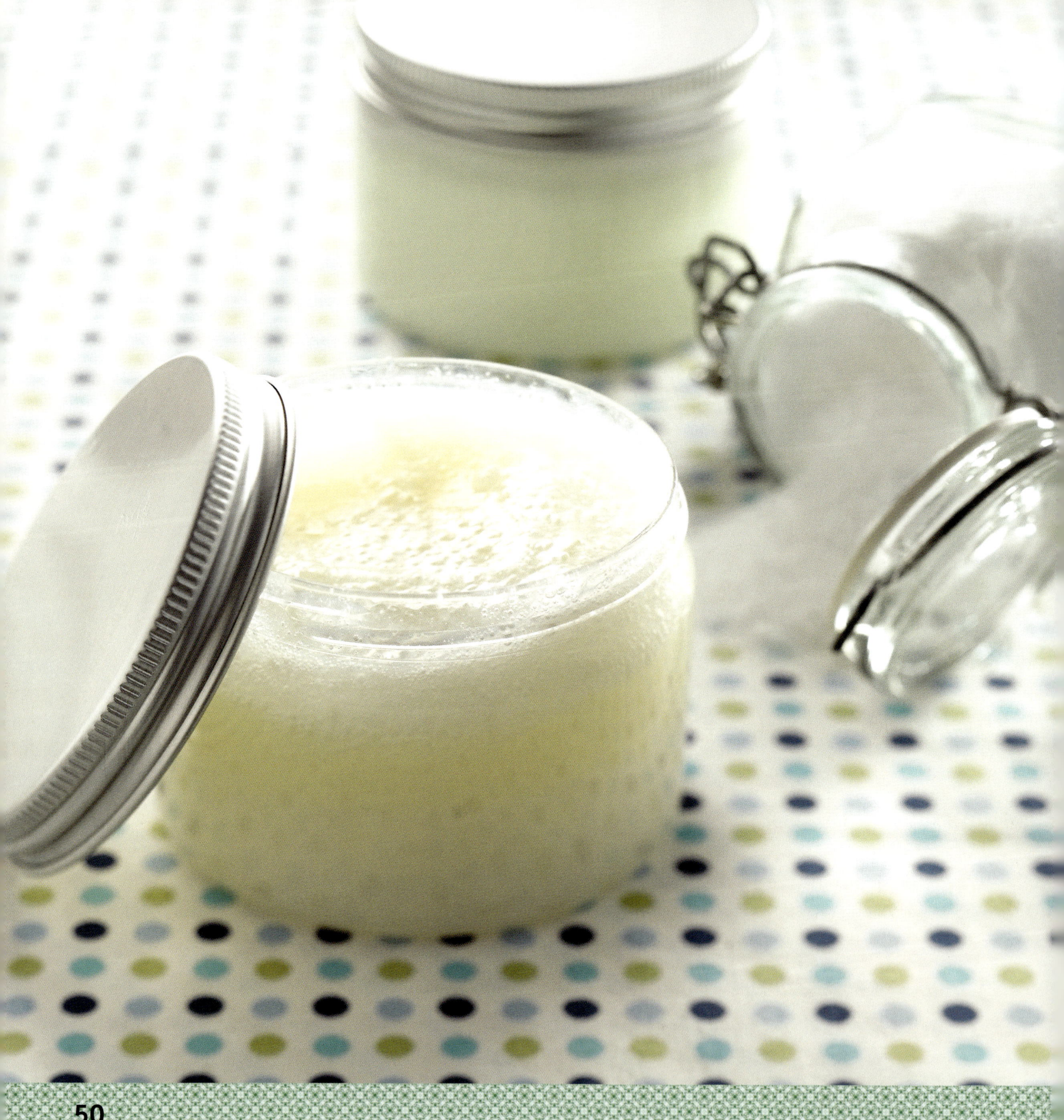

Meersalzpeeling
mit ätherischen Ölen

Inhaltsstoffe
(für 150 ml / 200 g)
100 g Meersalz (fein)
5 g Babassuöl
33 g Glycerin
5 g Mangobutter
9 g Jojobaöl
24 g Macadamianussöl
8 g SLSA
17 g Betain
Ätherisches Öl:
23 Tropfen Zitrone
23 Tropfen Grapefruit
23 Tropfen Nanaminze
evtl. 1 TL grüne Tonerde

Das Glycerin zusammen mit dem Babassuöl in einem ausreichend großen Becherglas erhitzen, bis das Babassuöl geschmolzen ist. Dann den Herd ausschalten und die Mangobutter in der Mischung zergehen lassen. Die geschmolzenen Fette werden auf dem Glycerin schwimmen. Das macht nichts und ist normal. Jetzt das Jojobaöl und das Macadamianussöl dazugeben und das Becherglas zur Seite stellen.

Für die Verarbeitung von SLSA-Pulver benötigen Sie unbedingt einen Mundschutz, da das Pulver extrem staubt und die Atemwege reizen kann. Achtung: Nicht mal ein feuchtes Tuch um Mund und Nase kann den feinen Staub aufhalten! Ist das Pulver erst verarbeitet, ist es völlig unproblematisch und auch nicht mehr reizend, solange Sie sich an das Rezept halten.

Das SLSA zum Glycerin-Öl-Gemisch geben und mit einem Glasrührstab oder besser mit dem Pürierstab verrühren. Es dürfen keine Klumpen mehr vorhanden sein. Jetzt das Betain dazugeben und in diese Mischung das Meersalz einrühren. Mit dem Pürierstab ergibt sich eine schöne, glatte Konsistenz.

Wenn Sie mögen, geben Sie einen Teelöffel grüne Tonerde zusammen mit den ätherischen Ölen dazu. Die Masse bekommt dann eine hellgrüne Farbe, die gut zum frischen Duft passt. Die Haltbarkeit beträgt sechs Monate (geöffnet drei Monate).

Die Verpackungsidee für das Meersalzpeeling finden Sie auf Seite 52/53.

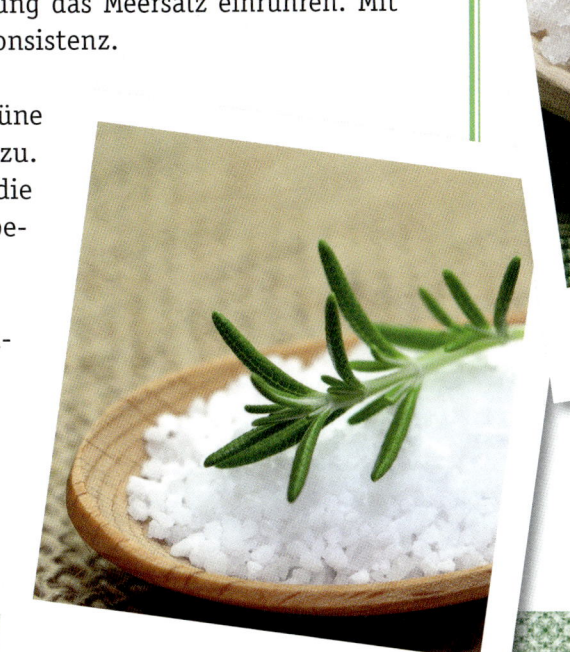

Kleine Schachteln
Meersalzpeeling
hübsch verpackt

Material

Bogen Scrapbook-Papier in
Grün gemustert

Baumwollband in Rot-Rosa-
Weiß kariert

Seite aus einem alten Buch

Fotokartonreste in Rosa
und Creme

Buchstabenstempel

Motivlocher: Kreis mit
Wellenrand, ø 4,8 cm

Motivlocher: Kreis, ø 3,2 cm
und 3,8 cm, oder Schere

Vorlage Seite 135

Übertragen Sie die Vorlage für die Schachtel auf das Scrapbook-Papier und ziehen Sie die Falzlinien mit dem Falzbein nach. Dann die Form ausschneiden, knicken und zusammenkleben.

Mit dem Motivlocher einen Kreis mit Wellenrand aus der Buchseite ausstanzen und auf den Deckel der Schachtel kleben. Das Peeling in die Schachtel geben, die Schachtel schließen und mit dem Baumwollband zubinden.

Aus dem Fotokarton in Rosa den größeren und aus dem Fotokarton in Creme den kleineren Kreis ausstanzen oder ausschneiden. Den cremefarbenen Kreis bestempeln, dann die Kreise über dem Kreis mit Wellenrand auf die Kordel kleben.

Tipp: Wenn Sie kein altes Buch zur Hand haben, aus dem Sie etwas herausschneiden wollen, können Sie auch Text mit dem Computer ausdrucken.

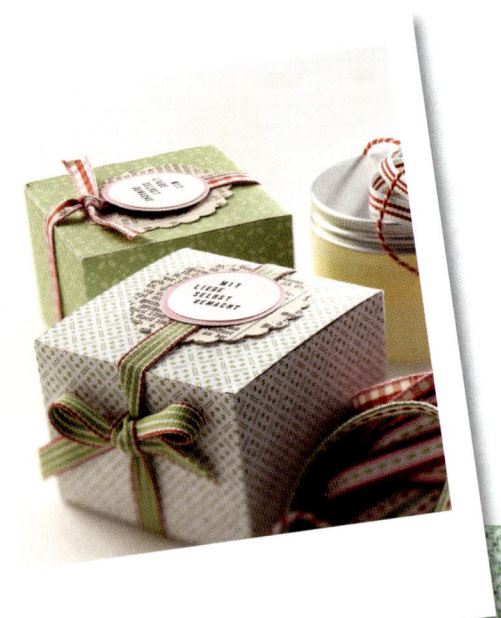

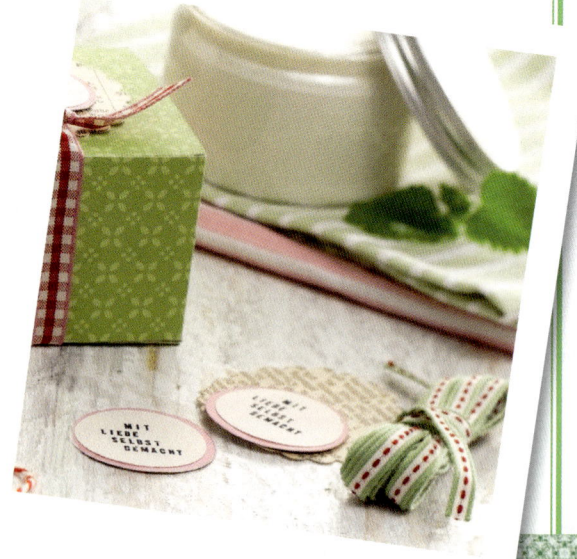

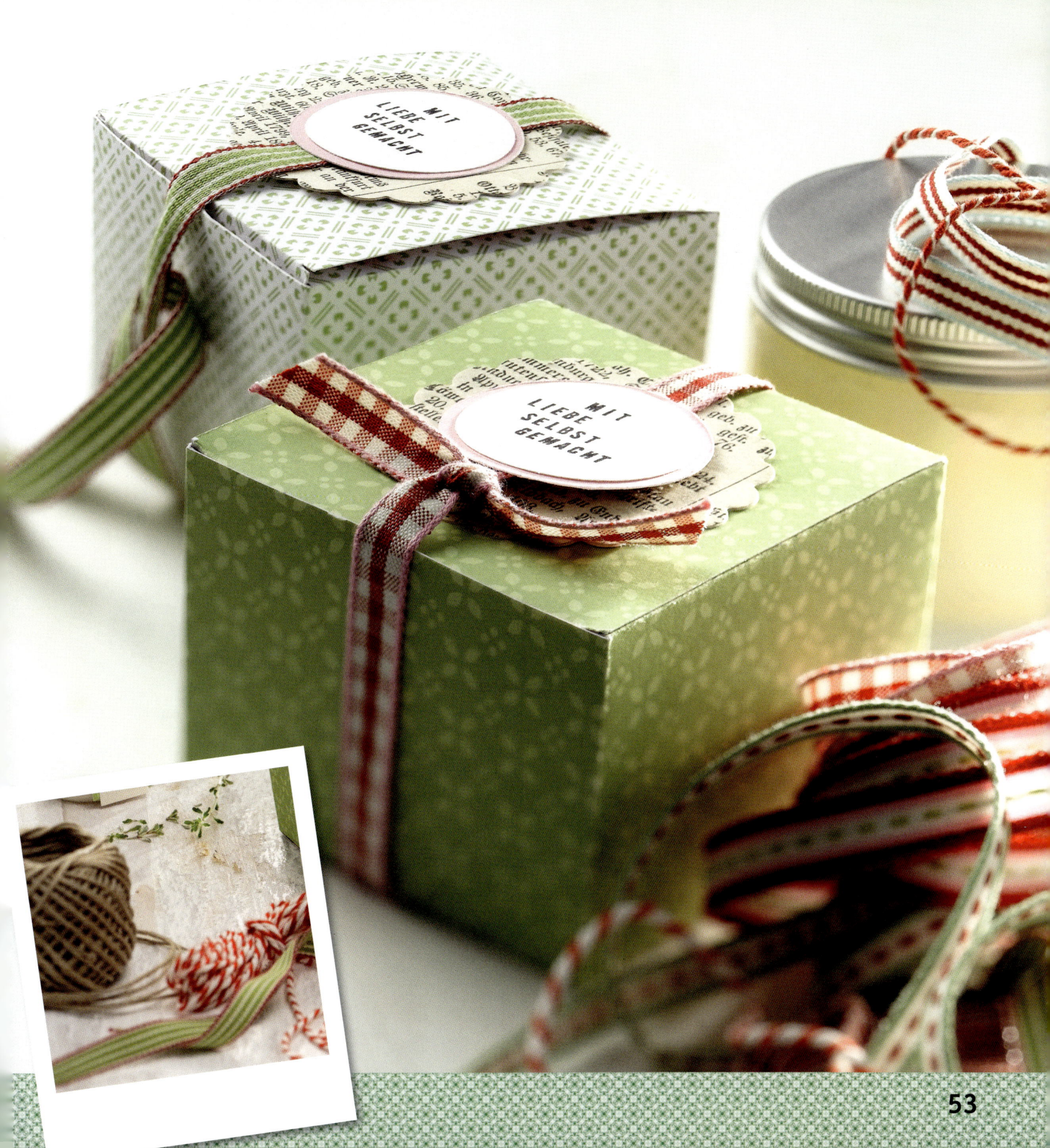

MIT
LIEBE
SELBST
GEMACHT

MIT
LIEBE
SELBST
GEMACHT

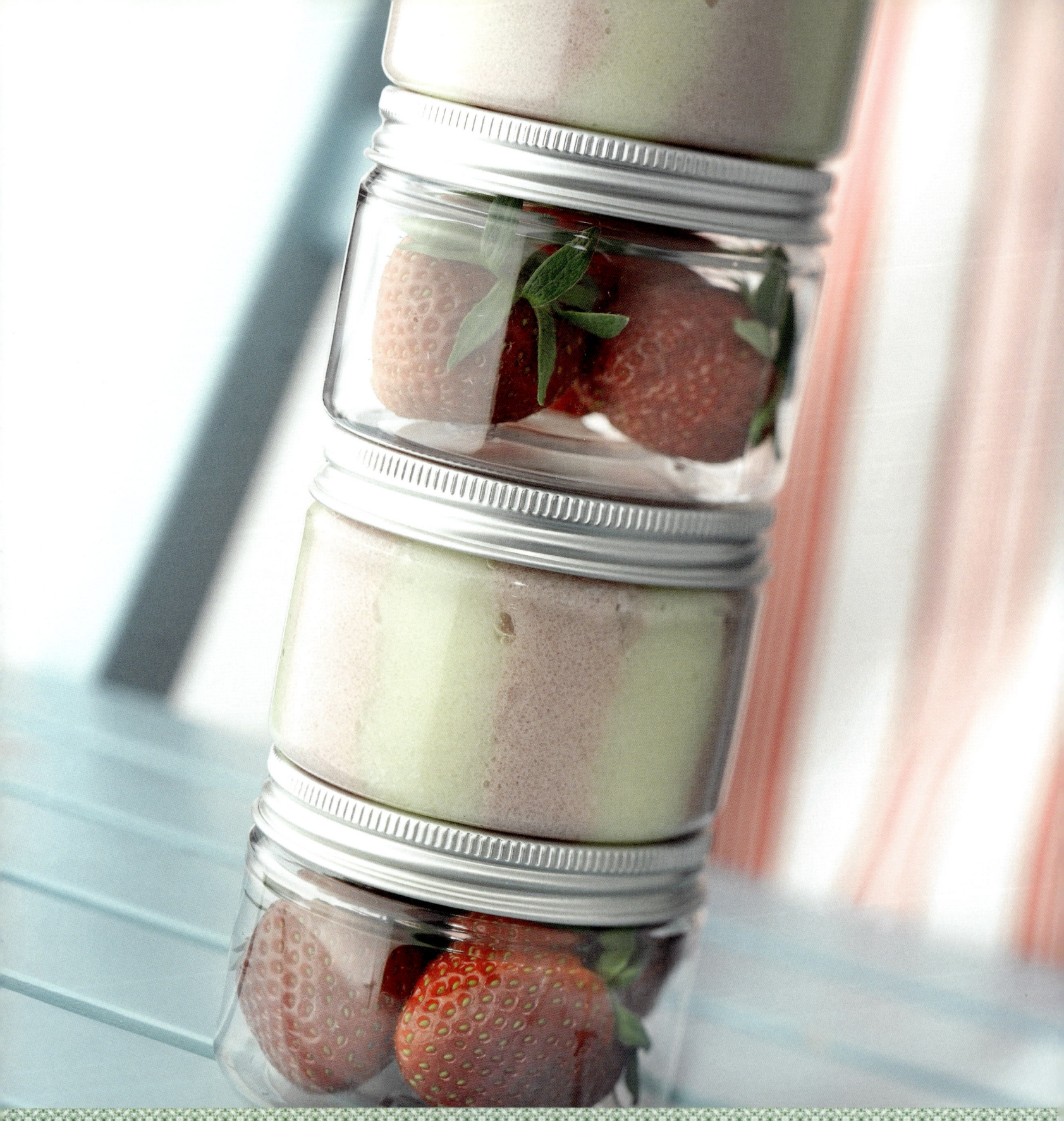

Zuckerpeeling
reinigt und pflegt

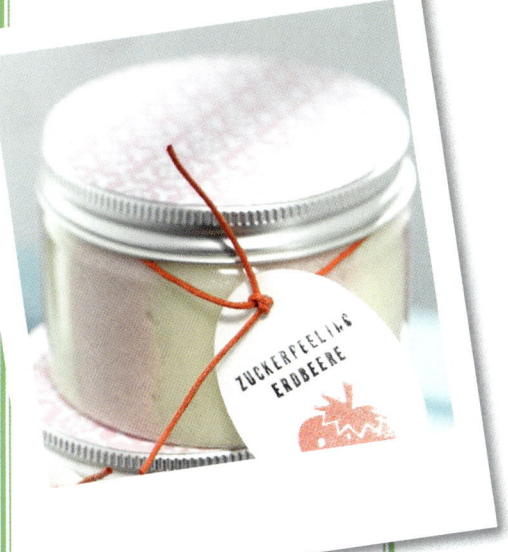

Damit das Peeling rot-weiße Streifen bekommt, benötigen Sie zwei Schüsseln. In die eine Schüssel die Hälfte des Zuckers und die Jojobaperlen geben, in die andere Schüssel die zweite Hälfte des Zuckers. Als Nächstes das Jojoba- oder Bienenwachs in einem Becherglas schmelzen. Dann die Sheabutter, die Aloebutter und die Mangobutter hinzugeben und auf niedrigster Stufe schmelzen. Achten Sie darauf, dass die Fette nicht zu heiß werden.

Geben Sie die Hälfte des Fettgemisches in die Schüssel mit den Jojobaperlen und der Tonerde und verrühren Sie alles gut miteinander. Zum Schluss kommt das Erdbeerparfumöl dazu. Ist alles gut miteinander vermischt, die Masse in einen Gefrier- oder Spritzbeutel füllen, diesen mit einem Gummiband verschließen und für circa 15 Minuten ins Gefrierfach legen. In der Zwischenzeit das verbliebene Fettgemisch mit dem Zucker in der anderen Schüssel verrühren und das Sugar-Frosting-Parfumöl hinzugeben. Auch diese Masse kommt in einen Gefrierbeutel und für 15 Minuten ins Gefrierfach.

Um die Dose zu befüllen, schneiden Sie ein circa 1 cm großes Loch in die Spitze des ersten Gefrierbeutels. Halten Sie die Dose sehr schräg, sodass Sie an der Seitenwand Längsstreifen spritzen können. Lassen Sie dabei genug Abstand zwischen den Streifen, damit das andersfarbige Peeling dazwischen passt. Ist die Außenwand komplett bedeckt, füllen Sie das Loch in der Mitte einfach mit dem Rest des Peelings auf und verschließen die Dose.

Da Zucker konserviert, hält das Peeling acht bis zehn Monate. Beim Duschen darf allerdings kein Wasser in die Dose gelangen. Das würde für sehr schnellen Verderb sorgen.

Die Verpackungsidee für das Zuckerpeeling finden Sie auf Seite 56/57.

Inhaltsstoffe (für 250 ml)

150–200 g weißer Zucker (je nachdem, wie körnig das Peeling werden soll)
2 TL Jojoba- oder weißes Bienenwachs
50 g Sheabutter
25 g Aloebutter
25 g Mangobutter
½–1 TL rote Jojobaperlen
1 TL Tonerde in Rosa
1–2 g Erdbeerparfumöl
1–2 g Sugar-Frosting-Parfumöl
2 Gefrier- oder Spritzbeutel

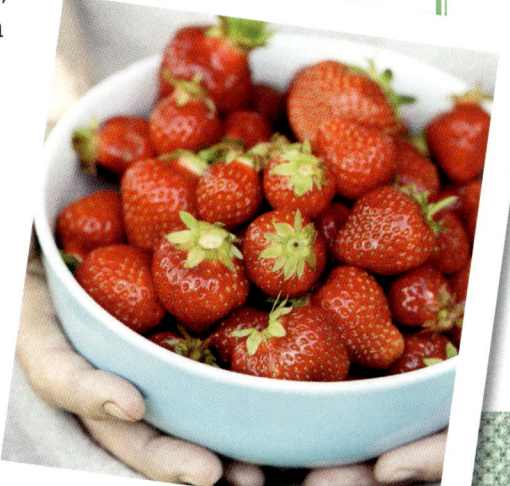

Geschenkanhänger
für das Zuckerpeeling

Material

Schraubglas, 250 ml
Scrapbook-Papier in Rosa gemustert
Rest doppelseitige Klebefolie
Fotokartonrest in Weiß
Radiergummi, 2,5 cm x 3 cm
Linolmesser
Stempelfarbe in Rot und Schwarz
Buchstabenstempel
Baumwollkordelrest in Rot, gewachst
Motivlocher: Oval, 4 cm x 3,5 cm
Transparent- oder Butterbrotpapierrest

Vorlage Seite 136

Für den Erdbeerstempel wird zunächst die Vorlage auf den Radiergummi übertragen. Dazu das Motiv mit einem weichen Bleistift auf Transparent- oder Butterbrotpapier durchpausen, mit der Zeichnung nach unten auf den Radiergummi legen und mit dem Bleistiftende vorsichtig darüberreiben. Auf diese Weise überträgt sich die Zeichnung auf den Radiergummi. Mit dem Linolmesser zuerst das Gummi entlang den Umrissen entfernen, dann die Feinheiten ausarbeiten.

Mit dem Motivlocher ein Oval aus dem Fotokarton ausstanzen und die Erdbeere mit roter Stempelfarbe aufdrucken. Am besten gelingt der Stempelabdruck übrigens, wenn Sie den Stempel ein paar Mal sanft auf das Stempelkissen tupfen. Danach den Text mit schwarzer Stempelfarbe aufdrucken. Den Anhänger lochen, die Kordel durch das Loch fädeln und um das Glas binden.

Den Durchmesser des Deckels ausmessen und auf das Scrapbook-Papier in Rosa übertragen. Den Kreis ausschneiden und mit doppelseitigem Klebeband auf den Deckel des Schraubglases kleben.

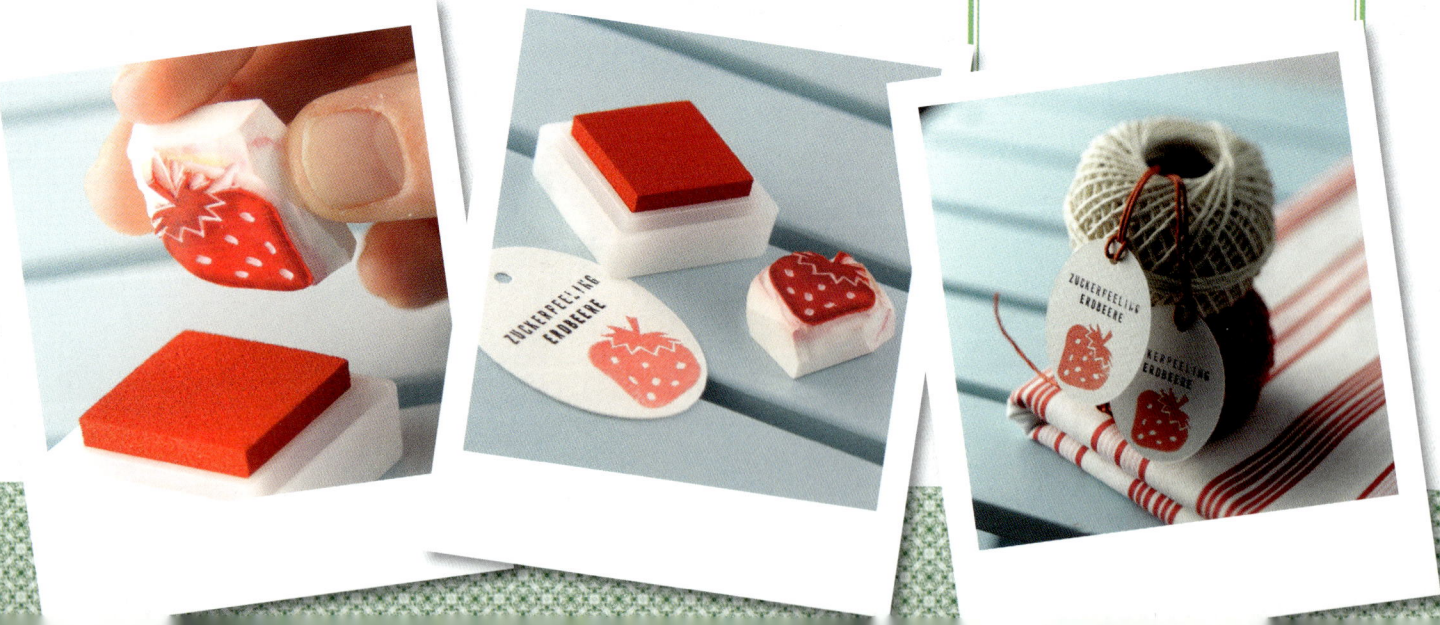

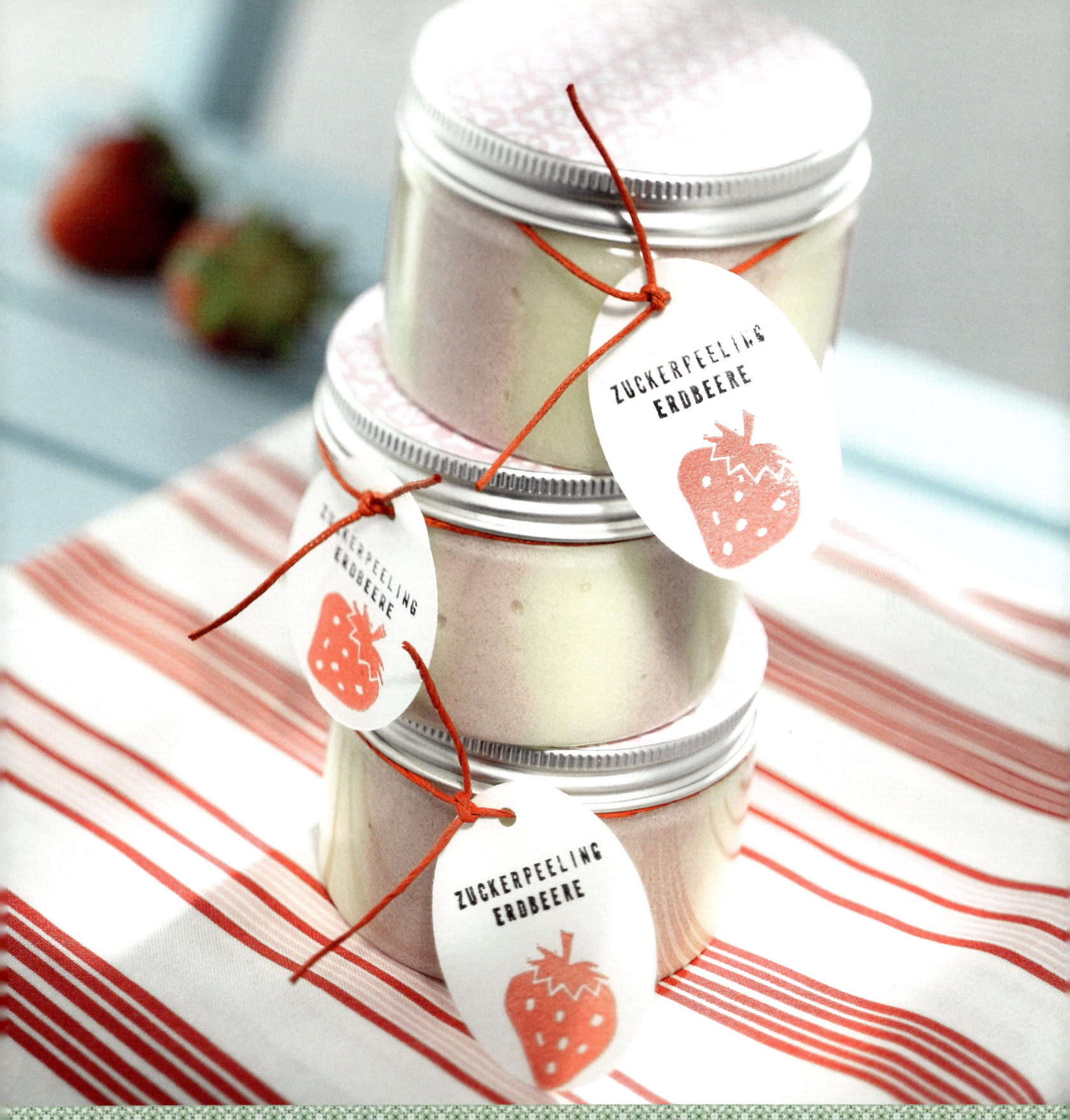

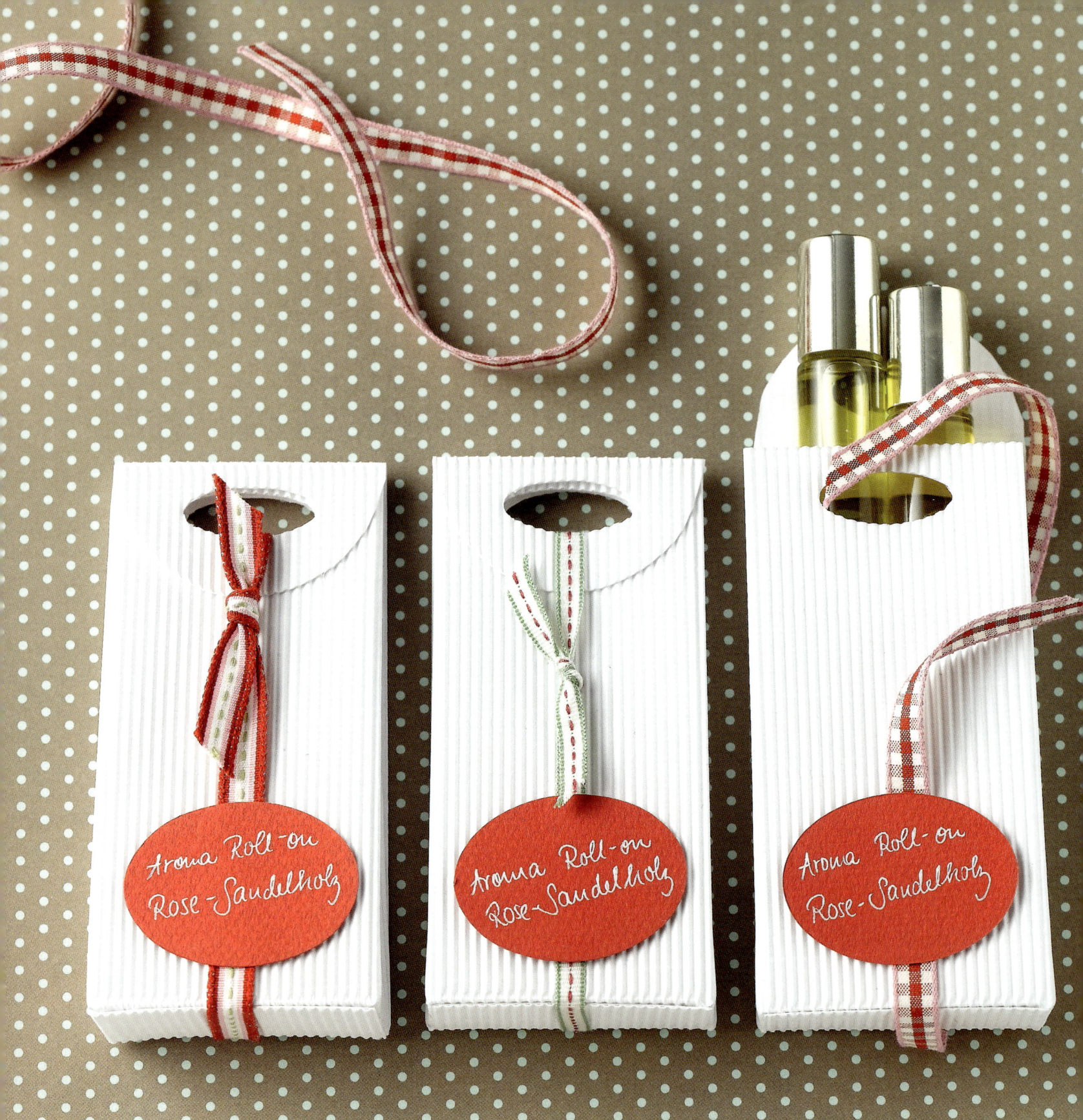

Aroma-Roll-on
mit Rosenduft

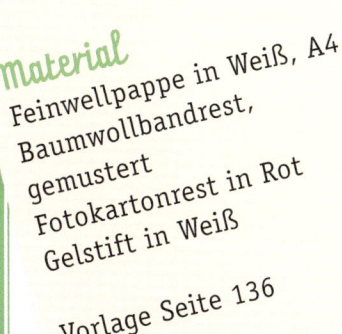

Material
Feinwellpappe in Weiß, A4
Baumwollbandrest,
gemustert
Fotokartonrest in Rot
Gelstift in Weiß

Vorlage Seite 136

Aroma-Roll-on

Füllen Sie das Jojobaöl und das ätherische Öl in das Fläschchen und setzen Sie das Kopfteil mit der Kugel auf. Schütteln, fertig! Sie können auch andere ätherische Öle oder Parfumöle verwenden. Wichtig ist dabei nur, dass diese Öle nicht mehr als zehn Prozent der Mischung ausmachen. Das könnte sonst Hautreizungen verursachen. Die Haltbarkeit beträgt circa zwei Jahre.

Weitere Duftvarianten (Mit Ausnahme des Schokoladenparfumöls handelt es sich um ätherische Öle.): Für gute Laune: 5 Tropfen Zitrone, 5 Tropfen Grapefruit, 5 Tropfen Mandarine grün, 5 Tropfen Limette, 3 Tropfen Melisse; Beruhigend: 15 Tropfen Lavendel, 8 Tropfen Rose; Erfrischend: 10 Tropfen Zitrone, 5 Tropfen Eisenkraut, 3 Tropfen Minze; Verführerisch: 15 Tropfen Kakaoextrakt oder Schokoladenparfumöl, 3 Tropfen Cassiazimt, 1 Tropfen Kardamom, 2 Tropfen Perubalsam, 3 Tropfen Orange

Schachtel aus Wellpappe

Die Vorlage für die Verpackung auf die Wellpappe übertragen, mit einem Falzbein die Falzlinien nachziehen und die Klebelaschen flach drücken, dann die Form ausschneiden und zusammenkleben.

Nun stellen Sie die Fläschchen in die Verpackung, schlagen die Henkellasche nach unten um, ziehen das Baumwollband durch die Öffnung und wickeln es einmal um die Verpackung herum. Das Band auf der Vorderseite verknoten. Aus dem roten Strukturkarton ein Oval ausschneiden, beschriften und aufkleben.

Inhaltsstoffe
(für 10 ml)
9 ml Jojobaöl
1 ml Rosenattar
(Rose über Sandelholz
destilliert)
oder 0,5 ml ätherisches
Rosenöl und 0,5 ml
Sandelholzöl
Flasche mit Kugelaufsatz

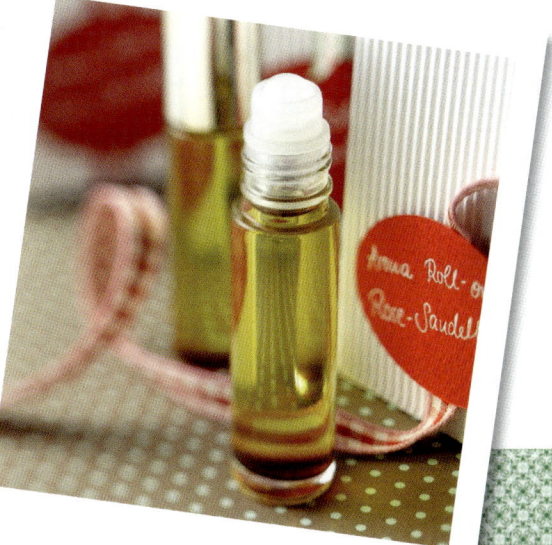

Bodymelt
Körperbutter mit Jasmin

**Inhaltsstoffe
(für 3 Bodymelts
à 78 g)**

15 g Bienenwachs
100 g Kakaobutter
80 g Sheabutter
20 g Mangobutter
20 g Babassuöl
0,5 g Tocopherol
(Vitamin E)
circa 25–35 Tropfen
ätherisches Jasminöl
sambac oder Parfümöl

Bodymelts sind Körperbutter in fester Form. Sie sind frei von Emulgatoren und Konservierungsmitteln. Bodymelts sind ein tolles Geschenk für frischgebackene Eltern, denn sie eignen sich hervorragend für Babymassagen. Nur denken Sie bitte daran, auf jede Art von Duft zu verzichten, wenn die Bodymelts für Babys oder Kleinkinder verwendet werden. Auch für Schwangere sind sie ein tolles Geschenk. Shea- und Kakaobutter machen die Haut elastisch und beugen Schwangerschaftsstreifen vor.

Schmelzen Sie das Bienenwachs und stellen Sie es, sobald es geschmolzen ist, in den auf 40 °C vorgeheizten Ofen. Jetzt die restlichen Fette im Wasserbad schmelzen. Achten Sie unbedingt darauf, dass sie nicht heißer als 40 °C werden. Ist alles geschmolzen, Wachs und Fette zusammengeben. Eventuell die Masse noch einmal etwas erhitzen. Es sollte alles klar aufgeschmolzen und vermischt sein.

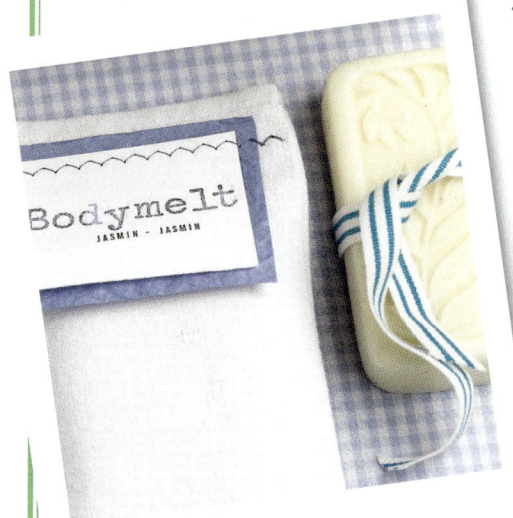

Wenn die Masse auf 30 °C abgekühlt ist, das Tocopherol und das Jasminöl dazugeben und die Masse in die Formen gießen. Lassen Sie sie bei Zimmertemperatur aushärten. Kakaobutter benötigt etwa zwei Tage, um ihre ursprüngliche Härte zurückzubekommen. Sollten Sie dennoch beim Ausformen Probleme haben, stellen Sie die Formen für kurze Zeit ins Gefrierfach. Dann sollten sich die Bodymelts problemlos herauslösen lassen.

Bodymelts schmelzen bei circa 25 °C. Deshalb sollten Sie sie keinesfalls auf einer sonnigen Fensterbank lagern. Kühl und trocken aufbewahrt halten sie circa ein Jahr.

Tipp: Es gibt viele wunderschöne Motivformen für Bodymelts. Sollten Sie noch keine besitzen, ist das nicht schlimm. Eiswürfelformen eignen sich ebenfalls hervorragend.

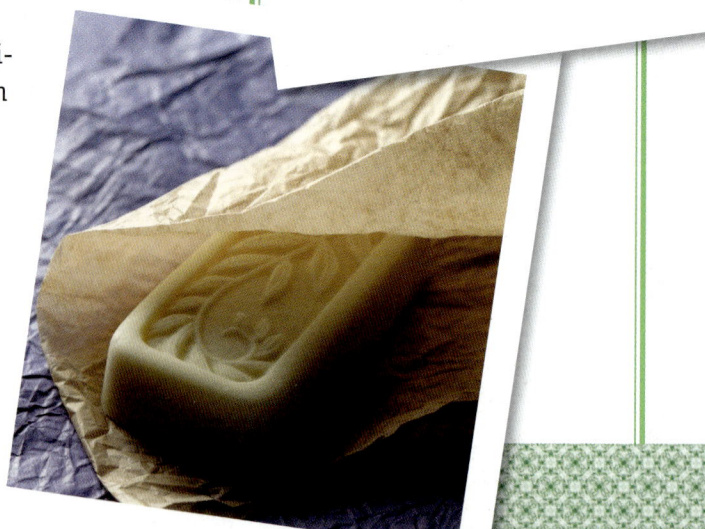

Die Verpackungsidee für den Bodymelt finden Sie auf Seite 62/63.

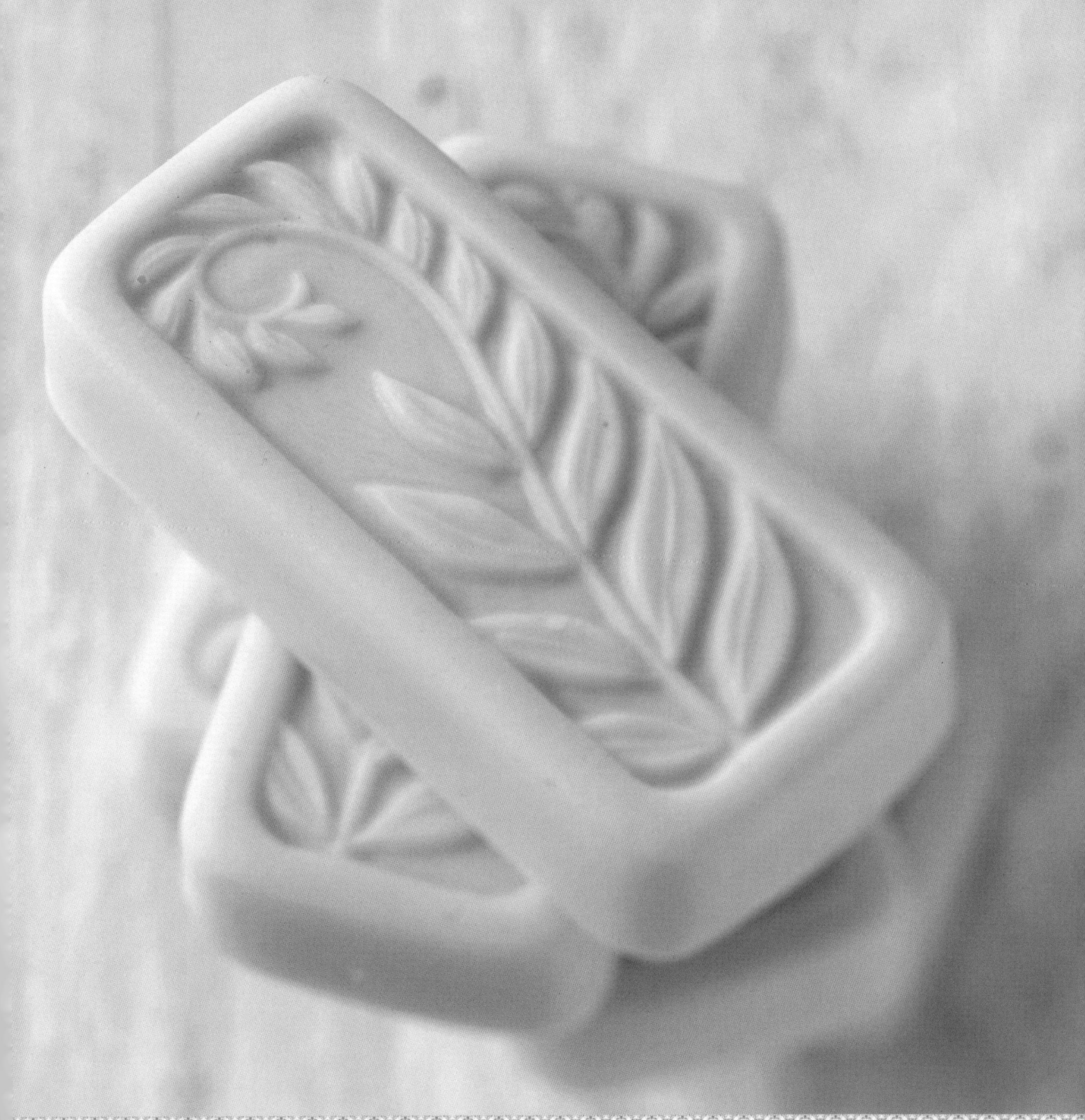

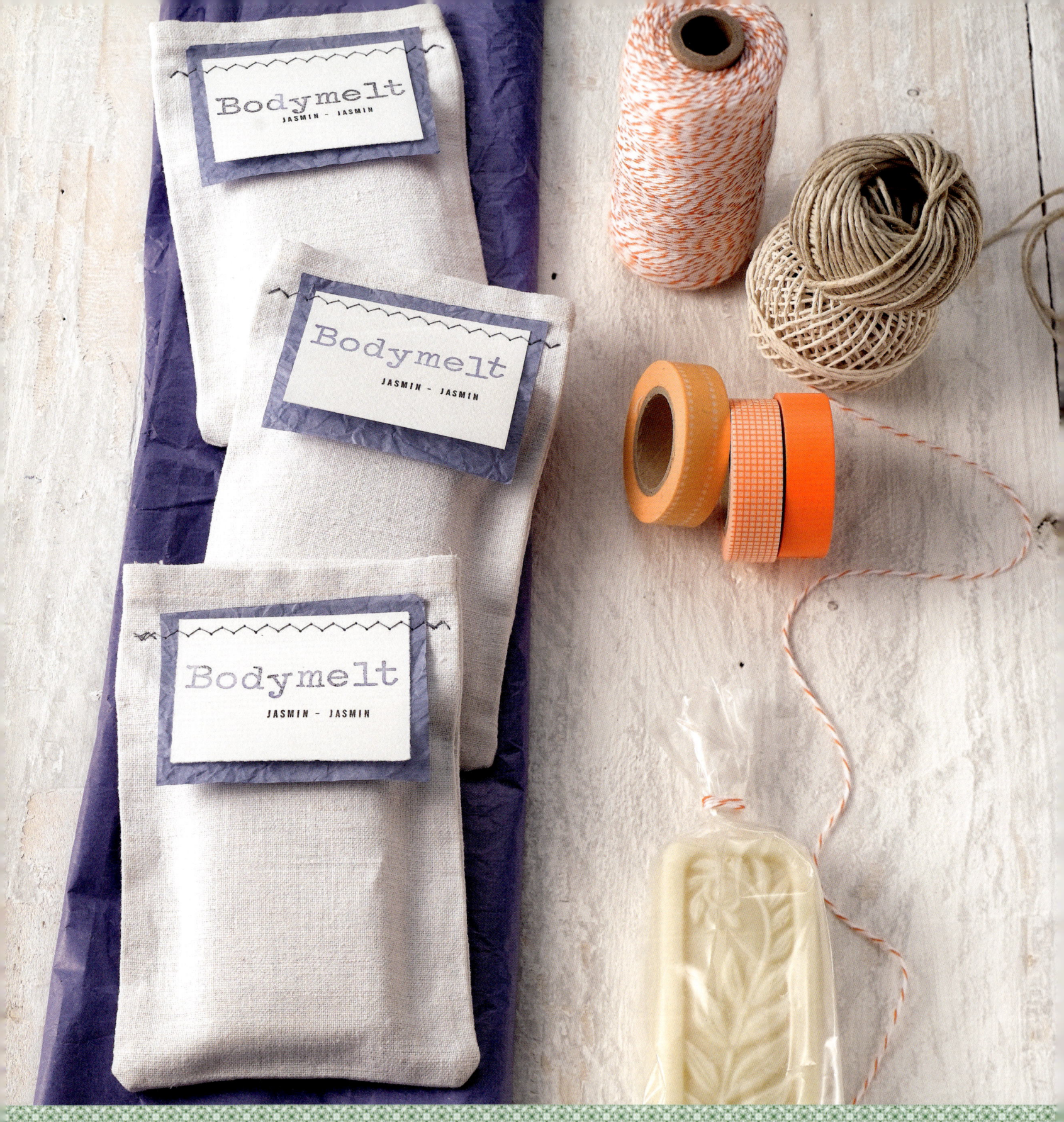

Stoffsäckchen
für Bodymelts

Material

Folie in Transparent für den Bodymelt
Leinen in Weiß,
2 x 12 cm x 19 cm
Naturpapier in Hellblau,
8 cm x 6,5 cm
Tonpapier in Weiß,
7 cm x 5,5 cm
Buchstabenstempel
Stempelfarbe in Blau
und Schwarz
Nähgarn in einer hellen
und einer dunklen Farbe
Nähmaschine

Für den Saum an der Öffnung der Leinentasche schlagen Sie die kurze Seite eines Leinenstückes zweimal in einer Breite von circa 1 cm um. Den umgeschlagenen Stoff mit hellem Nähgarn festnähen. Mit dem anderen Leinenstück verfahren Sie genauso. Beide Stoffteile nun mit den glatten Seiten (rechts auf rechts) aufeinanderlegen und ringsherum – bis auf die gesäumte Öffnung – zunähen. Dann die Tasche wenden und flach bügeln.

Auf das weiße Papier in Blau und Schwarz die Beschriftung stempeln. Den Bodymelt in Folie verpacken und in die Tasche geben.

Das weiße Papier auf das blaue legen und beides an der offenen Seite der Tasche platzieren. Zum Schluss nähen Sie die Tasche mit einem Zick-Zack-Stich und dunklem Nähgarn zu und befestigen damit gleichzeitig das Papier.

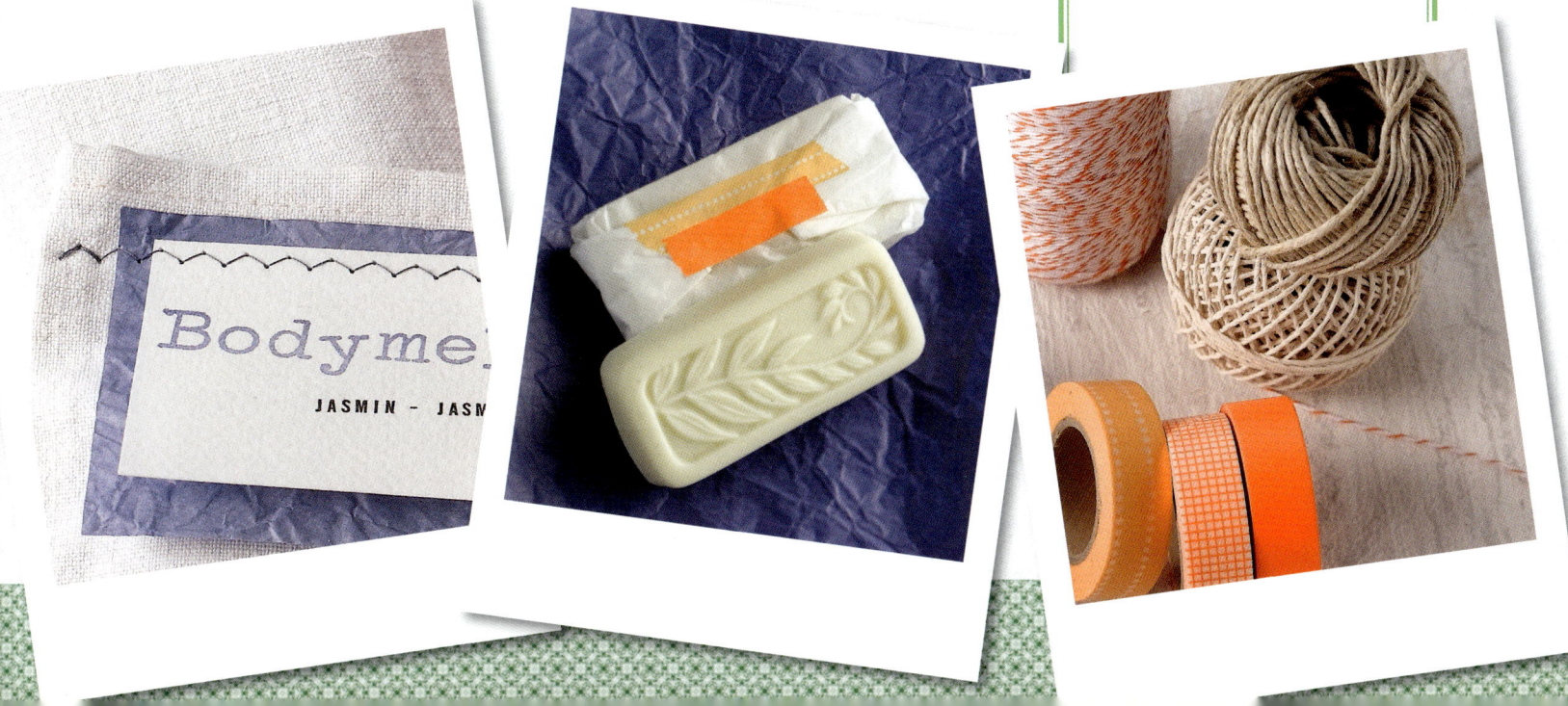

Black Cardamom
pflegendes Parfum

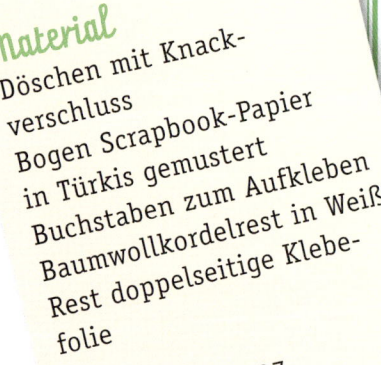

Material
Döschen mit Knack-
verschluss
Bogen Scrapbook-Papier
in Türkis gemustert
Buchstaben zum Aufkleben
Baumwollkordelrest in Weiß
Rest doppelseitige Klebe-
folie

Vorlage Seite 137

Parfum Black Cardamom

Festes Parfum ist keine neue Erfindung. In vielen arabischen Ländern und in Indien ist diese Art des Parfums sehr verbreitet. Es ist eine sehr charmante Art, seinen Lieblingsduft immer und überall dabei zu haben. So ein Döschen passt sogar in die Hosentasche.

Das Bienenwachs im Becherglas schmelzen und dann die Kakaobutter und die Sheabutter hinzugeben. Sind alle Zutaten klar aufgeschmolzen, rühren Sie den Duft Ihrer Wahl (hier Black Cardamom) mit einem Glasrührstab oder einem Löffel-stiel unter. Das Parfumöl soll circa zehn Prozent des Gesamtgewichts ausmachen.

Das noch flüssige Cremeparfum in die dafür vorgesehene Dose füllen und bei Zimmertemperatur abkühlen lassen. Das Parfum ist ein bis zwei Jahre haltbar (je nach Frische der Zutaten).

Pillowbox

Die Vorlage für die Schachtel auf das Scrapbook-Papier übertragen, die Falzlinien mit einem Falzbein nachziehen, dann die Form ausschneiden, knicken und zusammenkleben. Auf die Vorderseite den Schriftzug aufkleben.

Nachdem Sie das Döschen, das mithilfe von Klebefolie mit einem Papier-kreis beklebt wurde, in die Schachtel geschoben haben, knicken Sie die vier Seitenlaschen nach innen, um die Schachtel zu verschließen. Zum Schluss einen Rest Kordel um die Schachtel wickeln und verknoten.

**Inhaltsstoffe
(für 35–38 ml)**
5 g Bienenwachs
10 g Kakaobutter
20 g Sheabutter
3,5 g Black-Cardamom-
Parfumöl

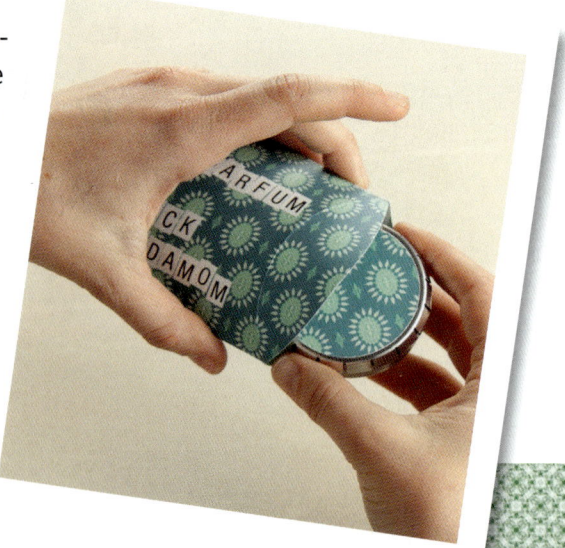

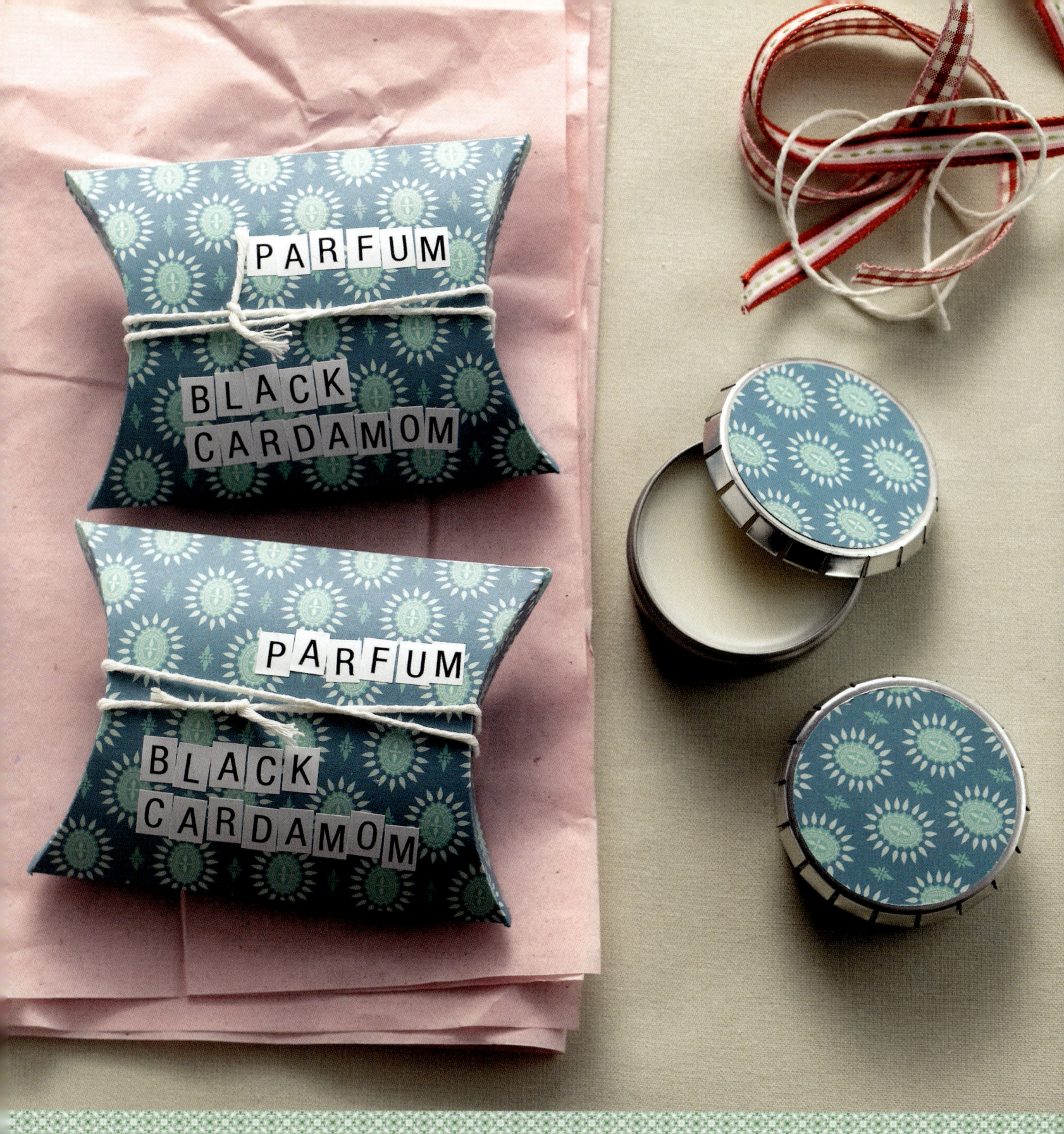

PARFUM

BLACK CARDAMOM

PARFUM

BLACK CARDAMOM

Badeträume

Sich rundum wohlfühlen und entspannen, den Alltag vergessen und gleichzeitig etwas für die Schönheit tun – mit Pflegeprodukten wie Lavendelduschmilch, Badepralinen und Badeschäumchen wird das Badezimmer zur Wohlfühloase.

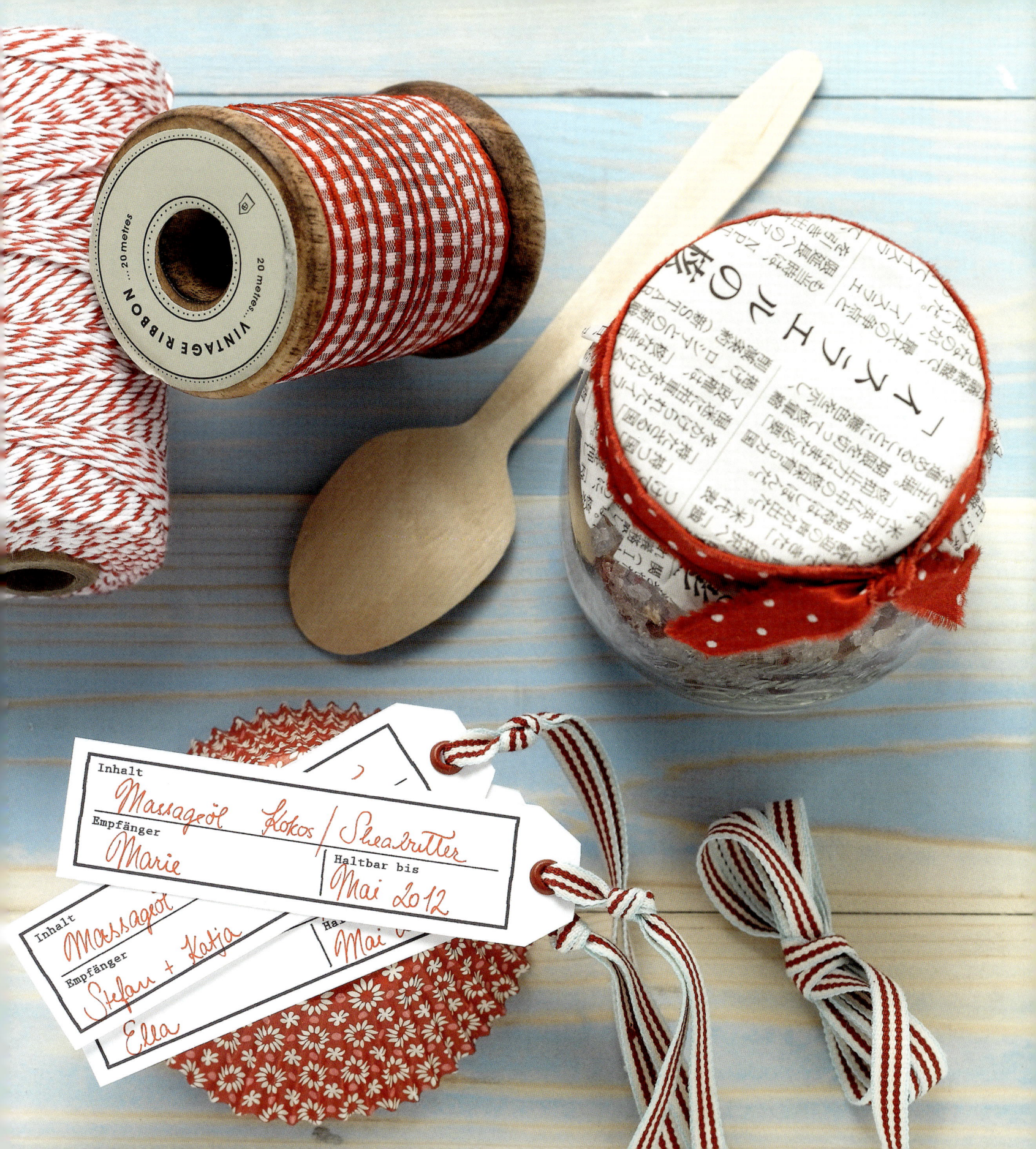

Inhalt
Massageöl Kokos / Sheabutter
Empfänger
Marie
Haltbar bis
Mai 2012

Inhalt
Massageöl
Empfänger
Stefan + Katja
Haltbar
Mai
Ella

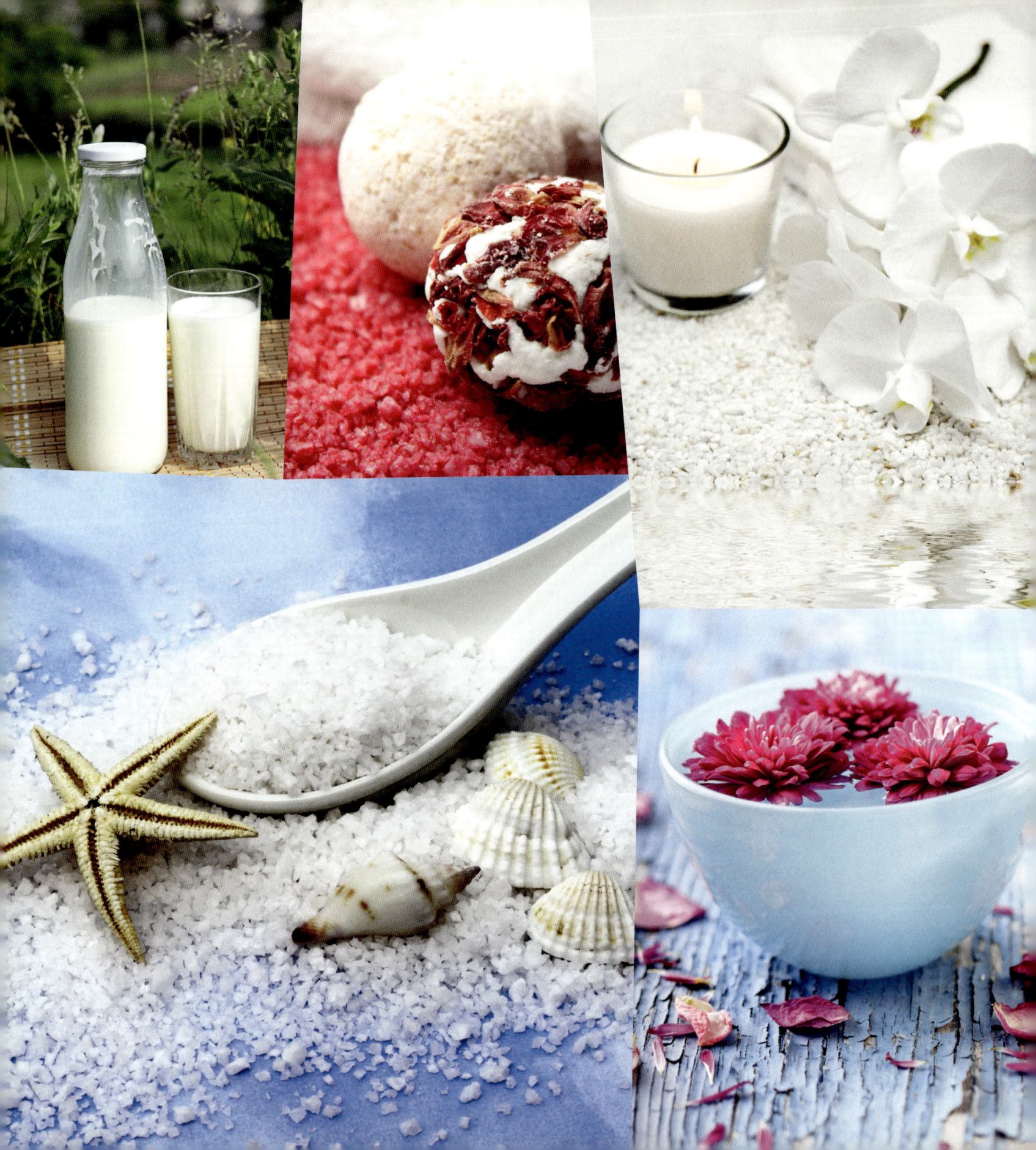

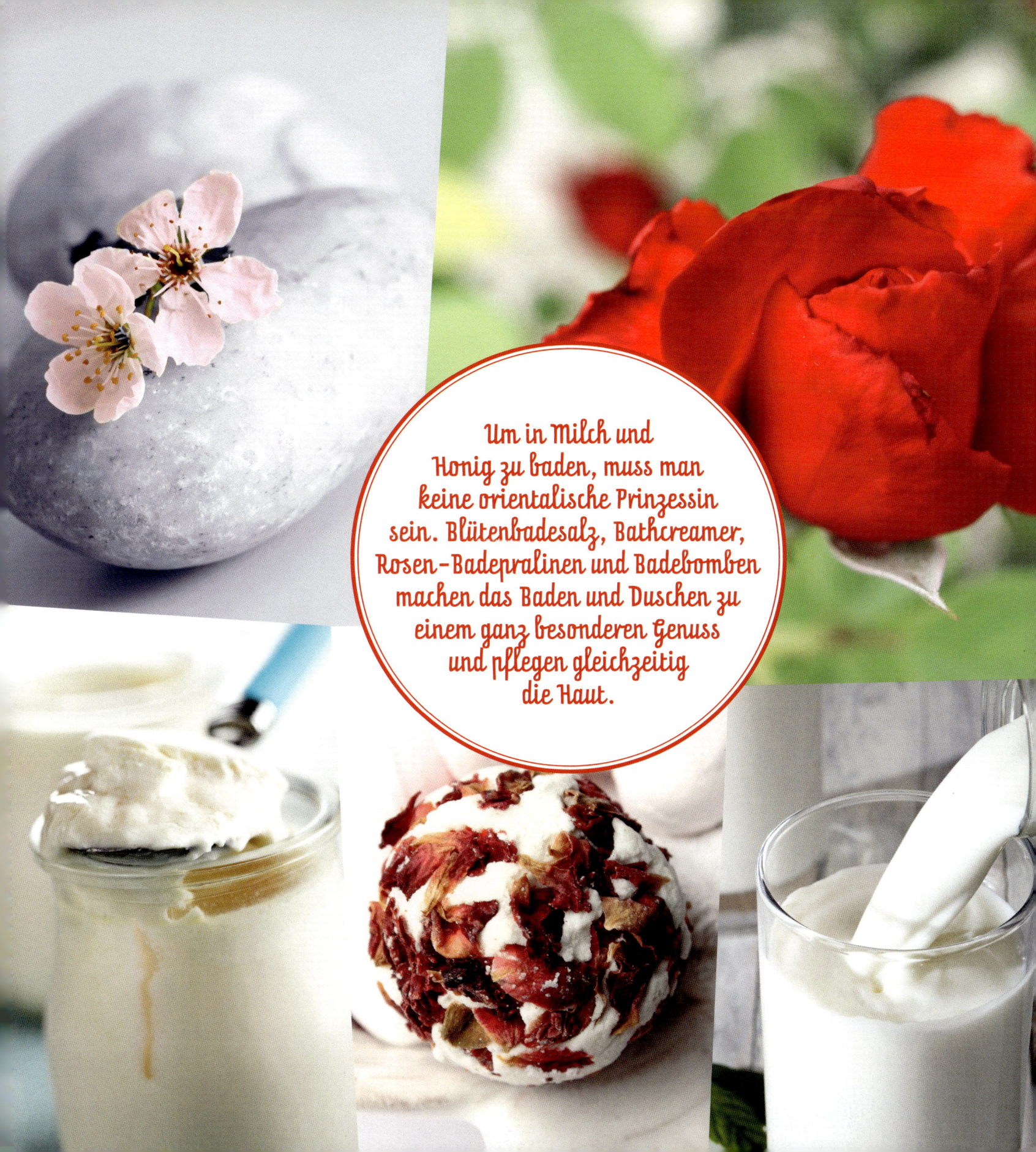

Um in Milch und Honig zu baden, muss man keine orientalische Prinzessin sein. Blütenbadesalz, Bathcreamer, Rosen-Badepralinen und Badebomben machen das Baden und Duschen zu einem ganz besonderen Genuss und pflegen gleichzeitig die Haut.

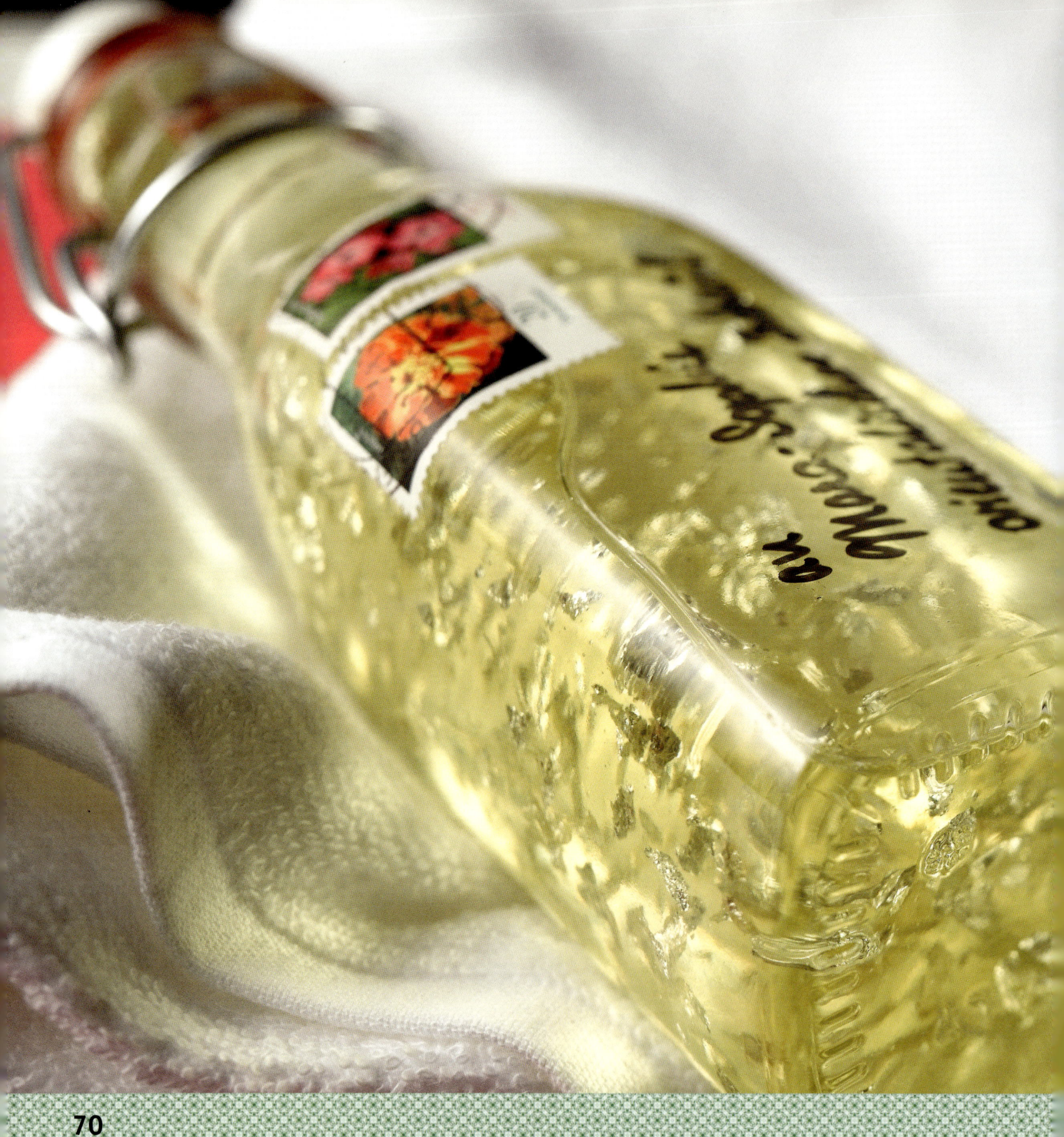

Orientalisches Badeöl mit Blattgold

Material
Flasche mit Bügel-
verschluss, 250 ml
gebrauchte Briefmarken
mit Blumenmotiv
wasserfester Filzstift
in Schwarz
Leim

Badeöl

Füllen Sie die Öle, das Lysolecithin und das Parfumöl in eine Flasche und schütteln Sie alles. Dann geben Sie das Blattgold dazu und schütteln das Ganze noch
einmal. Schon haben Sie ein wunderbar pflegendes Badeöl, das außerdem edel
schimmert.

Geben Sie das Badeöl erst in die Wanne, wenn sie ganz vollgelaufen ist, sonst
verdampfen die Duftstoffe schon beim Einlaufen des Wassers. Dies ist besonders
wichtig, wenn Sie für die Duftnote ätherische Öle verwenden.

Weitere Duftvarianten mit ätherischen Ölen: 1) 45 Tropfen Orange, 10 Tropfen
Ylang-Ylang, 15 Tropfen Vanilleextrakt; 2) 30 Tropfen Jasmin sambac, 10 Tropfen
Patchouli, 10 Tropfen Perubalsam; 3) 6 Tropfen Kamille (römisch), 9 Tropfen La-
vendel, 40 Tropfen Orange, 9 Tropfen Rosenholz; 4) 35 Tropfen Orange, 20 Tropfen
Amyris, 10 Tropfen Vanilleextrakt; 5) 25 Tropfen Bergamotte, 25 Tropfen Manda-
rine, 10 Tropfen Ylang-Ylang

Flaschenpost

Lösen Sie Briefmarken mit etwas Wasser
vom Umschlag, lassen Sie sie trocknen
und kleben Sie sie mit Leim auf die
Flasche. Mit dem wasserfesten Filzstift den Namen des Empfängers und
den Inhalt der Flasche auf das Glas
schreiben. Die Flasche mit Öl befüllen und verschließen.

**Inhaltsstoffe
(für 100 ml)**

45 g Olivenöl
50 g Mandelöl
10 g Lysolecithin
2 g Tocopherol (Vitamin E)
50–60 Tropfen Parfumöl
Orient oder ein Duft Ihrer
Wahl
3–4 Bögen Blattgold
(optional)

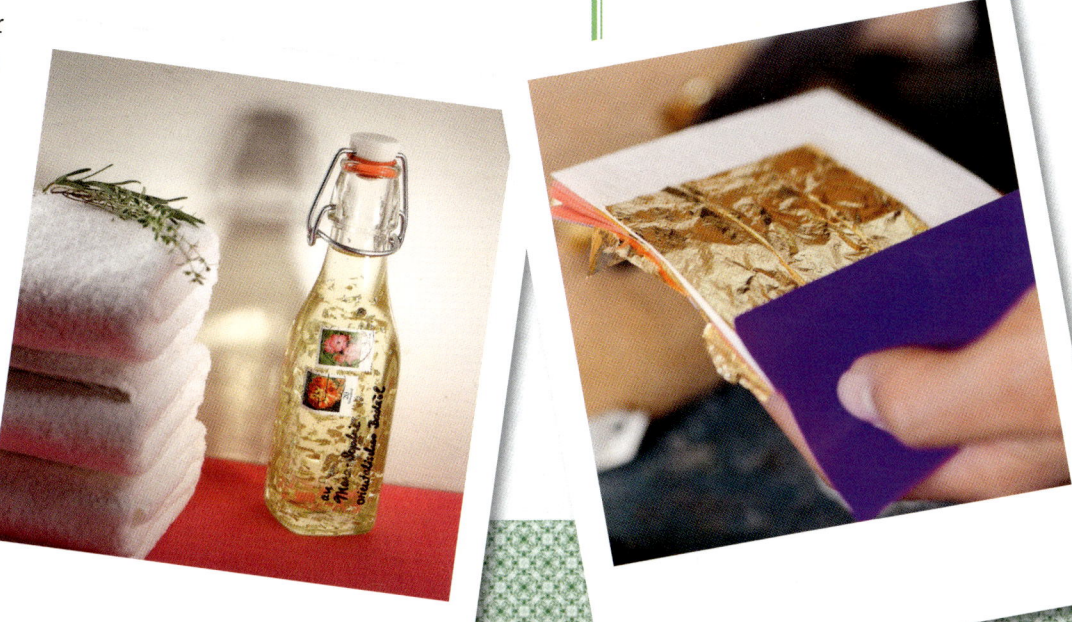

Duschmilch
Duft des Sommers

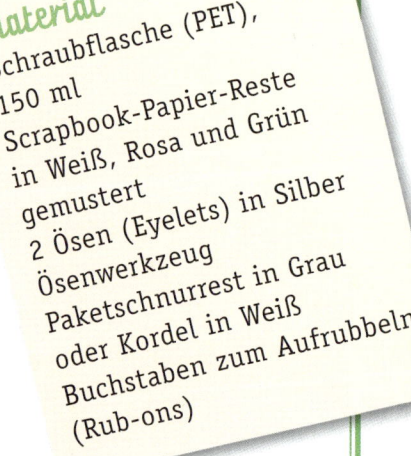

Material
Schraubflasche (PET), 150 ml
Scrapbook-Papier-Reste in Weiß, Rosa und Grün gemustert
2 Ösen (Eyelets) in Silber
Ösenwerkzeug
Paketschnurrest in Grau oder Kordel in Weiß
Buchstaben zum Aufrubbeln (Rub-ons)

Duschmilch

Geben Sie das Betain in die Schüssel und fügen Sie dann bei laufendem Pürierstab nach und nach das Jojobaöl hinzu. Dabei entsteht eine cremeartige Masse. In diese jetzt löffelweise das Ziegenmilchpulver und das Seidenpulver geben. Dabei immer weiterrühren. Zum Schluss die ätherischen Öle zugeben und fertig ist die Duschmilch.

Da die Duschmilch sehr konzentriert ist, benötigen Sie nur einen Esslöffel. Kühl gelagert hält sie nach dem Öffnen circa zwei Monate. Ungeöffnet können Sie sie sechs Monate im Kühlschrank aufbewahren.

Tipp: Manchmal ist die Konsistenz zu dickflüssig, um die Duschmilch in eine Flasche zu füllen. Dann füllen Sie sie einfach in eine Dose.

Etikett

Aus jeder Sorte Scrapbook-Papier jeweils einen circa 1,5 cm breiten Streifen schneiden, die Länge der Streifen richtet sich nach der Größe der Flasche. Auf den rosafarbenen Streifen den Schriftzug aufrubbeln, dann alle drei Streifen etwas versetzt übereinanderlegen, oben und unten lochen und jeweils mit einer Öse verbinden. Ein Stück Schnur durch jede Öse ziehen, um die Flasche wickeln und verknoten.

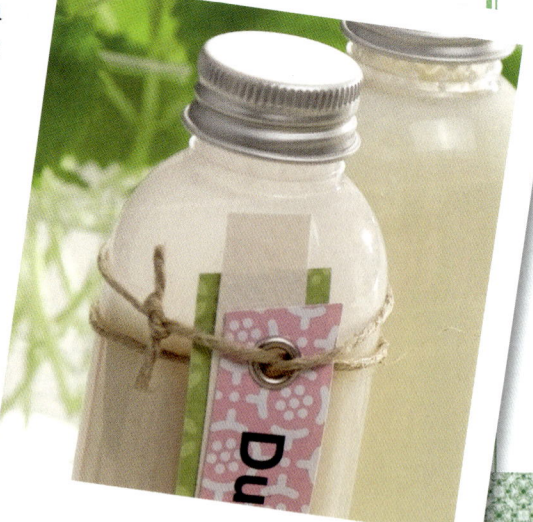

Tipp: Wenn Sie mehrere Fläschchen Duschmilch herstellen wollen, empfiehlt es sich, den Text per Computer auf das rosafarbene Papier zu drucken. Rubbelbuchstaben sind in dem Fall einfach nicht rentabel. Denken Sie an die ganzen X, Y oder Q, die Sie am Ende übrig haben …

Inhaltsstoffe
(für 150 ml)

50 g Betain
50 g Jojobaöl
40 g Ziegenmilchpulver oder ein anderes Milchpulver
2 g Seidenpulver
2 g ätherisches Lavendelöl
1 g ätherisches Patchouliöl

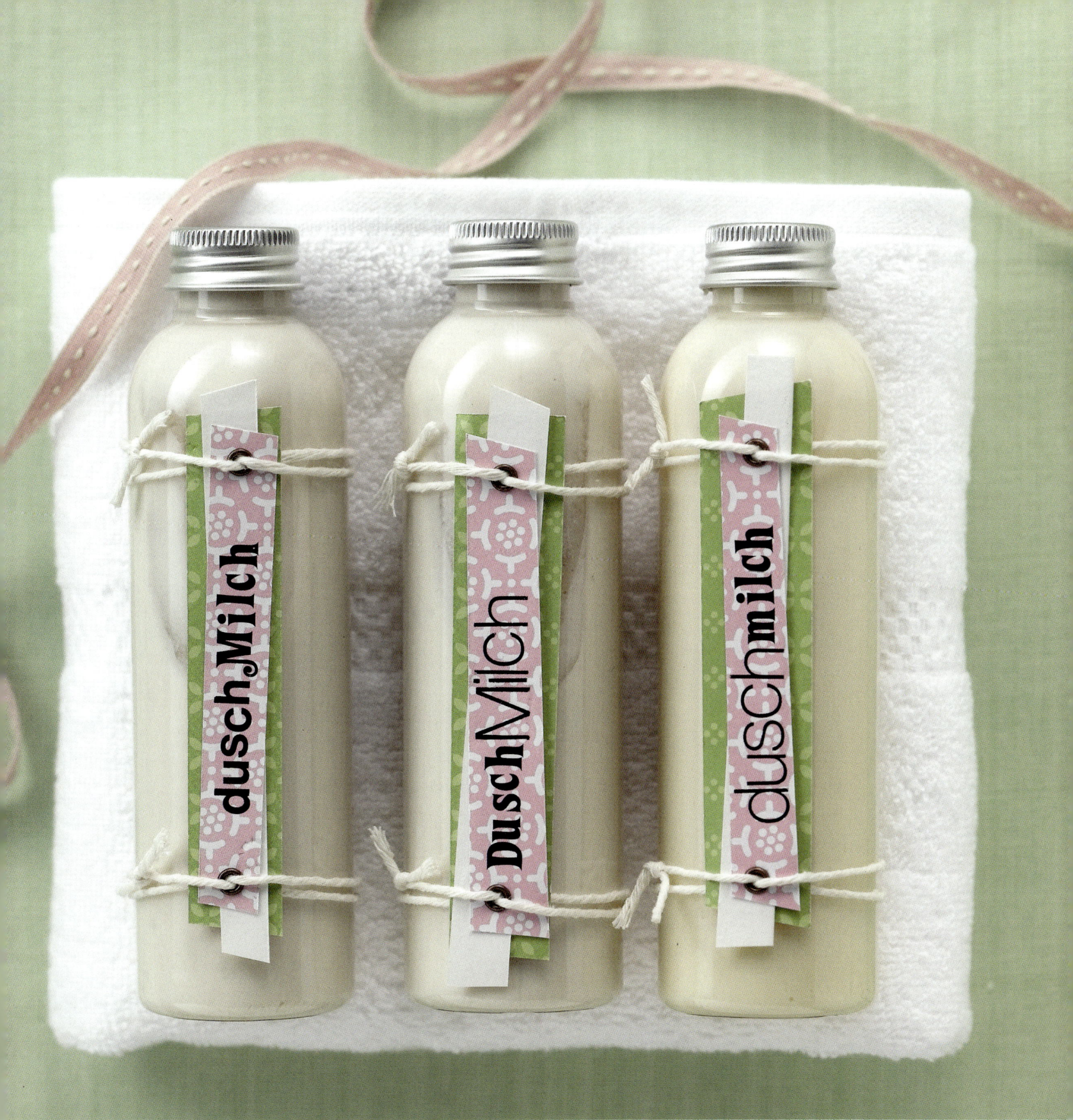

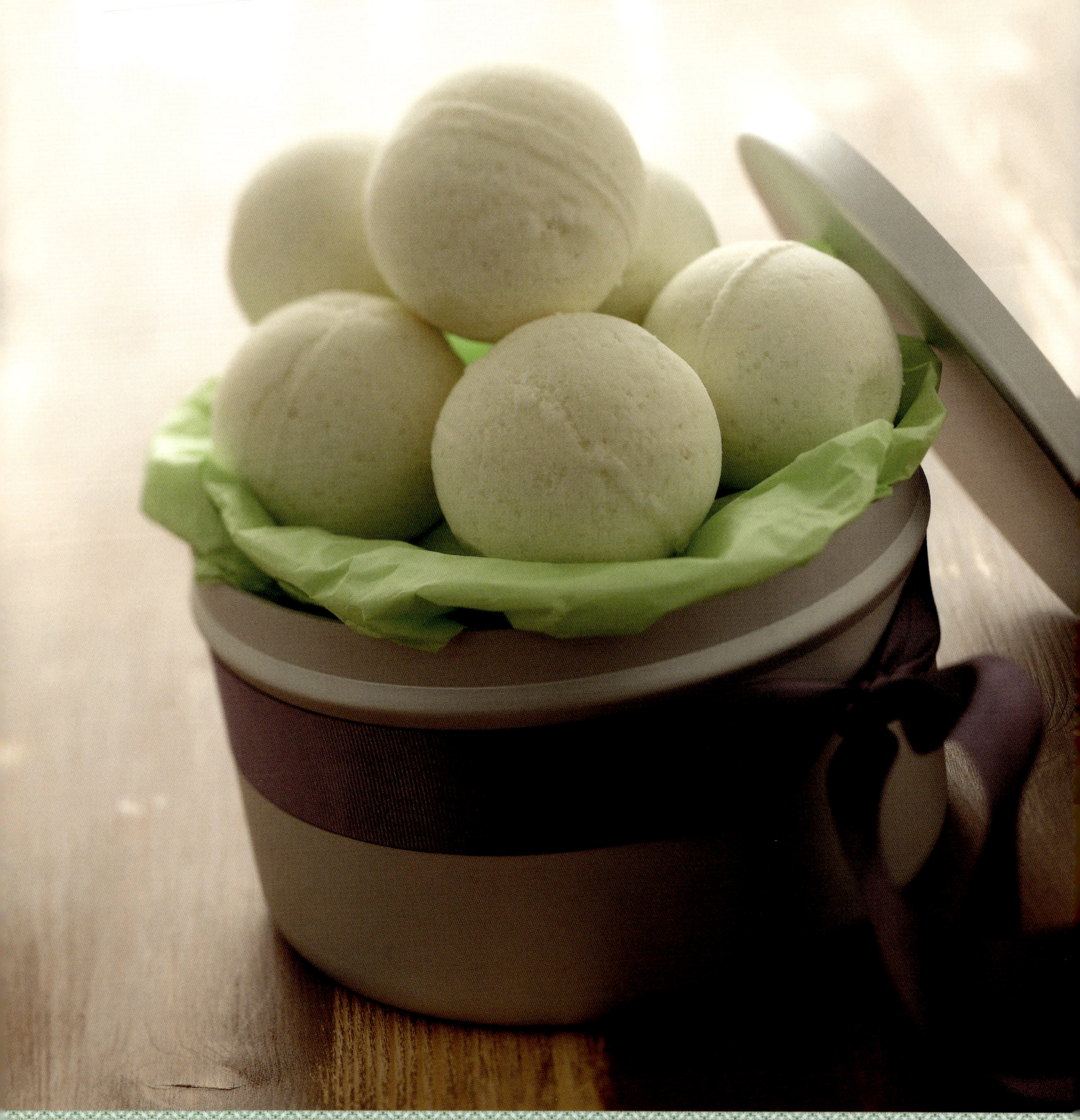

Badebomben
in Milch und Honig baden

Inhaltsstoffe (für 6–7 Badebomben)

65 g Kakaobutter
250 g Natron (Natriumbicarbonat)
125 g Zitronensäure (fein)
45 g Schaf- oder Ziegenmilchpulver
5 g Honigpulver (sprühgetrocknet)
40 g Speisestärke
10 g Honigparfumöl
3 g Mulsifan
evtl. wasserlösliche Farbpigmente
evtl. Suppenkelle
6–7 Polypropylenbeutel

Badebomben

Zunächst die Kakaobutter abwiegen und im Wasserbad schmelzen. Achten Sie darauf, dass sie nicht zu heiß wird. In der Zwischenzeit das Natron, die Zitronensäure, das Milchpulver, das Honigpulver und die Speisestärke abwiegen.

Wenn Sie die Badebomben einfärben möchten, nehmen Sie circa zwei bis drei Esslöffel des Natrons ab und mischen es in einer kleinen Schüssel mit den Farbpigmenten. Achten Sie unbedingt darauf, wasserlösliche Pigmente zu verwenden. Diese verleihen dem Badewasser eine hübsche Farbe. Bei öllöslichen Pigmenten würde die Farbe an Ihrer Haut kleben!

Bevor Sie die abgewogenen trockenen Zutaten vermischen, sollten Sie sich vergewissern, dass Natron und Zitronensäure frei von Klumpen sind. Diese gegebenenfalls vorher zerreiben. Das geht entweder mit einer Suppenkelle oder mit den Händen. ACHTUNG: Handschuhe tragen, da die Zitronensäure pur die Haut reizt! Sind alle Klümpchen entfernt, die trockenen Zutaten gut durchmischen.

In der Zwischenzeit sollte auch die Kakaobutter vollständig geschmolzen sein. Mulsifan und Parfumöl dazugeben und verrühren. Dann das Gemisch schlückchenweise zu der Pulvermischung geben. Die Kakaobutter zügig mit den Händen unter das Pulver arbeiten, da sonst die Gefahr besteht, dass Natron und Zitronensäure anfangen zu reagieren. Zunächst wird es Ihnen so vorkommen, als ob viel zu wenig Flüssigkeit in dem Teig ist. Das ist nicht der Fall. Zerreiben Sie die Mischung richtig gut zwischen den Händen. Zum Schluss sollte der Teig die Konsistenz von feuchtem Sand haben.

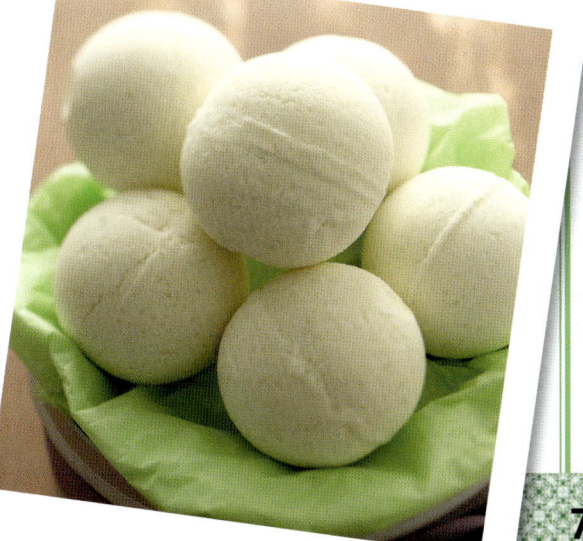

Nun die Badebombenzange befüllen. Dazu die geöffnete Zange in den Teig führen und dann schließen. Beide Schalen fest aufeinanderpressen und den Überschuss an den Seiten abwischen. Das Ausformen der Badebomben ist am Anfang etwas verzwickt, aber mit etwas Übung und Feingefühl ist es ganz einfach. Beim Öffnen der Zange drücken Sie leicht in die Öffnung der oberen Schale. So löst sich die Badebombe ganz leicht. Jetzt drehen Sie die Zange um und machen dasselbe auf der anderen Seite.

Nachdem die Badebomben ausgehärtet sind (nach ein bis zwei Stunden), müssen sie sofort verpackt werden, da die enthaltene Zitronensäure stark hygroskopisch ist, d. h., sie zieht Feuchtigkeit an. Durch die Feuchtigkeit fangen Natron und Zitronensäure an zu reagieren. Der Effekt, den man eigentlich erst in der Badewanne haben möchte und der das Sprudeln verursacht, beginnt dann bereits auf der Oberfläche der Badebombe und die ganze Arbeit ist dahin!

Verpacken Sie die Badebomben am besten in Polypropylenbeutel. Wenn Sie viele Badebomben auf Vorrat gemacht haben, können Sie sie auch in einem Plastikbehälter aufbewahren, Hauptsache luftdicht. Luftdicht verpackt halten Badebomben bis zu anderthalb Jahren (je nachdem, wie frisch die Kakaobutter ist).

Troubleshooting

Wenn der Teig zu bröselig ist und nicht zusammenhält: Wenn Wiegefehler ausgeschlossen sind, ist meist eine zu niedrige Luftfeuchtigkeit das Problem. Für diesen Fall sollten Sie sich eine Sprühflasche mit kosmetischem Basiswasser oder Wodka bereitstellen. Besprühen Sie den Teig ein- bis zweimal mit dem Alkohol.

Wenn der Teig zu weich ist: Dies erkennt man meist daran, dass der Teig an manchen Stellen oder insgesamt wächst. Der Grund dafür ist die bereits eingesetzte chemische Reaktion zwischen Natron und Zitronensäure, meist ausgelöst durch zu hohe Luftfeuchtigkeit. Um die Reaktion aufzuhalten, eine Mischung aus Natron und Speisestärke herstellen, etwas davon über die Oberfläche der Masse verteilen und unterarbeiten. Das tun Sie so lange, bis keine Reaktion mehr zu sehen ist.

Die Verpackungsidee für die Badebomben finden Sie auf Seite 78/79.

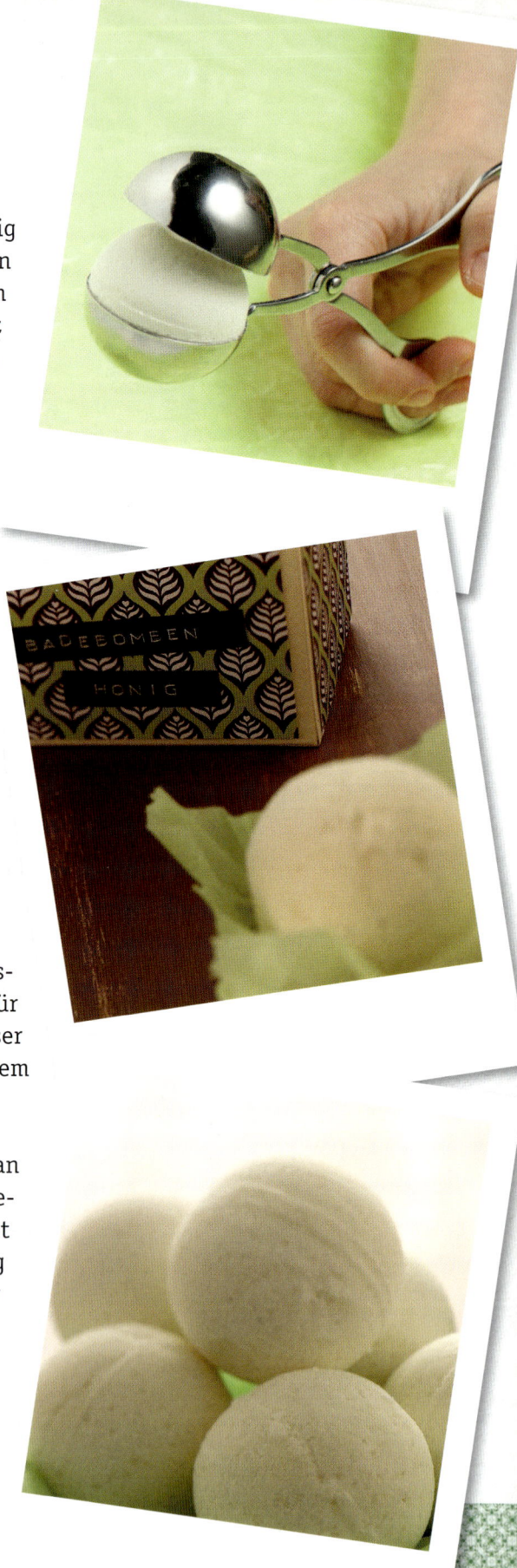

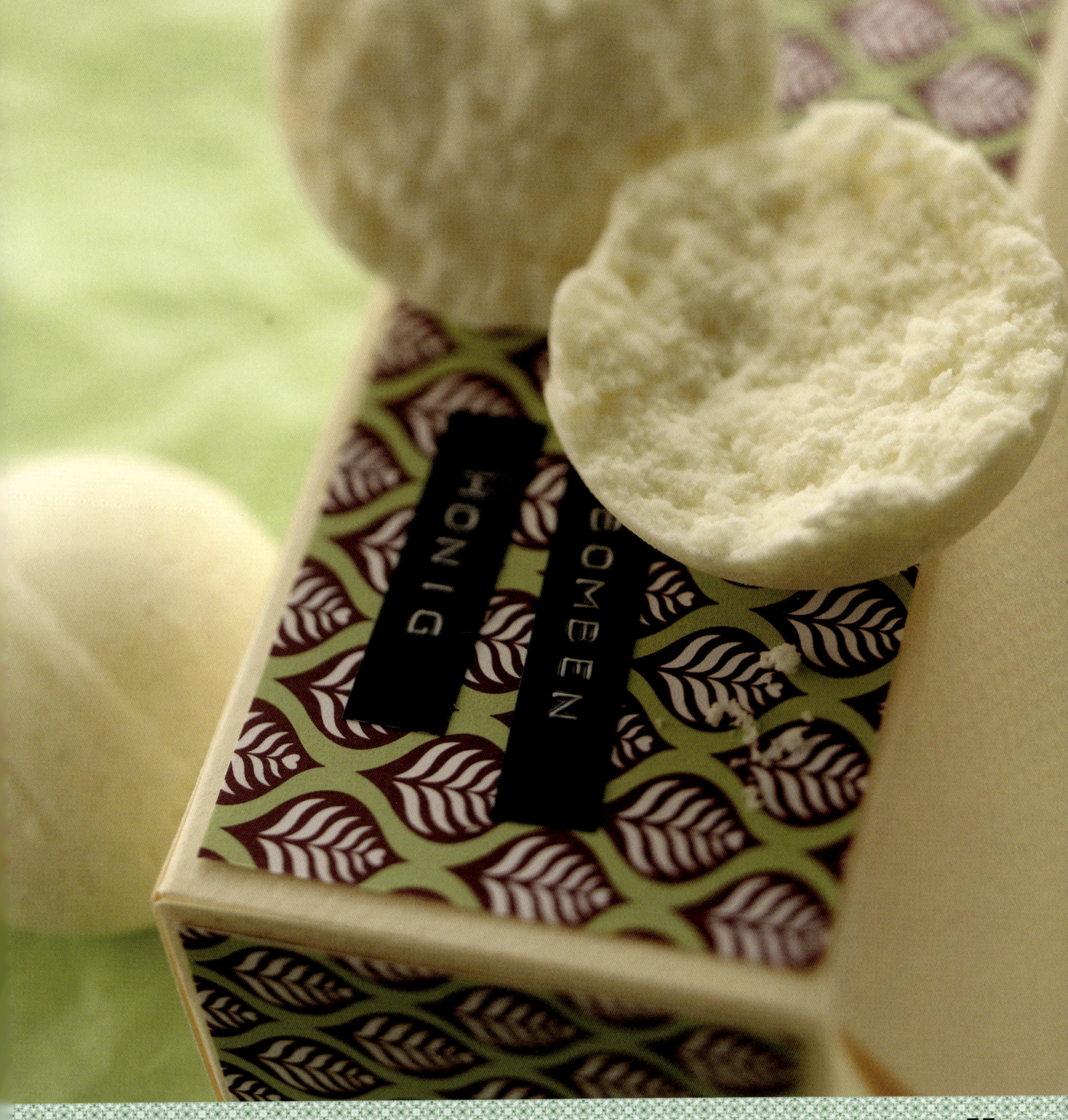

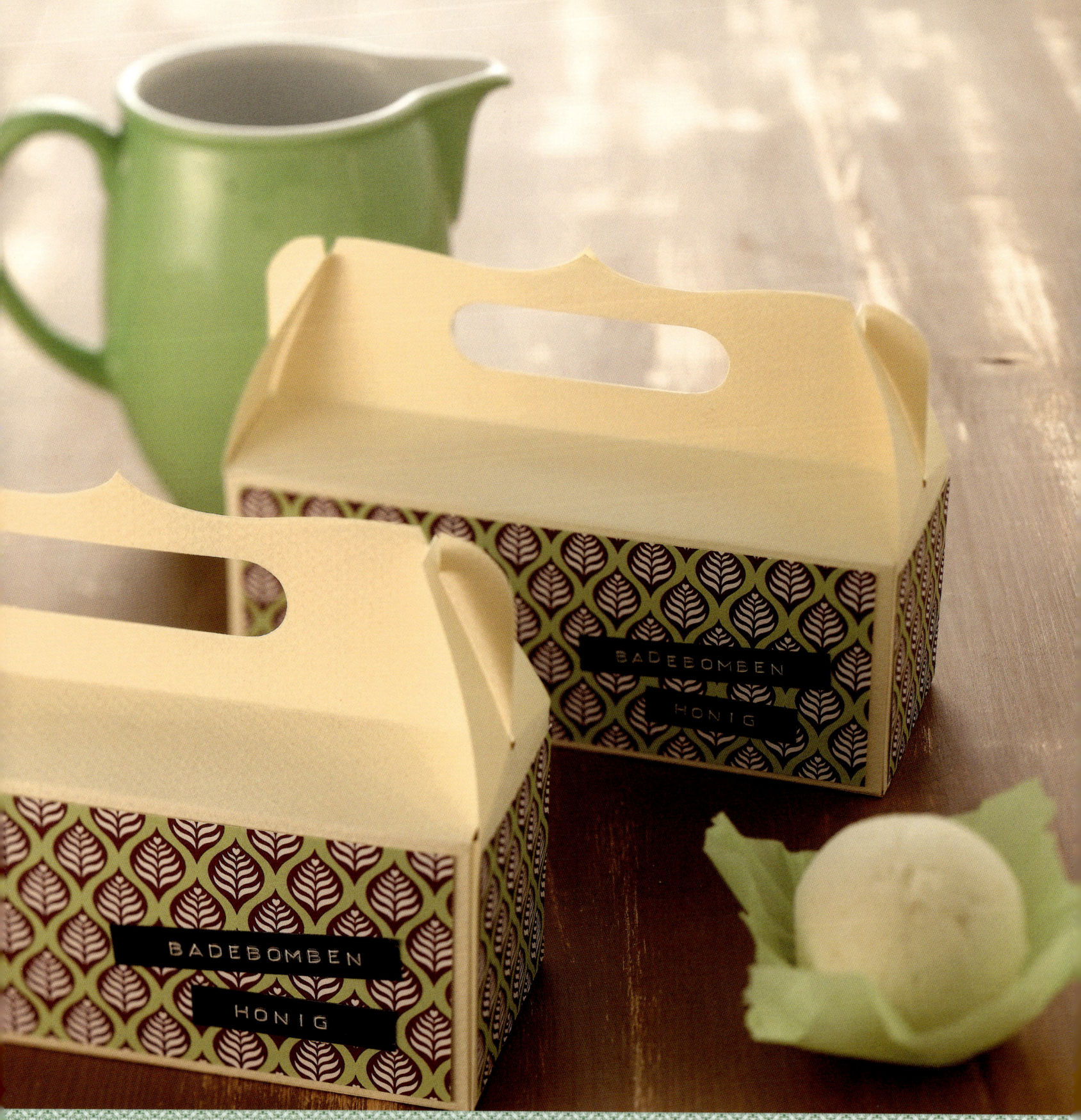

Retro-Chic
Schachtel für Badebomben

Material

Fotokarton in Creme, A3
Bogen Scrapbook-Papier
mit Retromuster in Grün-
Lila-Weiß
Beschriftungsgerät mit
Beschriftungsband in
Schwarz

Vorlage Seite 138

Übertragen Sie die Vorlage für die Seitenflächen zweimal auf den Fotokarton und das Rechteck für den Boden einmal. Die Falzlinien mit einem Falzbein nachziehen und die Formen ausschneiden. Dann die beiden Teile für die Seitenflächen zusammenkleben und den Boden ankleben.

Aus dem Scrapbook-Papier zwei Rechtecke, 15 cm x 5 cm, zum Bekleben der Vorder- und Rückseite zuschneiden. Danach zwei Quadrate, 5 cm x 5 cm, zum Bekleben der kurzen Seiten ausschneiden. Die ausgeschnittenen Teile aufkleben. Mit dem Beschriftungsgerät „Badebomben Honig" drucken und die Schriftzüge auf der Vorderseite fixieren.

Die Schachtel wird nun mit drei in Folie gewickelten Badebomben in Muffinförmchen befüllt. Zum Verschließen legen Sie die großen Laschen mit dem Tragegriff aneinander, stülpen die kleinen seitlichen Laschen mit den langen Schlitzen über den Rand der großen Laschen und hängen die Schlitze in der Einkerbung ein.

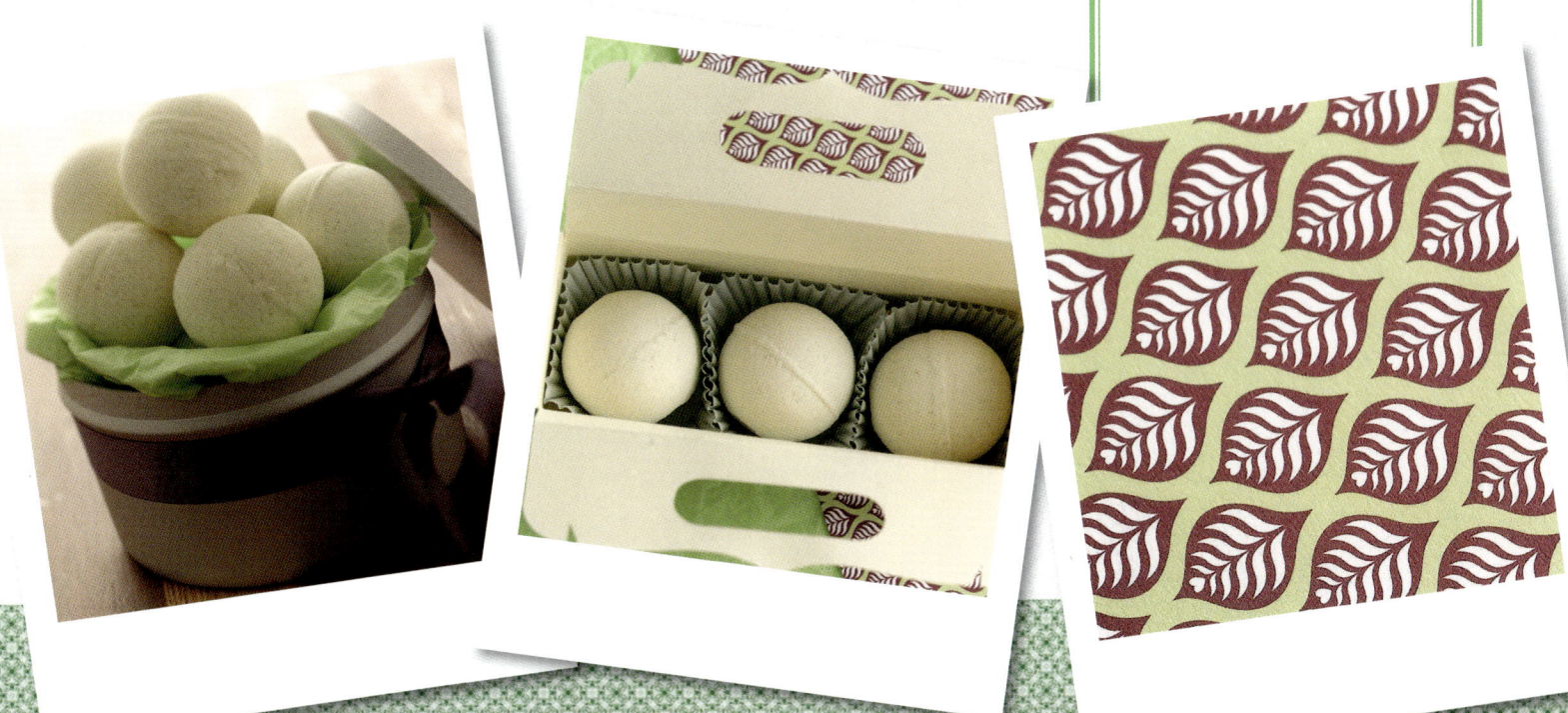

Badepralinen
kleine Kostbarkeiten

Schmelzen Sie Kakao- und Sheabutter bei sanfter Hitze im Wasserbad. Wenn alles geschmolzen ist, geben Sie Lysolecithin, Wildrosenöl und das Parfumöl hinzu. Jetzt muss die Masse nur noch in Förmchen gefüllt werden. Wenn Sie keine speziellen Formen für Badepralinen besitzen, können Sie Eiswürfelformen nehmen. Diese gibt es auch in vielerlei Varianten, zum Beispiel in Herzform.

Die Rosenknospen entweder vor dem Befüllen in die Förmchen geben oder zum Schluss obendrauf setzen. Vor allem bei runden Pralinen sieht das sehr hübsch aus.

Die Badepralinen einige Stunden aushärten lassen. Kakaobutter braucht circa zwei Tage, bis sie ihre ursprüngliche Festigkeit zurückerlangt hat. Die Badepralinen sind circa ein Jahr haltbar.

Tipp: Sollten sich die Pralinen nur schwer aus der Form lösen lassen, stellen Sie sie für eine Stunde ins Gefrierfach. Danach geht es ganz leicht.

Die Verpackungsidee für die Badepralinen finden Sie auf Seite 82/83.

Inhaltsstoffe
(für 4 Pralinen)

60 g Kakaobutter
20 g Sheabutter
10 g Lysolecithin
10 g Wildrosenöl oder
ein Öl Ihrer Wahl
20 Tropfen Rosen-
parfumöl
getrocknete Rosen-
knospen

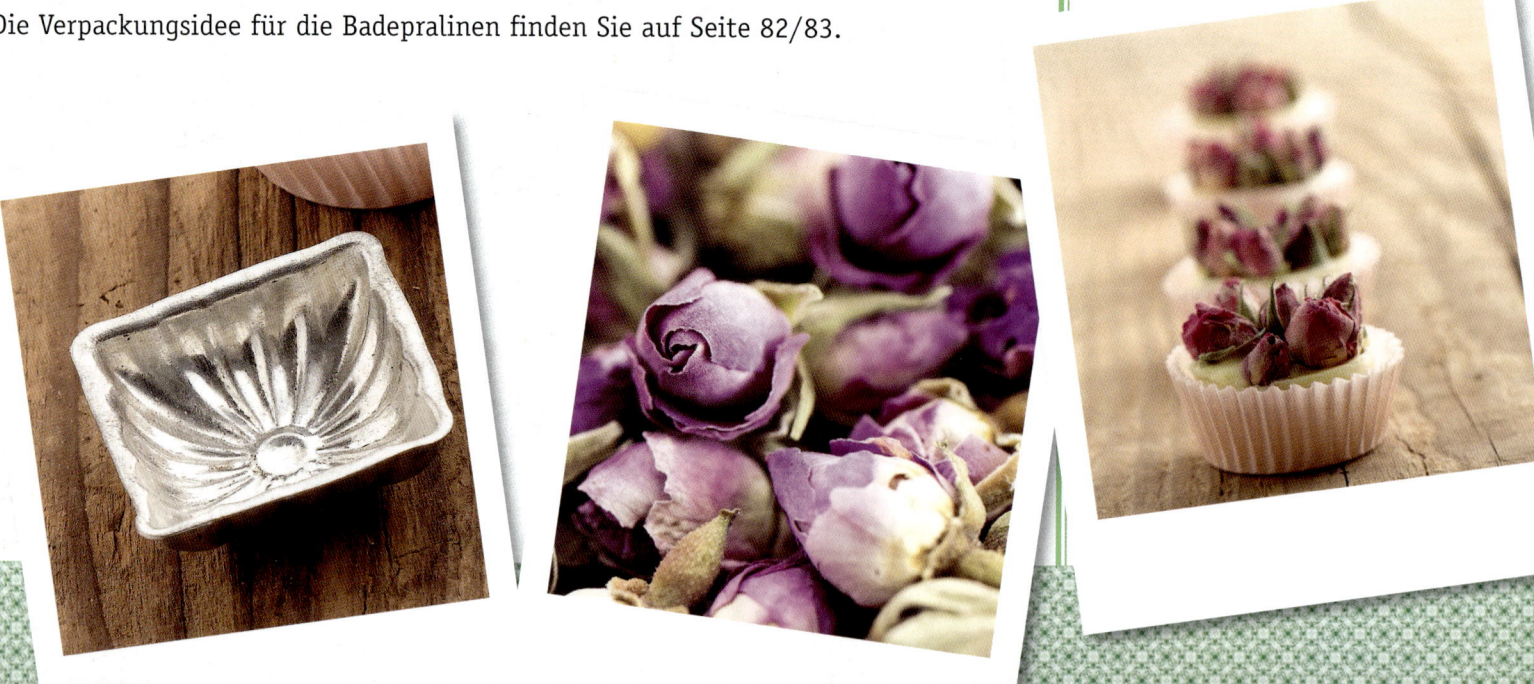

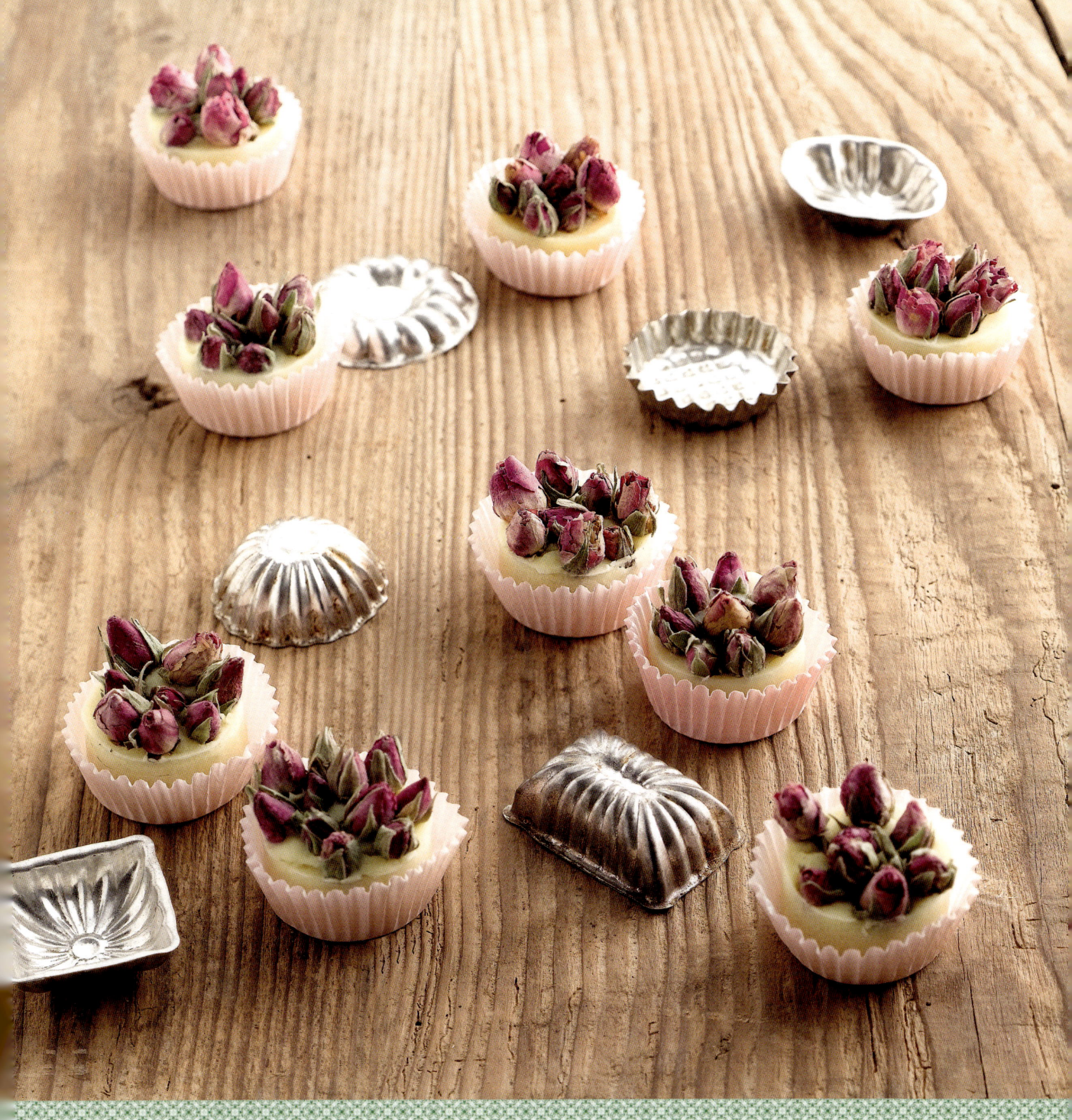

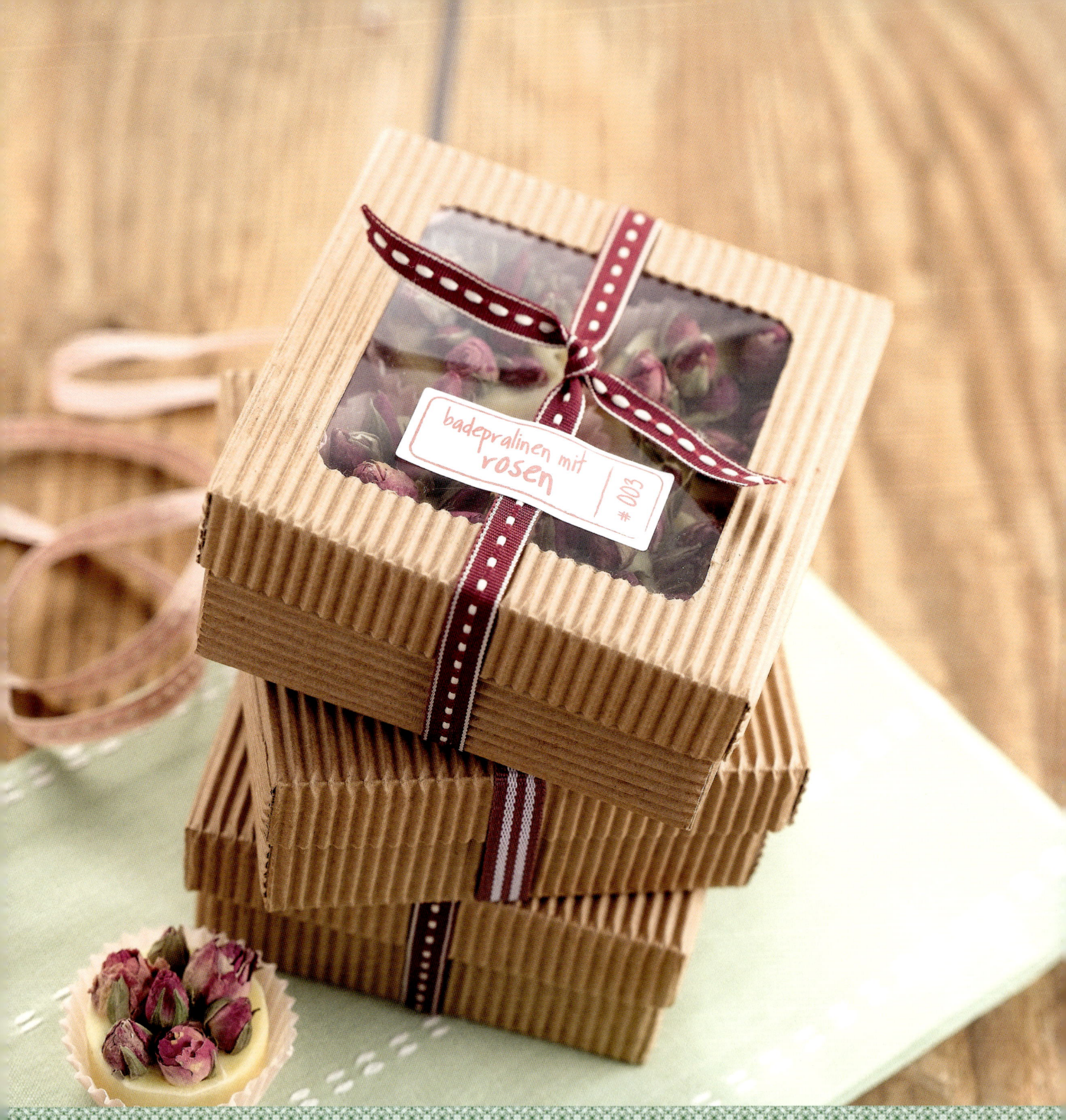

badepralinen mit
rosen | # 003

Schachteln mit Fenster für Badepralinen

Material
Wellpappe in Natur, A3
Windradfolienrest
in Transparent
Baumwollband in Lila-Weiß
Aufkleber in Weiß,
5 cm x 2 cm
doppelseitiges Klebeband

Vorlage Seite 139/140

Die Vorlagen für die Schachtel und den Deckel auf die Wellpappe übertragen, die Falzlinien mit einem Falzbein nachziehen und die Formen ausschneiden. Aus der Windradfolie ein Quadrat mit je 10 cm Seitenlänge ausschneiden und mit dem doppelseitigen Klebeband hinter das Fenster im Deckel kleben. Dann den Deckel und die Schachtel falten und zusammenkleben.

Drucken Sie den Text auf die Aufkleber oder beschriften Sie sie von Hand. Das Seidenpapier auf die passende Größe zusammenfalten und die Schachtel damit auspolstern. Darauf vier Badepralinen setzen. Die Schachtel mit dem Deckel verschließen und mit dem Band umwickeln. Das Band verknoten und über das Band einen Aufkleber kleben.

Tipp: Vor dem Kleben von Wellpappe die Klebelaschen mit einem Falzbein flach drücken. So halten die geklebten Stellen besser und tragen nicht so auf.

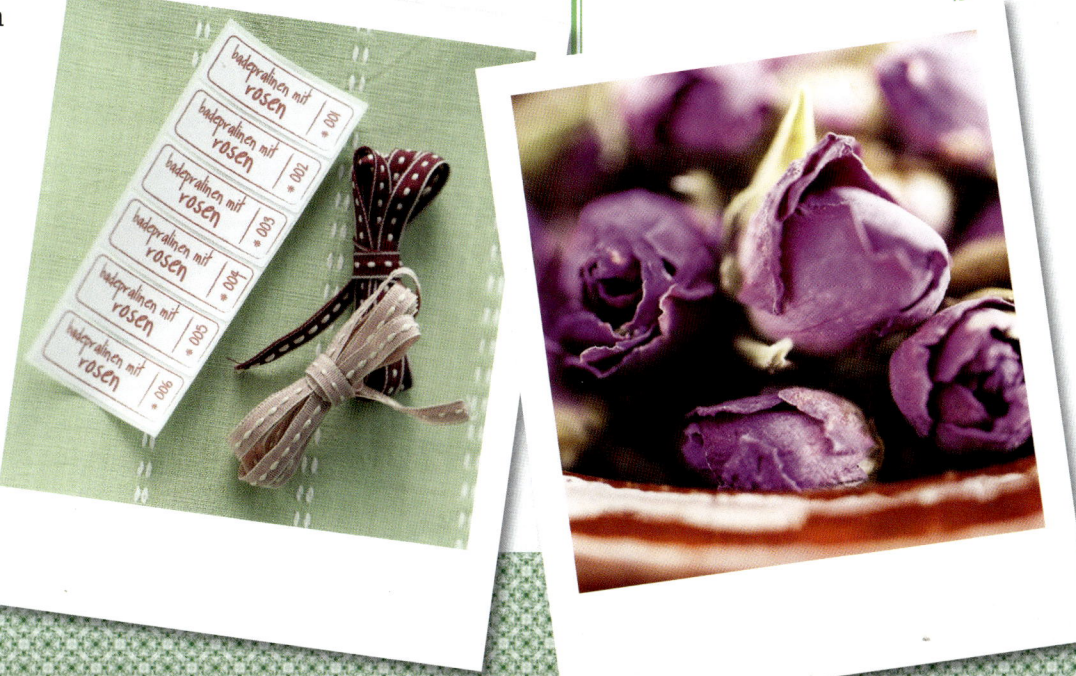

Bathcreamer
im Blüten-Mantel

Inhaltsstoffe (für ca. 30 Bathcreamer)

200–250 g Kakaobutter
600 g Natron (Natriumbicarbonat)
200 g Schafmilchpulver
60 g Speisestärke
20 g SLSA
10 g ätherisches Grapefruitöl
5 g ätherisches Öl Mandarine rot
2 g ätherisches Ylang-Ylang-Öl
getrocknete Ringelblumen- und Kornblumen-Blütenblätter

Schmelzen Sie die Kakaobutter bei sanfter Hitze im Wasserbad. Legen Sie jetzt Mundschutz und Handschuhe an! Während die Kakaobutter schmilzt, das Natron, das Milchpulver, das SLSA und die Speisestärke abwiegen und in einer Schüssel vermischen. Eventuell vorhandene Klümpchen mit den Händen zerdrücken.

Die geschmolzene Kakaobutter zum Pulvergemisch geben, die ätherischen Öle hinzufügen und alles gut miteinander vermischen. Der Teig ist, anders als der Badebombenteig, wesentlich feuchter, ähnlich wie Keksteig.

Formen Sie nun mit den Händen kleine Kugeln (circa 3 cm Durchmesser) und wälzen Sie diese in den getrockneten Blütenblättern. Wenn sich eine Kugel verformt, einfach noch einmal in den Händen rollen und dabei die Blütenblätter fest andrücken.

Die Bathcreamer auf einen Teller legen und für circa eine Stunde in den Kühlschrank oder ins Gefrierfach stellen. Dann bleiben sie schön rund, weil die Kakaobutter relativ schnell fest wird. Sie können sie natürlich auch einfach an der Luft hart werden lassen. Allerdings verformen sich die Bathcreamer recht leicht, weil der Teig sehr weich ist. Die Haltbarkeit beträgt circa ein Jahr.

Troubleshooting

Wenn die Masse zu weich ist: Arbeiten Sie löffelweise Natron und Speisestärke unter, bis die Masse die richtige Konsistenz hat.

Wenn die Masse zu fest ist: Wenn die Masse von Anfang an zu fest ist, geben Sie vorsichtig noch etwas geschmolzene Kakaobutter hinzu, bis die richtige Konsistenz erreicht ist. Sollte die Masse während des Verarbeitens zu fest werden, stellen Sie sie noch einmal kurz ins Wasserbad.

Die Verpackungsidee für die Bathcreamer finden Sie auf Seite 86/87.

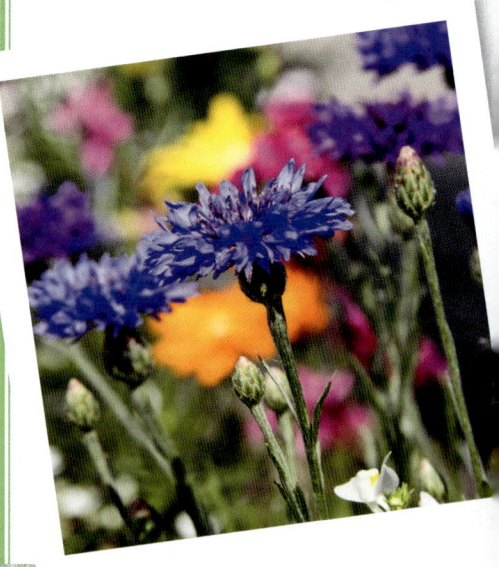

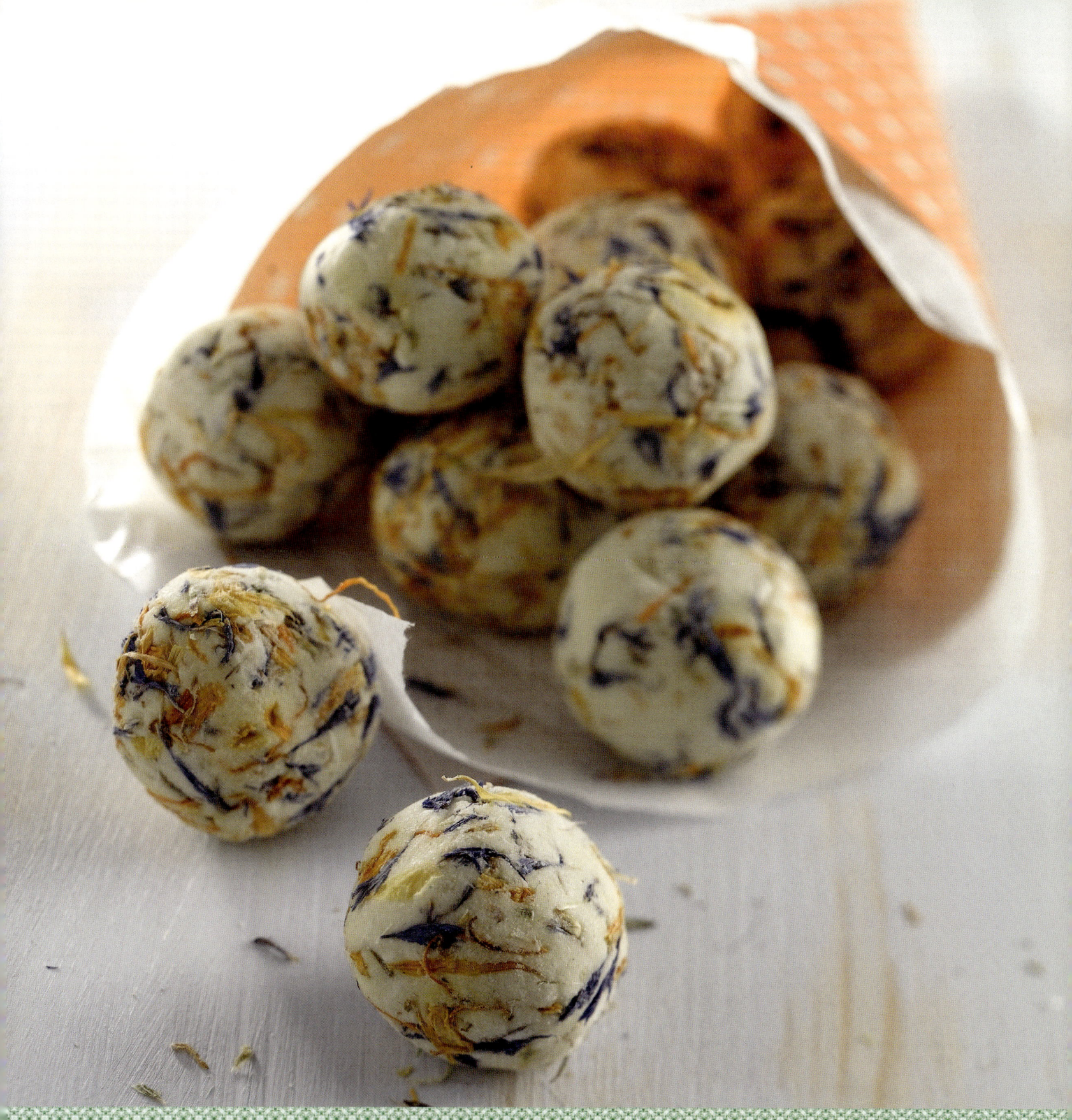

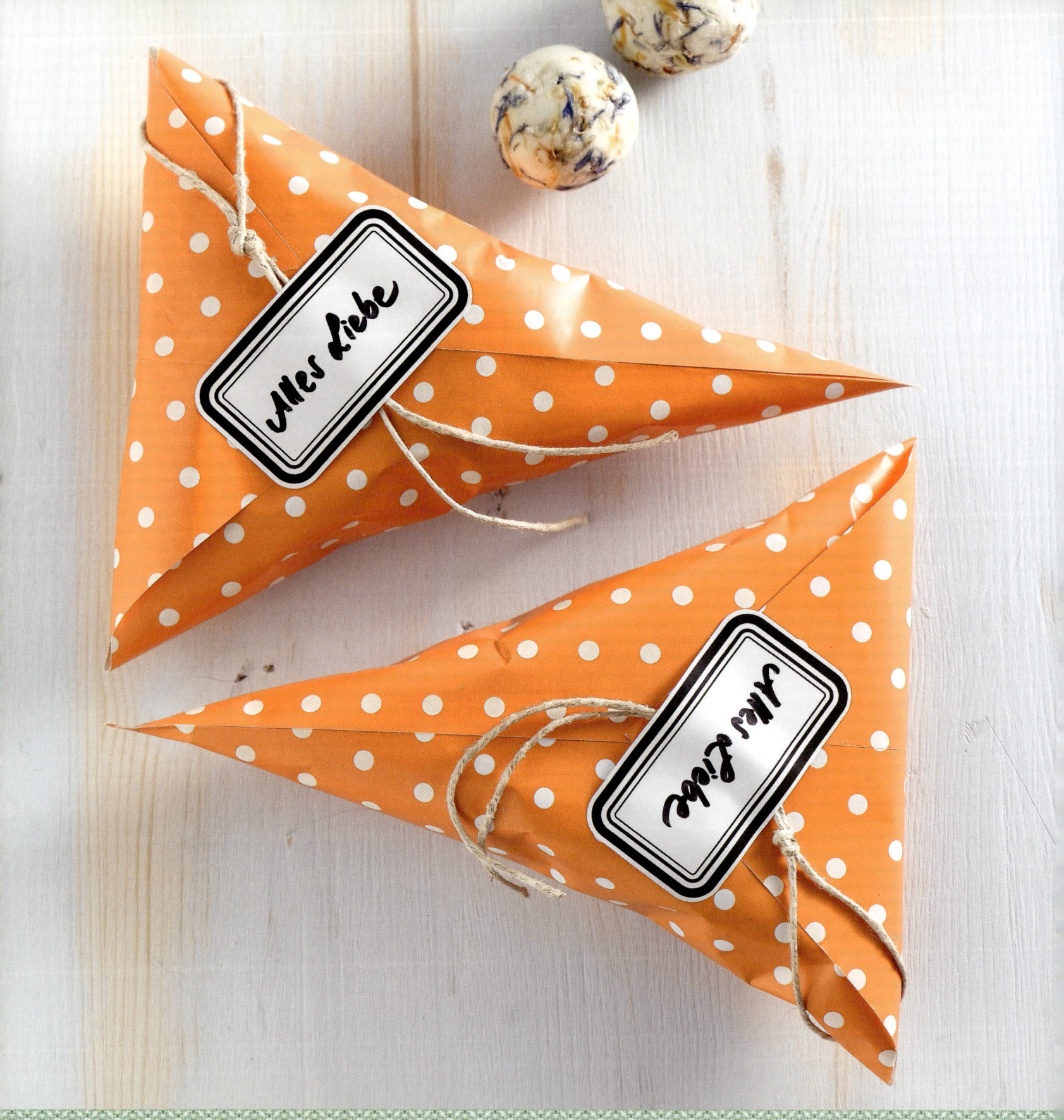

Wundertüten mit Pünktchen für Bathcreamer

Material

Geschenkpapier in Orange-Weiß gepunktet, 22 cm x 21 cm
Küchenaufkleber
Permanentmarker in Schwarz
Paketschnur
doppelseitiges Klebeband

Falten Sie das Geschenkpapier diagonal (die gepunktete Seite zeigt nach außen). An einer Seite steht jetzt noch 1 cm Papier über. Diesen überstehenden Streifen als Kleberand nach innen falzen und an der anderen Kante festkleben.

Den Aufkleber mit „Alles Liebe" beschriften. Acht bis zehn Bathcreamer in die Wundertüte geben. Zum Verschließen die Spitze der Tüte nach unten falzen und seitlich mit doppelseitigem Klebeband fixieren. Dann aus der Paketschnur eine Schlaufe binden und um eine seitliche Ecke der Tüte legen. Zum Schluss wird der beschriftete Aufkleber aufgeklebt. Damit wird auch gleichzeitig die Kordel an der Tüte befestigt.

Tipp: Auch ein runder Aufkleber macht sich auf dieser Tüte gut. Aufkleber können Sie übrigens mit doppelseitiger Klebefolie leicht selbst gestalten. Einfach ein Motiv auf Papier stempeln oder drucken, auf eine Seite der Folie kleben, ausschneiden und aufkleben.

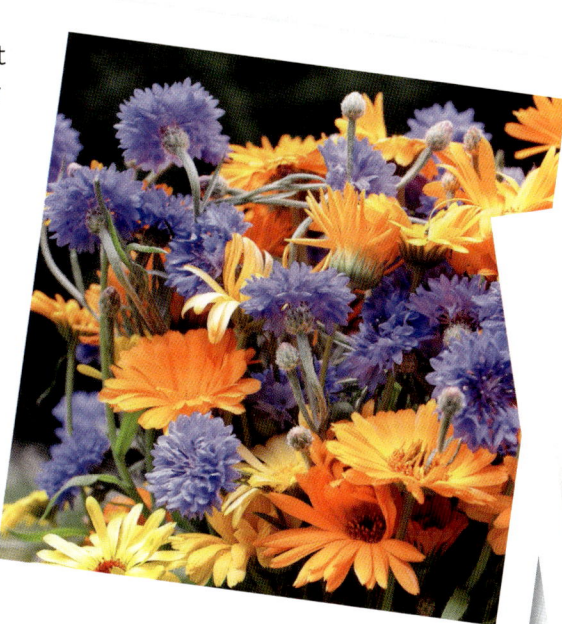

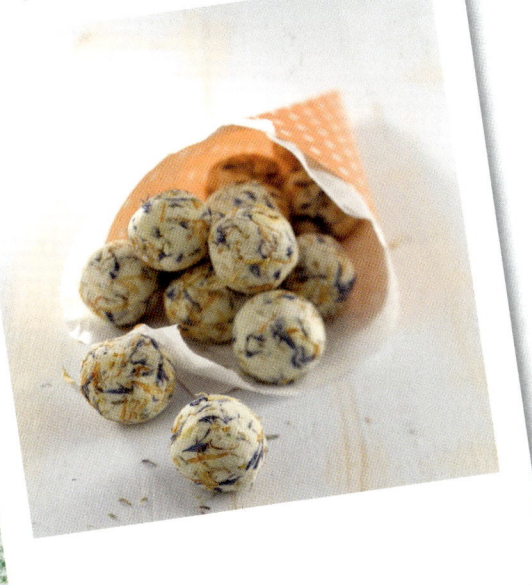

Badeschäumchen
Träume in Vanille

Inhaltsstoffe (für
12 – 15 Schäumchen)

Schmelzen Sie die Kakaobutter bei sanfter Hitze im Wasserbad. In der Zwischen-zeit die Mangobutter und die Sheabutter abwiegen und in kleine Stückchen schneiden (circa 5 mm Seitenlänge).

Die geschmolzene Kakaobutter in die große Schüssel oder die Küchenmaschine geben. Die Mangobutter und die Sheabutter hinzufügen und auf kleinster Stufe rühren, bis keine Stückchen mehr zu sehen sind. Geben Sie jetzt das Mulsifan und das Tocopherol hinzu und rühren Sie auf höchster Stufe weiter. Ziel ist es, dass die Masse aussieht wie geschlagene Sahne. Das Volumen soll sich ungefähr verdoppelt haben.

Dies kann ziemlich lange dauern. Deshalb ist die Küchenmaschine zu empfehlen. Wenn Sie keine Küchenmaschine besitzen, rühren Sie mit dem Handmixer erst mal nur so lange, bis sich die Shea- und die Mangobutterstückchen aufgelöst haben. Dann stellen Sie die Schüssel an einen kühlen Ort und bereiten die rest-lichen Zutaten vor.

Setzen Sie jetzt den Mundschutz auf! Das Ziegenmilchpulver, das SLSA und die Speisestärke abwiegen und alles gut vermischen. Hierbei ist es extrem wichtig, dass keine Klümpchen – und seien sie auch noch so klein – im Pulver sind. Diese würden die Öffnung der Spritztülle ver-stopfen.

Als Nächstes die Vanilleschote längs aufschneiden und das Mark he-rauskratzen. Dieses können Sie entweder zu den Fetten oder in die Pulvermischung geben. Dann das Parfumöl (siehe Hinweis auf Sei-te 91) zu den Fetten geben. Wenn Sie mit dem Handmixer arbeiten, schlagen Sie die Fettmischung nun so lange, bis sich das Volumen verdoppelt hat und eine weiße Creme entstanden ist.

150 g Kakaobutter
30 g Sheabutter
20 g Mangobutter
12 g Mulsifan
10 g Tocopherol
(Vitamin E)
150 g Ziegenmilch-pulver
30 g SLSA
60 g Speisestärke
4 g Vanilleparfumöl
Mark einer Vanille-schote
Spritzbeutel mit großer Sterntülle
Muffinförmchen aus Papier, ø 3,5 cm

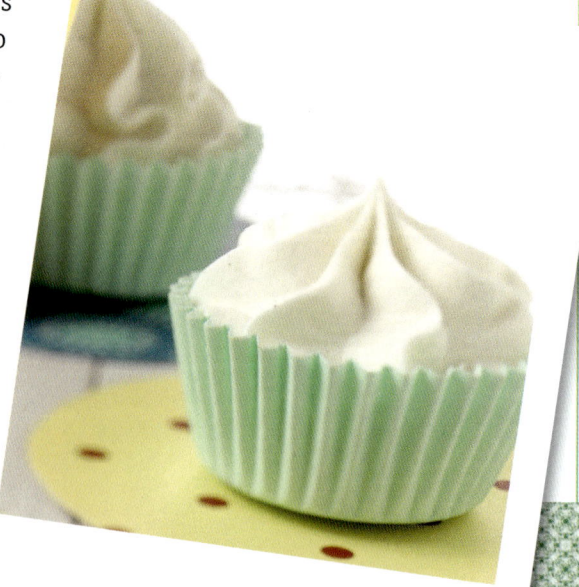

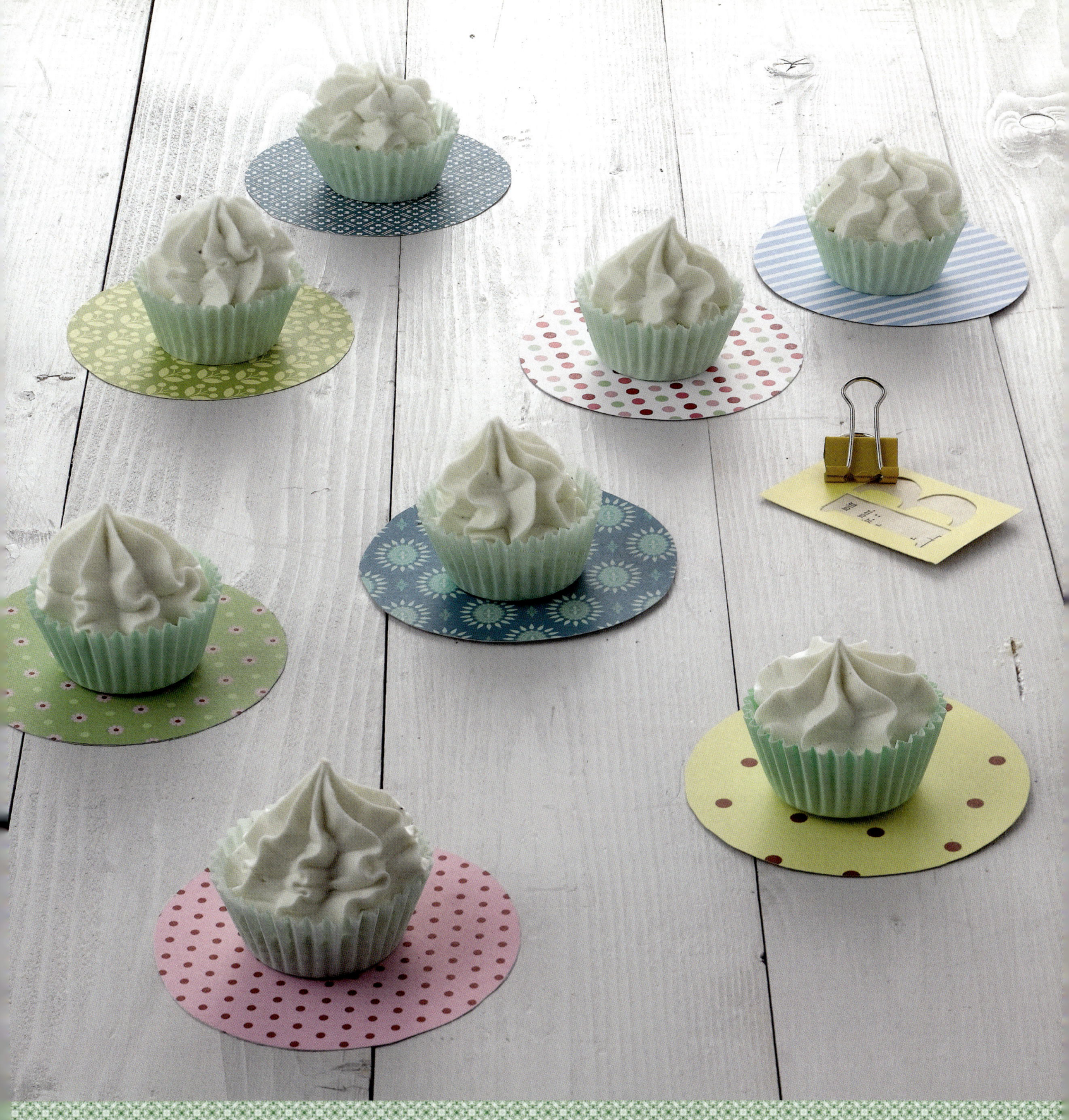

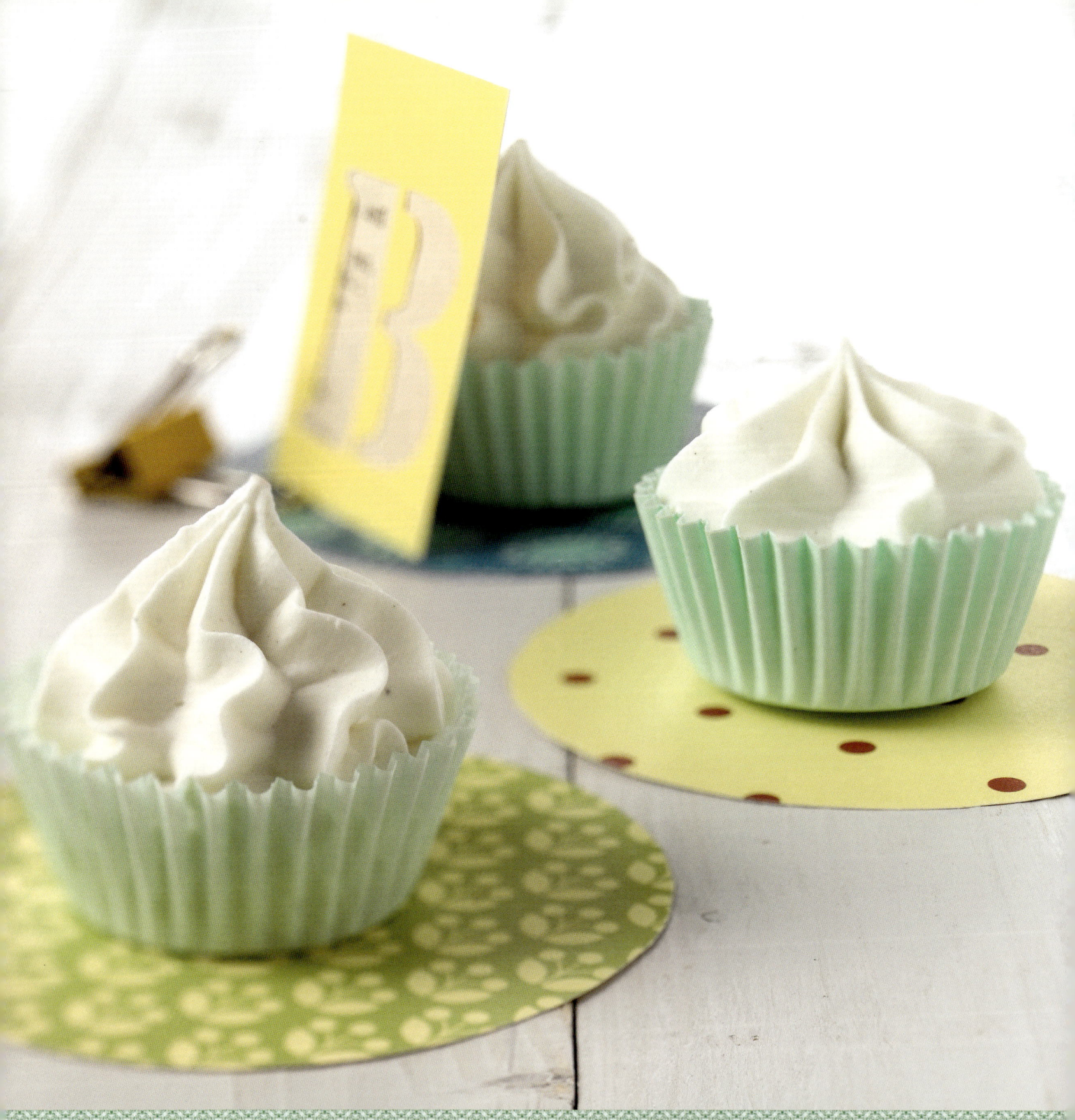

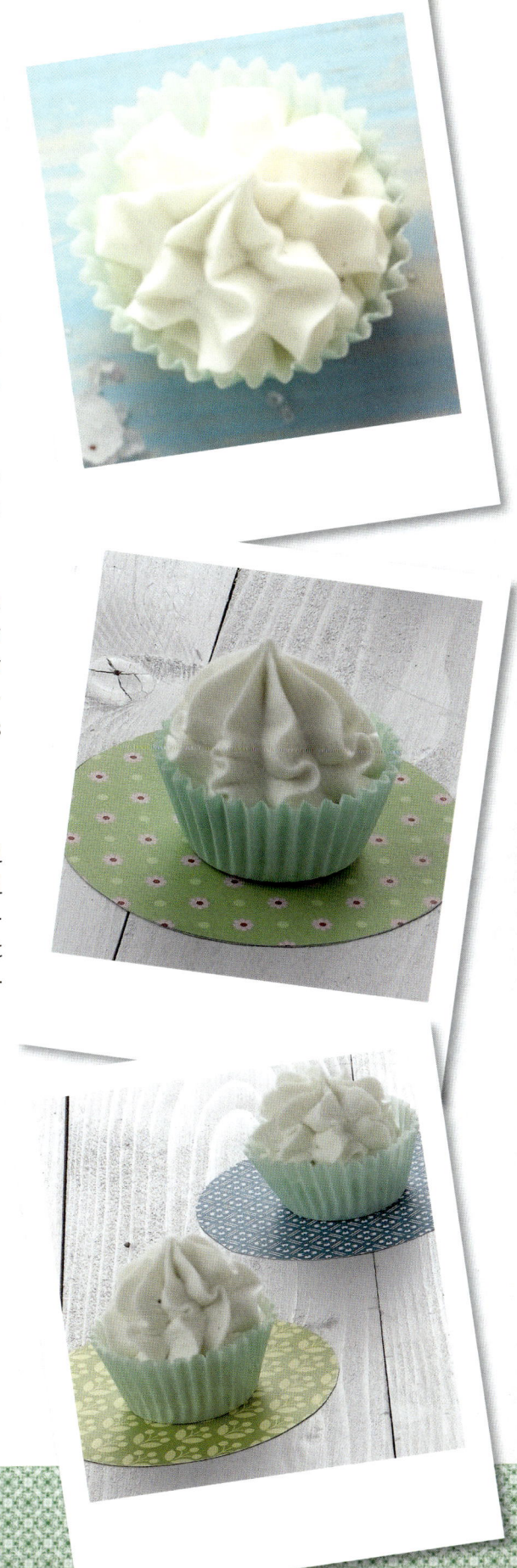

Mit dem Mixer oder der Küchenmaschine nun immer weiterrühren und löffelweise die Pulvermischung hinzugeben. Durch den hohen Kakaobutteranteil müssen Sie recht zügig arbeiten, damit die fertige Masse noch spritzbar ist. Diese in den Spritzbeutel füllen und in die Muffinförmchen spritzen.

Jetzt müssen die Badeschäumchen nur noch fest werden und dann können sie hübsch verpackt werden. Bei kühler, trockener Lagerung sind Badeschäumchen circa ein Jahr haltbar.

Hinweis: Vanilleparfumöl ist eines der Parfumöle, die sich in Kombination mit Natron und/oder Milchpulver braun färben. Dies geschieht nicht sofort, wird aber unweigerlich passieren. Es ist zwar lediglich ein optisches Problem, sollte hier aber erwähnt werden. Manche Händler führen Vanilleparfumöl, das nicht verfärbt. Dies stellt in der Regel dabei. Leider leidet meist die Duftqualität etwas darunter.

Troubleshooting
Wenn die Masse zu fest zum Spritzen ist: Stellen Sie die Schüssel noch einmal kurz ins Wasserbad. Zwei bis drei Minuten reichen oft schon. Dann noch einmal alles kräftig durchrühren. Diese Prozedur können Sie so oft wie nötig wiederholen. Bleiben Sie dabei unbedingt am Herd. Was keinesfalls passieren darf, ist das Schmelzen der gesamten Masse. Denn dann bekommt sie nie wieder ihre ursprüngliche Konsistenz.

Die Verpackungsidee für die Badeschäumchen finden Sie auf Seite 92/93.

Mit Einblick

Tüten für Badeschäumchen

Material
Aquarellpapier in Weiß, A4
Aquarellfarbe in Gelb
Haarpinsel
Fotokartonrest in Gelb
altes Notenpapier
Masking-Tape-Rest in Türkis-Weiß gestreift
kleine Papierklemme in Gelb
Computer und Farbdrucker
Heftgerät
Geschenkbodenbeutel in Transparent, 9,5 cm x 16 cm

Vorlage Seite 141

Übertragen Sie die Vorlage auf das Aquarellpapier und zeichnen Sie gemäß der Vorlage ein Rautenmuster auf. Jede zweite Raute wird mit Aquarellfarbe gelb ausgemalt. Die Falzlinien mit einem Falzbein nachziehen, dann die Form ausschneiden und zusammenkleben. Einen Streifen Masking Tape oberhalb des kreisförmigen Ausschnitts aufkleben.

Die Vorlage für den Anhänger auf den gelben Fotokarton übertragen und ausschneiden. Mit einem Stück Notenpapier hinterkleben. Den Text „Badeschäumchen" am PC eingeben, in Türkis ausdrucken und als kleines Schildchen ausschneiden.

Die Badeschäumchen in den Geschenkbodenbeutel geben und den Beutelrand mehrmals umknicken. Den Beutel in die dreieckige Umverpackung schieben und beides am oberen Rand mit dem Heftgerät zusammenheften. Zum Schluss kleben Sie das Schild „Badeschäumchen" auf und befestigen den Anhänger oben mit einer oder mehreren Papierklemmen.

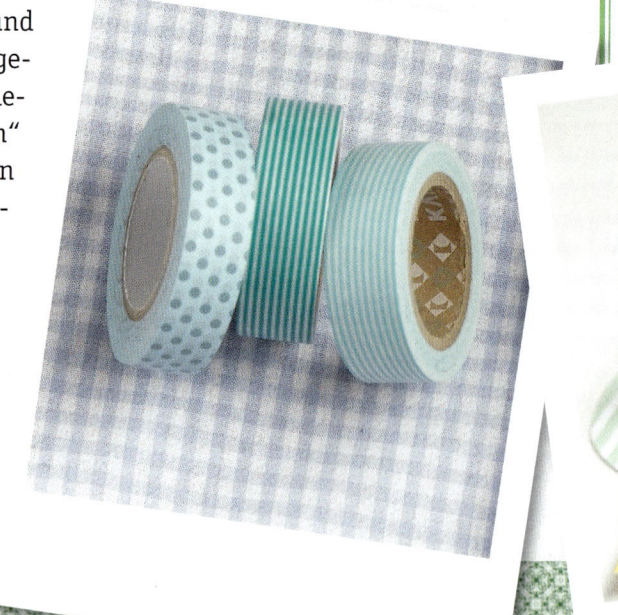

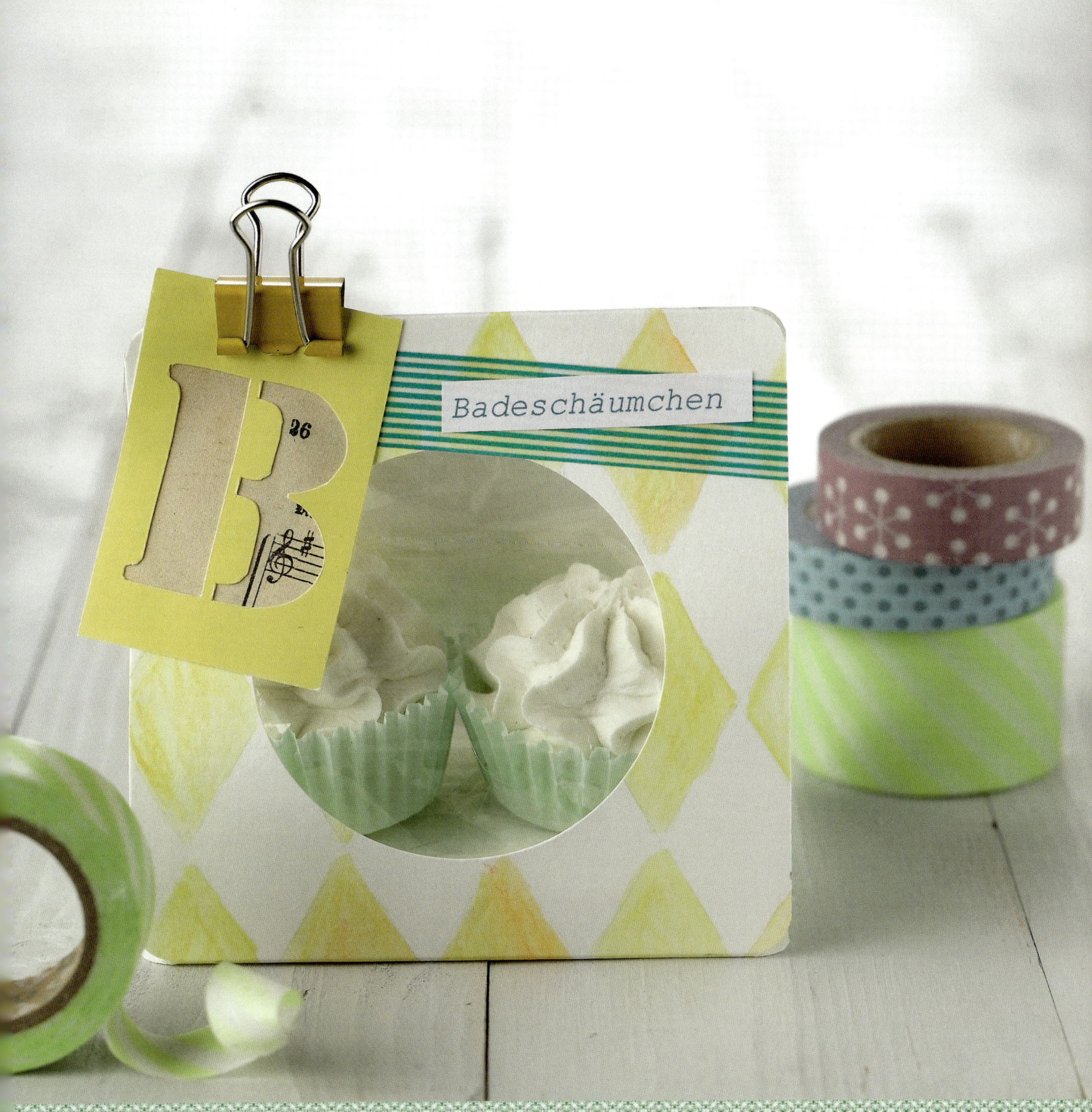

Badeschäumchen

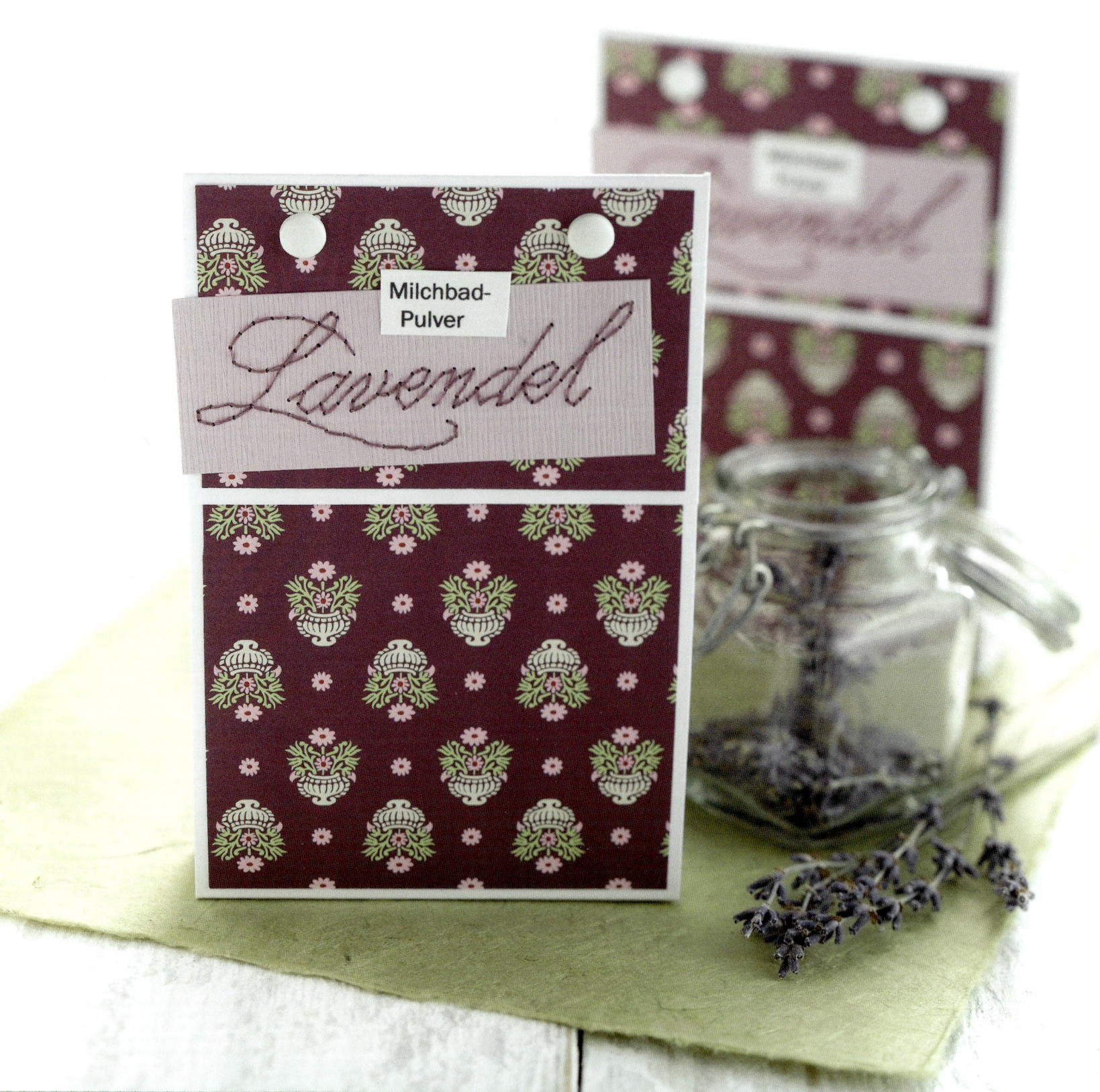

Milchbad-
Pulver

Lavendel

milchbad
mit Lavendel

Milchbad

Ziehen Sie die Einmalhandschuhe an. Wiegen Sie alle Zutaten bis auf die ätherischen Öle ab und füllen Sie sie in den Beutel. Verschließen Sie den Beutel und schütteln Sie den Inhalt gut durch. Sind alle Zutaten gut vermengt, den Beutel öffnen und die ätherischen Öle hinzugeben. Nun den Beutel wieder verschließen und die Zutaten noch einmal gut vermengen. Kneten Sie das Pulver ordentlich durch, damit sich die ätherischen Öle gut verteilen. Das Badepulver ist jetzt fertig und kann hübsch verpackt werden. Es hält bei kühler, trockener Lagerung circa sechs Monate.

Portions-Tüten

Die Vorlage für den Umschlag übertragen, ausschneiden, die Falzlinien nachziehen und knicken. Aus dem Scrapbook-Papier vier Rechtecke zuschneiden (8 cm x 13,5 cm; 8 cm x 10 cm; 8 cm x 5 cm; 8 cm x 1,5 cm) und aufkleben. Mithilfe der Vorlage die Punkte des Schriftzuges „Lavendel" mit der Stecknadel in den lilafarbenen Fotokarton stechen und den Schriftzug mit dem Garn nähen. Den Fotokarton auf ca. 8 cm x 3 cm zuschneiden und aufkleben. Den Text ausdrucken, zuschneiden und auf den lilafarbenen Fotokarton kleben.

Den Umschlag (bei umgeknickter oberer Lasche) und die Druckverschlussbeutel am oberen Rand lochen. Dann die Beutel mit je 1,5 Esslöffel Pulver befüllen und verschließen. Zum Schluss geben Sie drei oder vier gefüllte Beutel in den Umschlag und befestigen sie mit den Brads zwischen der Rückseite und der umgeknickten oberen Lasche des Umschlages.

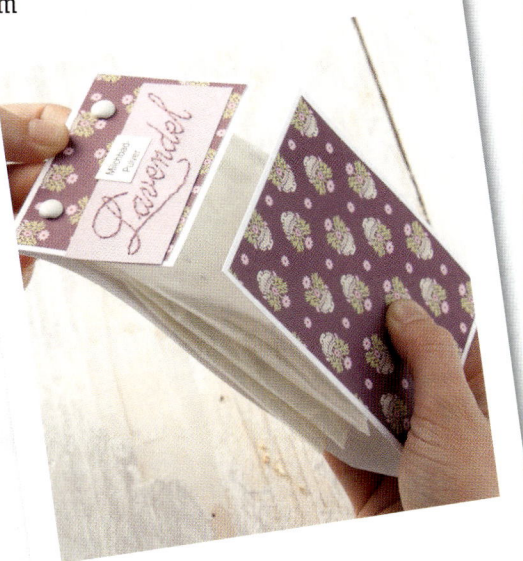

Material

Fotokarton in Weiß, 34 cm x 9 cm
Fotokartonrest in Lavendel
Bogen Scrapbook-Papier in Lila mit Blumenmuster
Nähgarn in Lila
Nähnadel und Stecknadel
2 Musterbeutelklammern (Brads) in Weiß
Computer und Drucker
3–4 Druckverschlussbeutel, 8 cm x 12 cm

Vorlage Seite 142

Inhaltsstoffe (für 150 g)

70 g Stutenmilchpulver
40 g Natron (Natrium bicarbonat)
20 g Kakaobutter (pulverisiert)
10 g Speisestärke
8 g Zitronensäure
evtl. 1–2 g Lavendelblüten
55 Tropfen ätherisches Lavendelöl
5 Tropfen ätherisches Rosenöl
Druckverschlussbeutel

Blütenträume
Badesalz mit Rosenduft

Material

Schraubglas, 250 ml
Stück Zeitung mit asia-
tischen Schriftzeichen
Stoffrest in Rot-Weiß
gepunktet
Einweg-Holzlöffel
wasserfester Filzstift
in Schwarz
Rest doppelseitiges Klebeband

Badesalz

Geben Sie das Salz und die Blütenblätter in eine Schüssel und vermischen Sie beides gut miteinander. Dann geben Sie das Parfumöl dazu und mischen das Ganze
noch einmal kräftig durch. Schon ist das Badesalz fertig zum Abfüllen. Badesalz
ist ein schönes Last-Minute-Geschenk, da es keine zehn Minuten dauert es herzustellen. Und es ist nahezu unbegrenzt haltbar.

Tipp: Wenn Sie keine Blütenblätter in der Badewanne mögen, können Sie das Salz
in ein Baumwollsäckchen füllen und dieses in die Badewanne legen. Verwenden
Sie bitte keine Organzasäckchen. Oftmals sind diese mit giftigen Farben gefärbt,
die sich im heißen Wasser lösen könnten. Baumwollsäckchen dagegen sind bei
95 °C waschbar und können viele Male verwendet werden.

**Inhaltsstoffe
(für 250 g)**

250 g Totes-Meer-Salz
(grob)
2 g Rosenblüten
5 g Parfumöl Rose

Glas mit Löffel

Für den Deckel einen Kreis (Durchmesser des Deckels zuzüglich 3 bis 4 cm) aus
der asiatischen Zeitung ausschneiden und mit einem Stück doppelseitigem Klebeband zentriert auf den Deckel kleben. Die überstehenden
Ränder nach unten drücken.

Aus dem Stoff einen circa 1 cm breiten Streifen reißen, den Stoffstreifen
um den Rand des Deckels legen und
verknoten. Auf den Löffel „Badesalz mit
Blüten" schreiben und ihn unter den
Stoffstreifen klemmen.

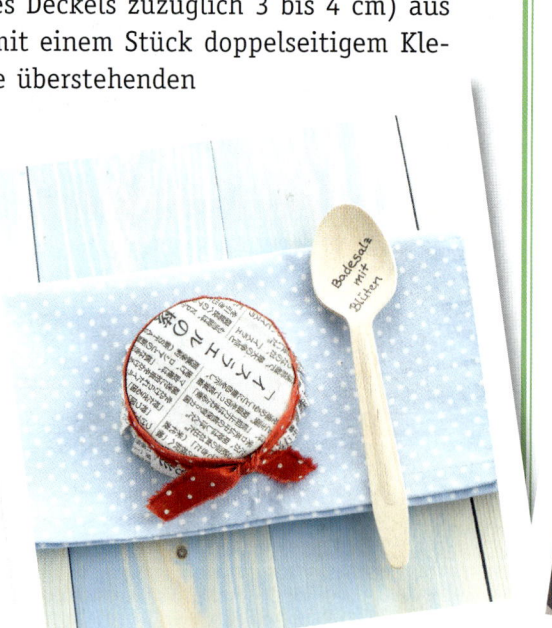

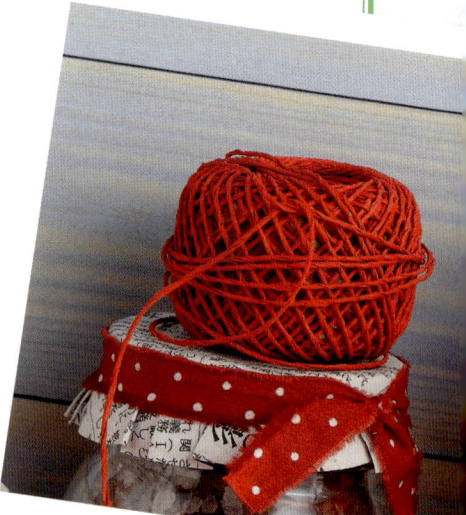

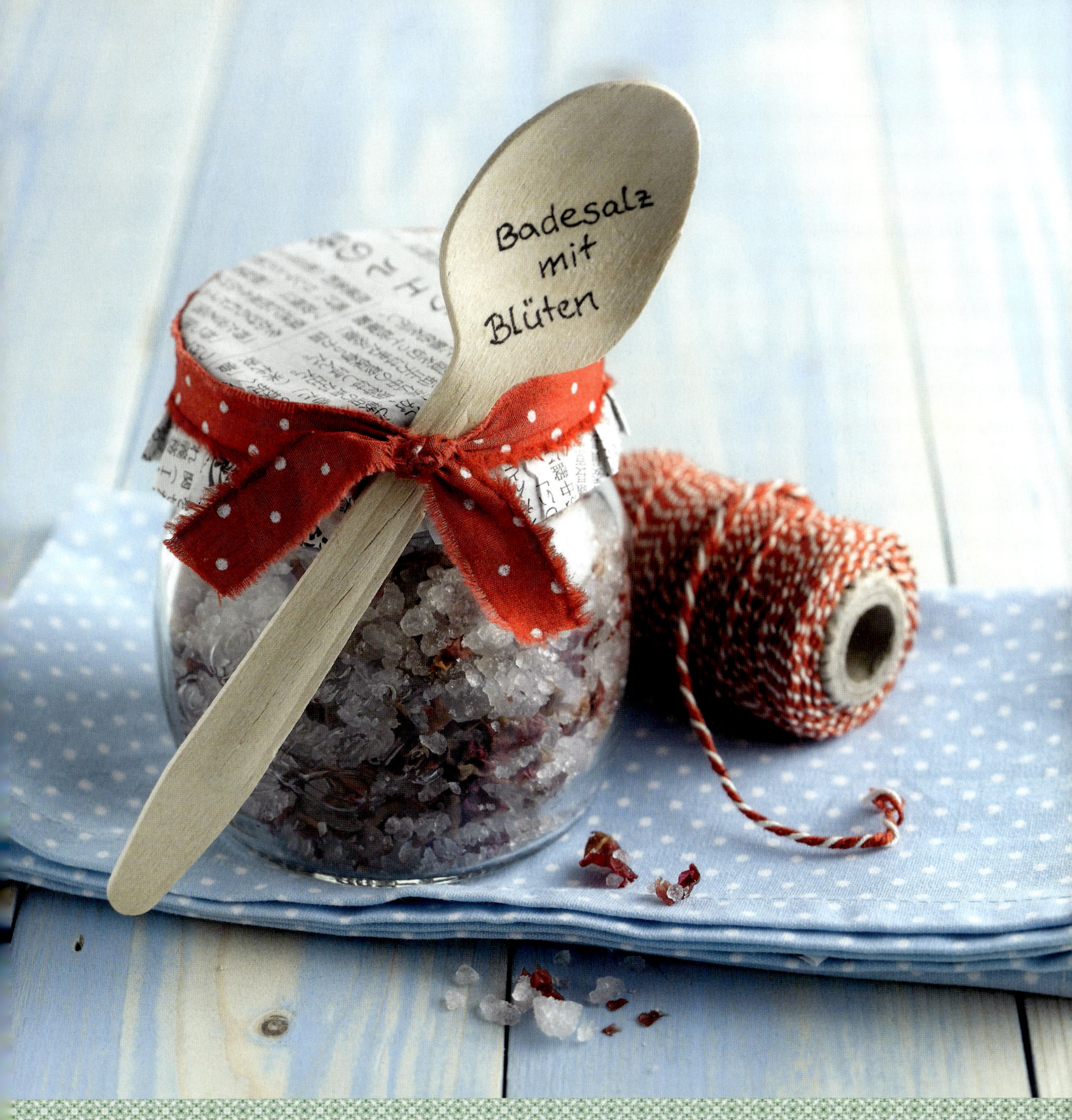

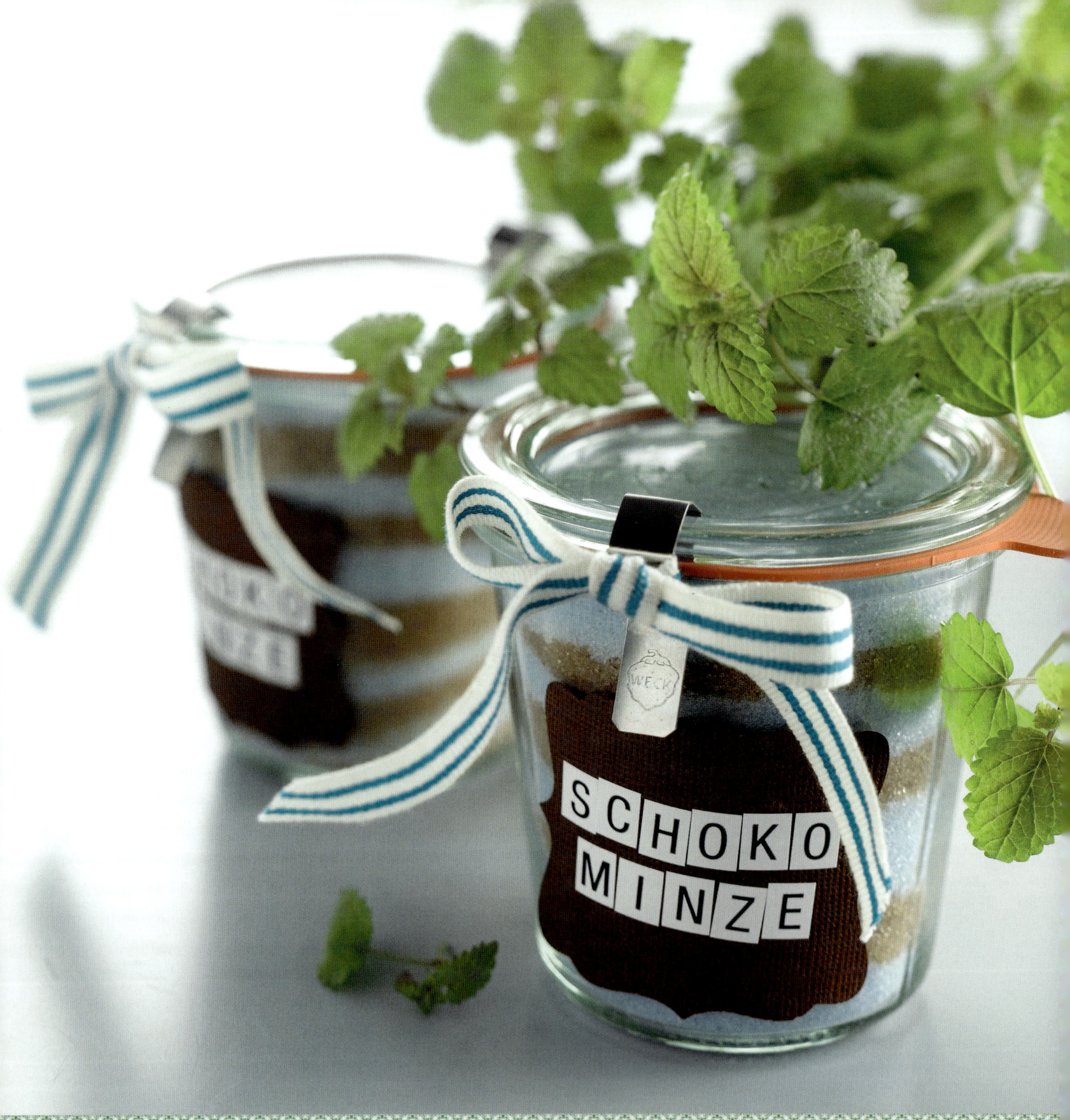

Im Schichten-Look
Schoko-Minze-Badesalz

Material
Einmachglas mit Klemm-
verschluss, 250 ml
Fotokartonrest in Braun
Baumwollband in Türkis-
Weiß gestreift
Buchstaben zum Auf-
kleben
Rest doppelseitiges
Klebeband

Vorlage Seite 142

Badesalz

Wiegen Sie das Salz ab und teilen Sie es in zwei Hälften. Jede Hälfte in einen Beutel füllen. In einen der Beutel Minzöl und die blaue Lebensmittelfarbe geben, in den anderen das Schokoladenparfumöl und die braune Farbe bzw. den Kakao.

Die Beutel verschließen und das Salz gut durchkneten. Dadurch verteilen sich Duft und Farbe. Wenn das Salz einen einheitlichen Farbton hat, füllen Sie es schichtweise in ein Glas. Ob die Streifen schmal oder breit sein sollen, entscheiden Sie. Das Badesalz ist nahezu unbegrenzt haltbar.

Einweckglas

Zunächst übertragen Sie die Vorlage für das Schild auf den braunen Fotokarton und schneiden es aus. Mit den Buchstaben kleben Sie den Text auf, dann kleben Sie das Schild mit dem doppelseitigen Klebeband auf das Einmachglas.

Das Glas mit dem Badesalz be-füllen und den Deckel so an-bringen, dass sich eine Klemme über dem Schild befindet. Nun ein Stück Baumwollband an die-ser Klemme zur Schleife binden.

Inhaltsstoffe
(für 250 g)

245 g feines Meersalz
2,5 g ätherisches Minzöl
(Spearminze)
2,5 g Schokoladen-
parfumöl
einige Tropfen Lebens-
mittelfarbe in Braun
oder etwas Kakaopulver
einige Tropfen Lebens-
mittelfarbe in Blau
(oder eine Mischung aus
Blau und Grün)
2 Druckverschlussbeutel

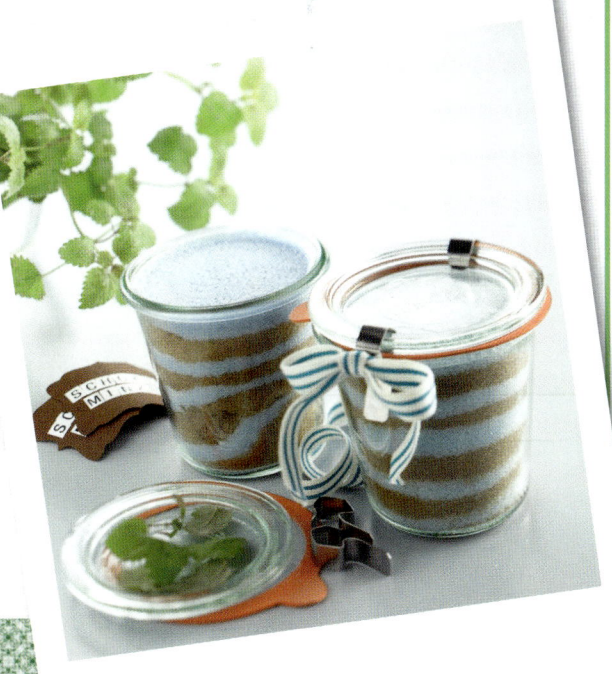

Schaumbad
mit Mandarine und Honig

Schaumbad

Setzen Sie den Mundschutz auf und ziehen Sie die Handschuhe an. Dann wiegen Sie alle Zutaten ab und geben sie in den Beutel. Den Inhalt gut verkneten, bis das Pulver eine einheitliche Farbe hat. Das Badeschaumpulver ist circa ein Jahr haltbar.

Tüte mit Header

Die Vorlage für den Header auf das Aquarellpapier übertragen und mit der Aquarellfarbe gemäß der Abbildung Streifen in Orange und Gelb aufmalen. Schneiden Sie den Header aus, falten Sie ihn in der Mitte und stanzen Sie die Löcher aus. Mit dem Stempel Klammer und Linien aufdrucken und mit dem roten Stift den Schriftzug „Badeschaum-Pulver Mandarine Honig" aufschreiben.

Den Geschenkbodenbeutel mit dem Pulver befüllen, den oberen Rand zweimal umschlagen und mit einem Streifen Klebefilm verschließen. An den oberen Rand des Beutels einen circa 1 cm breiten Streifen doppelseitiges Klebeband kleben und den Beutel damit in der Mitte des Headers – unterhalb der Löcher – fixieren. Zuletzt schieben Sie den Löffel durch die Löcher.

Material
Aquarellpapier, A4
Aquarellfarbe in Orange und Gelb
Haarpinsel
Stempel mit geschweifter Klammer und Linien für Text
Stempelfarbe in Schwarz
Filzstift in Rot
Melaminlöffel in Bunt gemustert
Geschenkbodenbeutel in Transparent, 9,5 cm x 16 cm
Klebefilm
Rest doppelseitiges Klebeband

Vorlage Seite 142

Inhaltsstoffe
(für 150 g)

50 g Ziegenmilchpulver
50 g Natron (Natriumbicarbonat)
50 g SLSA
30 Tropfen ätherisches Öl Mandarine rot
30 Tropfen ätherisches Honigöl oder Parfumöl
3–4 Tropfen Lebensmittelfarbe in Orange
Druckverschlussbeutel

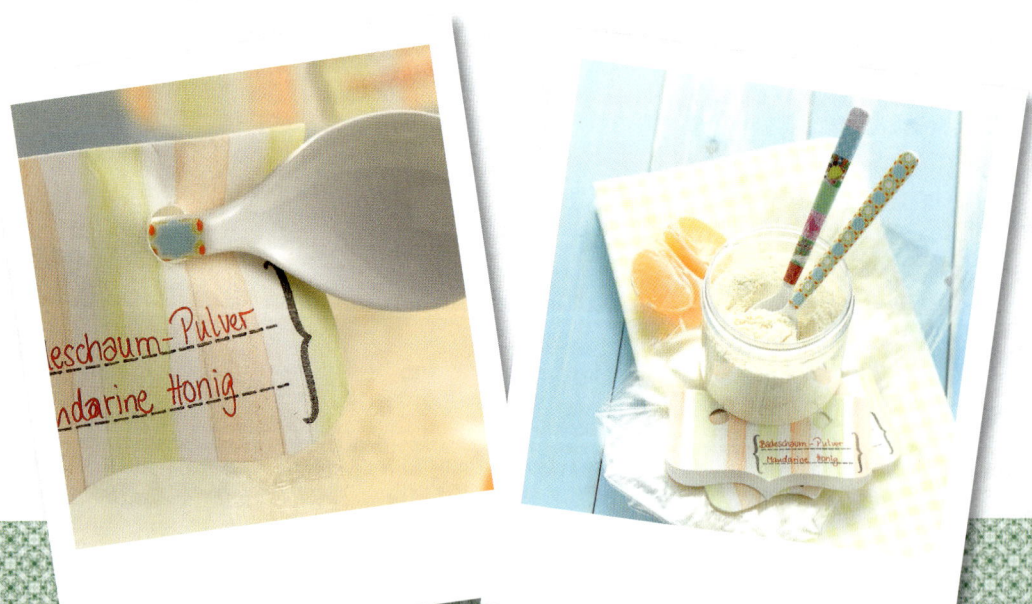

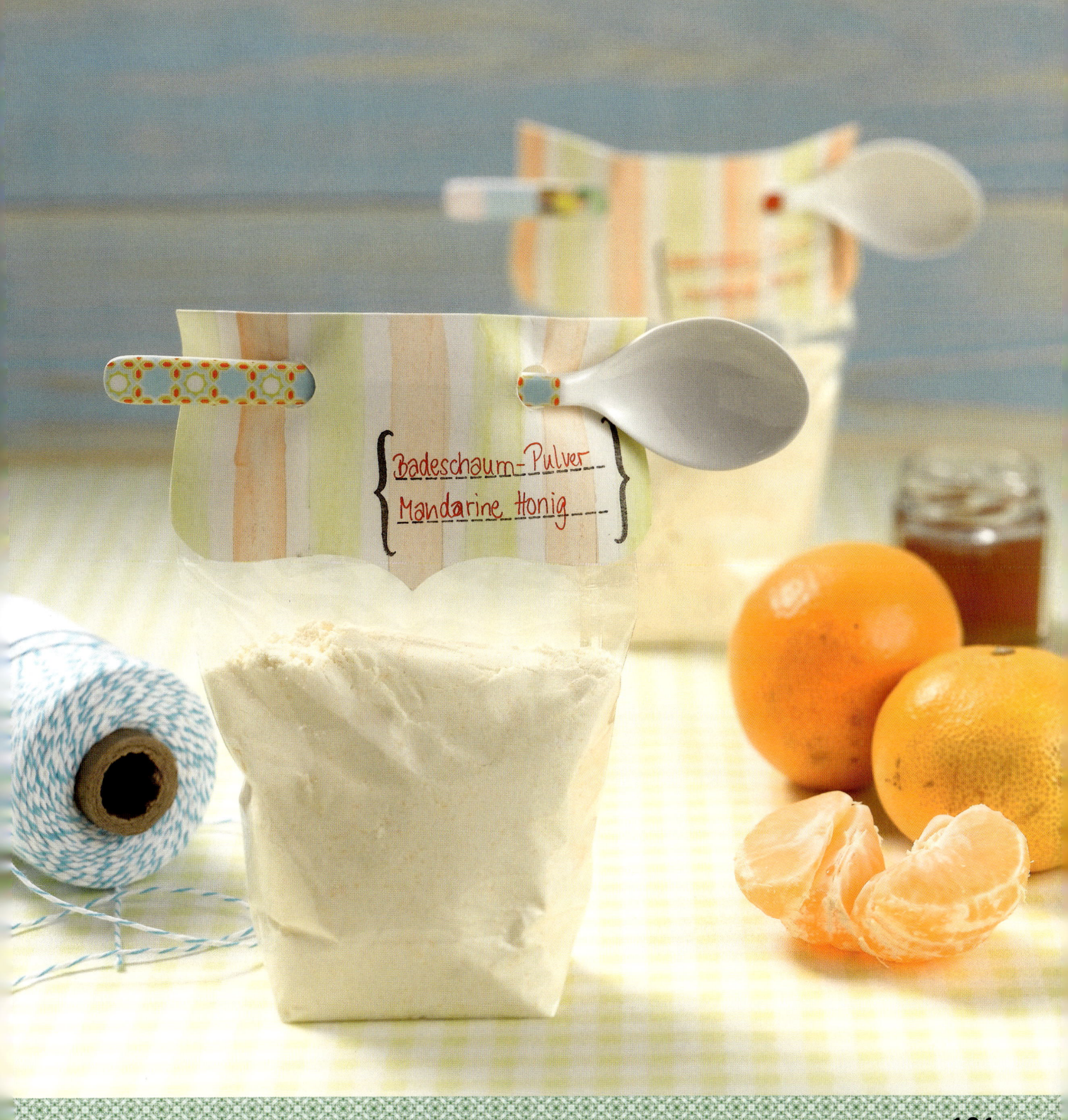

Badeschaum-Pulver
{ }
Mandarine Honig

Shampoobar
für gesundes Haar

Zunächst den Wollwachsalkohol, das Lanolin und den Cetylalkohol abwiegen und im Becherglas bei mittlerer Temperatur schmelzen. Ist alles klar aufgeschmolzen, das Avocadoöl und das Brokkolisamenöl hinzugeben und das Becherglas auf der ausgeschalteten Herdplatte stehen lassen.

Jetzt setzen Sie den Mundschutz auf und ziehen die Handschuhe an. Was nun kommt, ist eine sehr staubige Angelegenheit. Wiegen Sie das SLSA ab und geben Sie es zusammen mit der Tonerde, dem Seidenpulver und den Blütenblättern in eine Schüssel.

Eine Mischung aus den ätherischen Ölen und das Propylenglycol zur Fettphase geben und diese nun unter die Pulvermischung rühren. Verrühren Sie alles erst mit einem Löffel und dann mit den Händen. Die fertige Masse in die Formen füllen und für ein bis zwei Stunden ins Tiefkühlfach stellen. Danach lassen sich die Shampoobars in der Regel ganz leicht ausformen.

Mit einem Shampoobar können Sie sich bis zu 70-mal die Haare waschen. Das funktioniert so: Machen Sie Ihre Haare richtig nass. Dann mit dem Shampoobar zwei- bis dreimal über die Haare reiben und wie gewohnt mit den Händen aufschäumen. In der Regel benötigen Sie keine Spülung danach. Shampoobars sind circa ein Jahr haltbar.

Tipp: Für runde Formen können Sie z. B. einen leeren Jogurtbecher verwenden, den Sie zu einem Drittel füllen. Wichtig ist, dass Sie die Masse ganz fest hineinpressen.

Die Verpackungsidee für den Shampoobar finden Sie auf Seite 104/105.

Inhaltsstoffe
(für 3 – 4 Stück)

3 g Wollwachsalkohol
3 g Lanolin
1 g Cetylalkohol
10 g Avocadoöl (grün)
8 g Brokkolisamenöl
200 g SLSA
15 g grüne Tonerde
5 g Seidenpulver
evtl. 1 TL Ringelblumenblüten
1 g Propylenglycol
2 g ätherisches Rosmarinöl
2 g ätherisches Litsea-Öl
1 g Teebaumöl

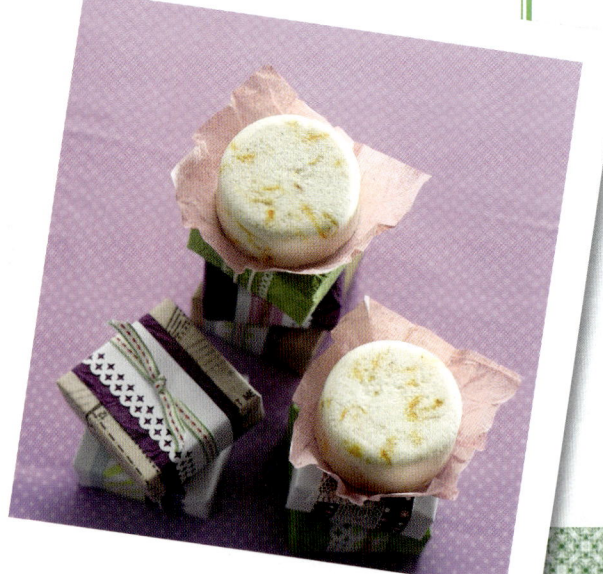

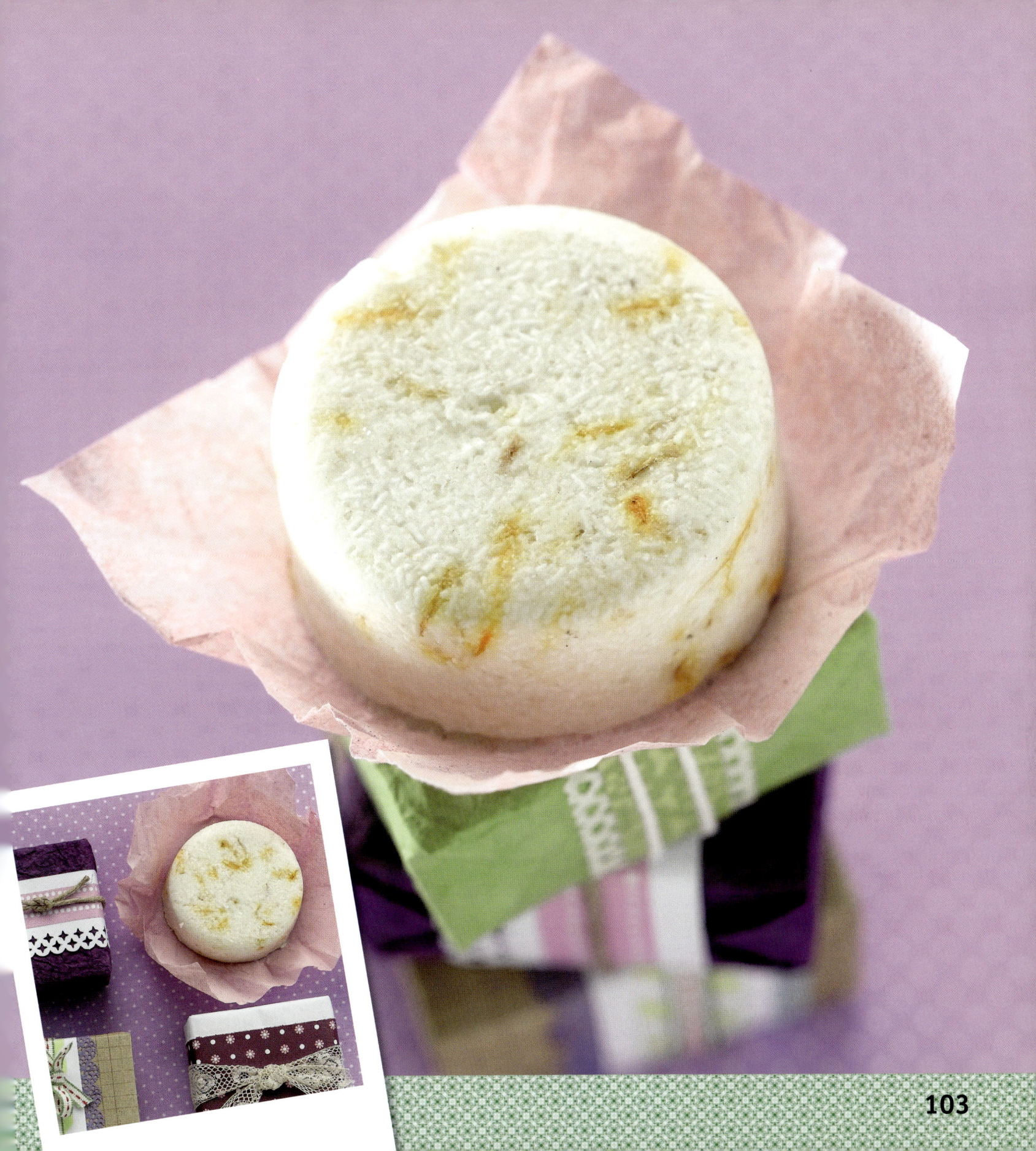

Schachtelspiel
bunte Schachteln für Shampoobars

Material
Folienschachteln in Transparent, 6 cm x 6 cm x 3 cm
Papiere in verschiedenen Farben und Sorten
Paketschnur
Baumwollkordel in Weiß
Baumwollbänder, gemustert
Masking Tape in verschiedenen Farben
Bordürenstanzer
Papierbordüren
Bortenband (Nähbedarf)

Legen Sie zunächst einen Shampoobar in die transparente Schachtel und packen Sie die Schachtel mit dem gewünschten Papier ein. Hier wurden unter anderem geknittertes Papier und Seiten aus einem alten Buch verwendet.

Die eingepackten Schachteln mit verschiedenen Papierstreifen, Borten, Masking Tape etc. umwickeln. Zum Schluss ein Stück Kordel, Paketband, Spitze oder Baumwollband um das Geschenk wickeln und verknoten.

Mit diesen Verpackungen kann man gut Materialreste verwerten. Das Schöne an den Schächtelchen ist die Kombination von Farben, Mustern und Texturen. Improvisieren Sie einfach mit allem, was Sie gerade zur Hand haben.

Tipp: Masking Tape (auch Washi Tape genannt) ist ein Klebeband aus Japan. Da es aus dünnem Reispapier gefertigt wird, ist es leicht transparent und lässt sich gut reißen. Es kann problemlos wieder abgezogen und auch beschriftet werden. Masking Tape ist in einer Fülle an Farben und Mustern erhältlich.

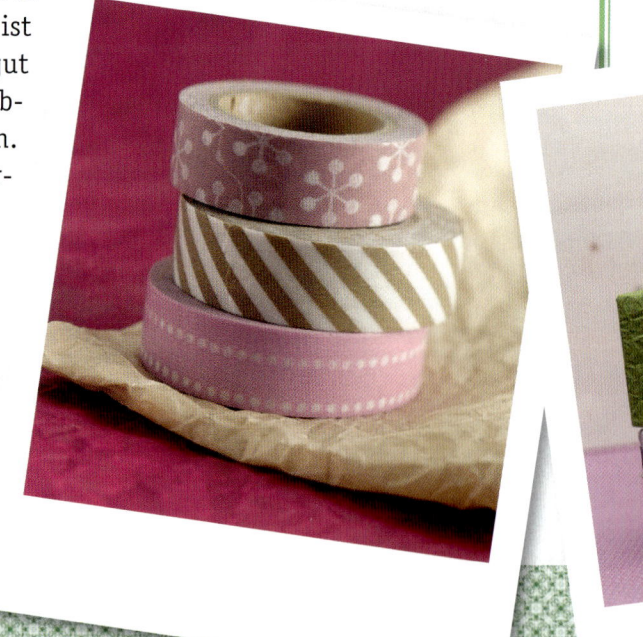

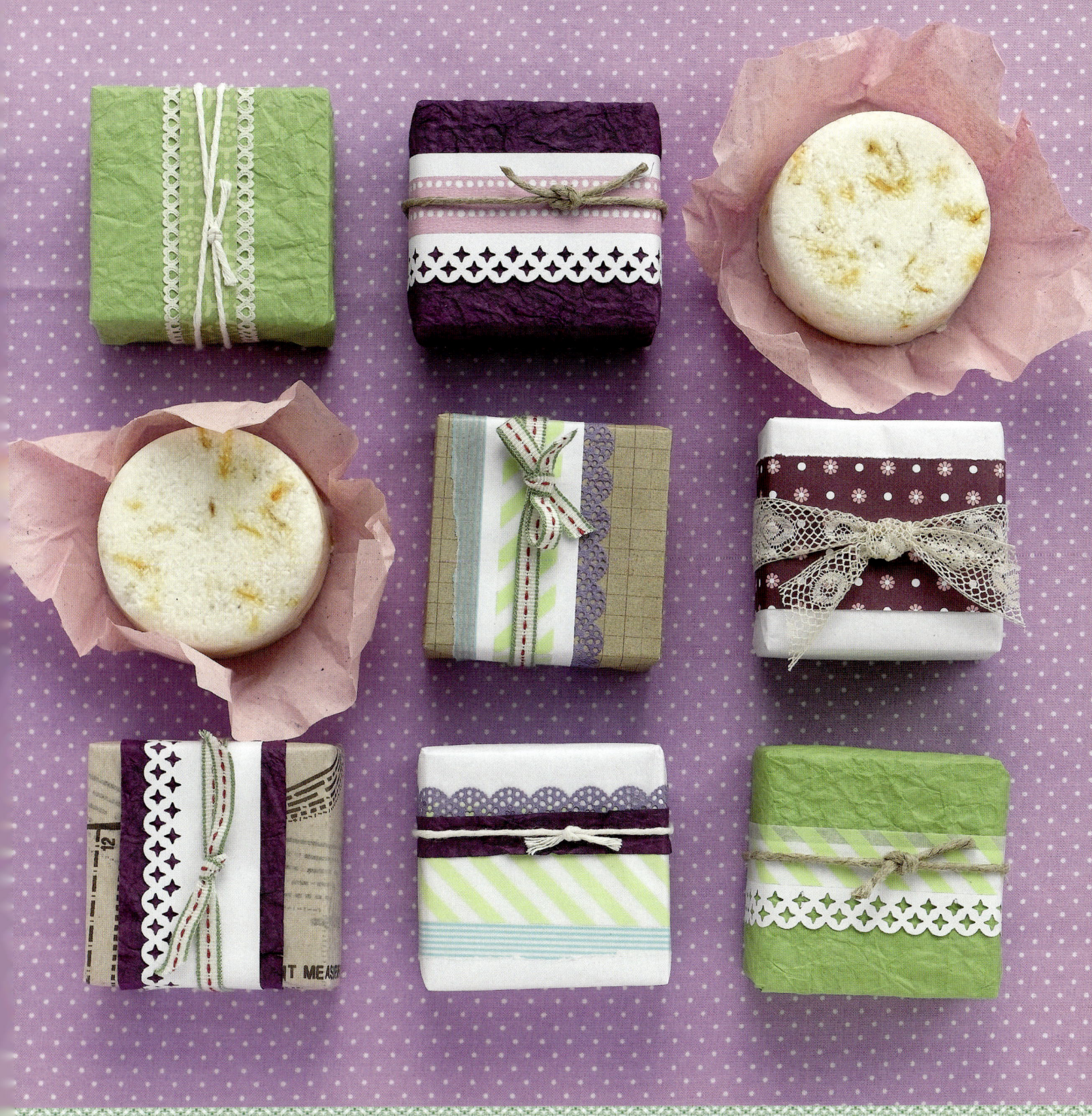

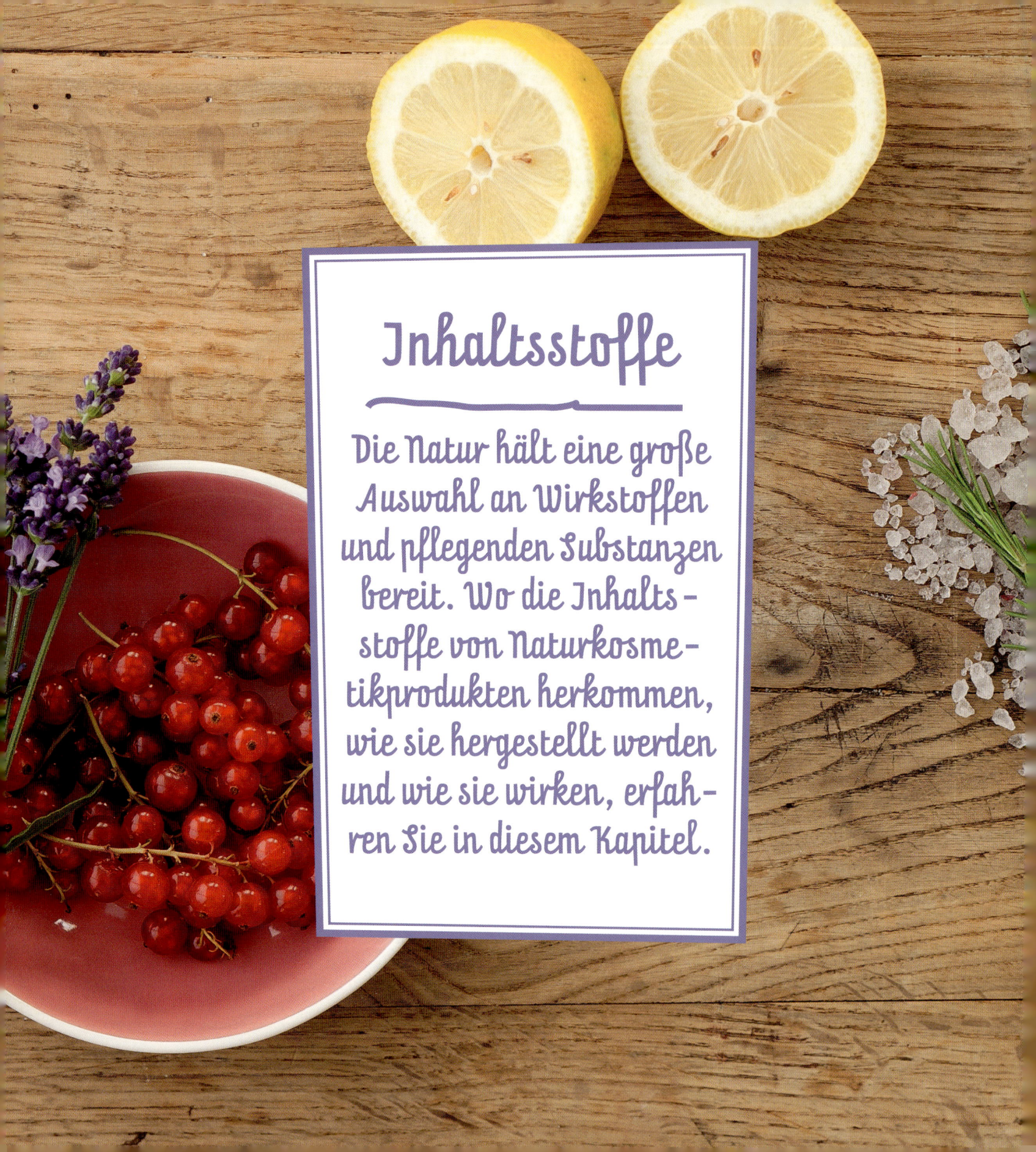

Inhaltsstoffe

Die Natur hält eine große Auswahl an Wirkstoffen und pflegenden Substanzen bereit. Wo die Inhaltsstoffe von Naturkosmetikprodukten herkommen, wie sie hergestellt werden und wie sie wirken, erfahren Sie in diesem Kapitel.

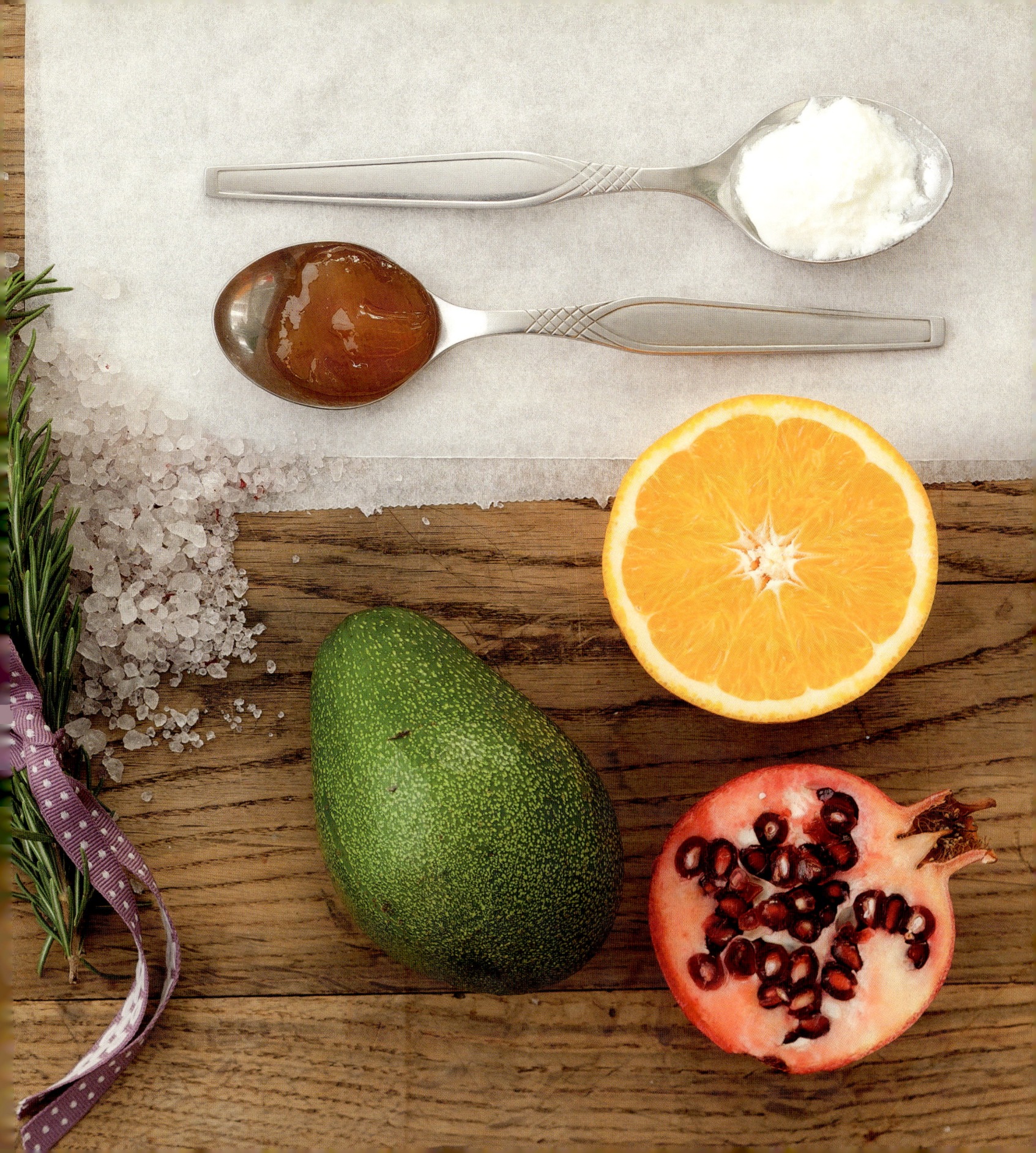

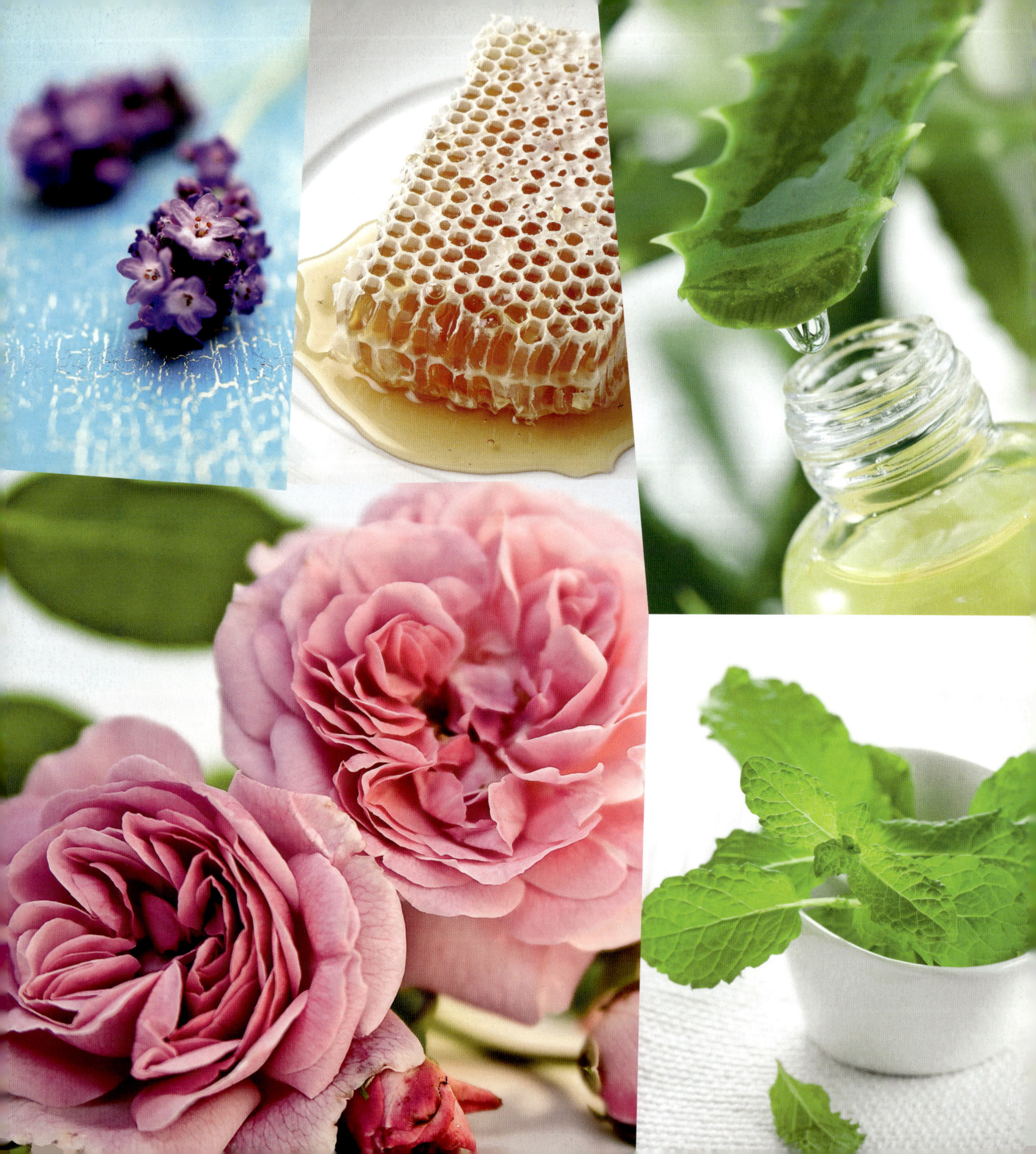

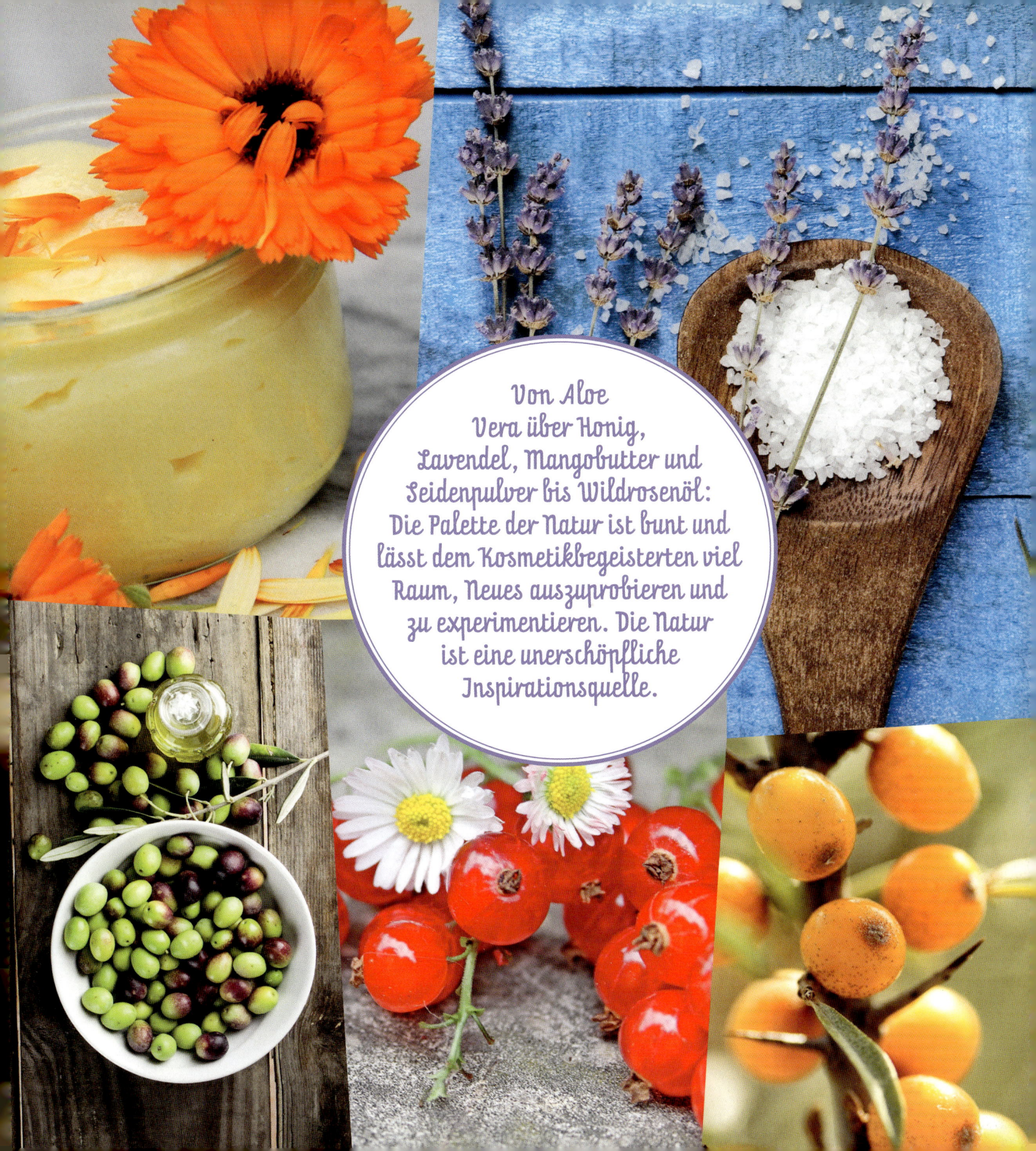

Von Aloe Vera über Honig, Lavendel, Mangobutter und Seidenpulver bis Wildrosenöl: Die Palette der Natur ist bunt und lässt dem Kosmetikbegeisterten viel Raum, Neues auszuprobieren und zu experimentieren. Die Natur ist eine unerschöpfliche Inspirationsquelle.

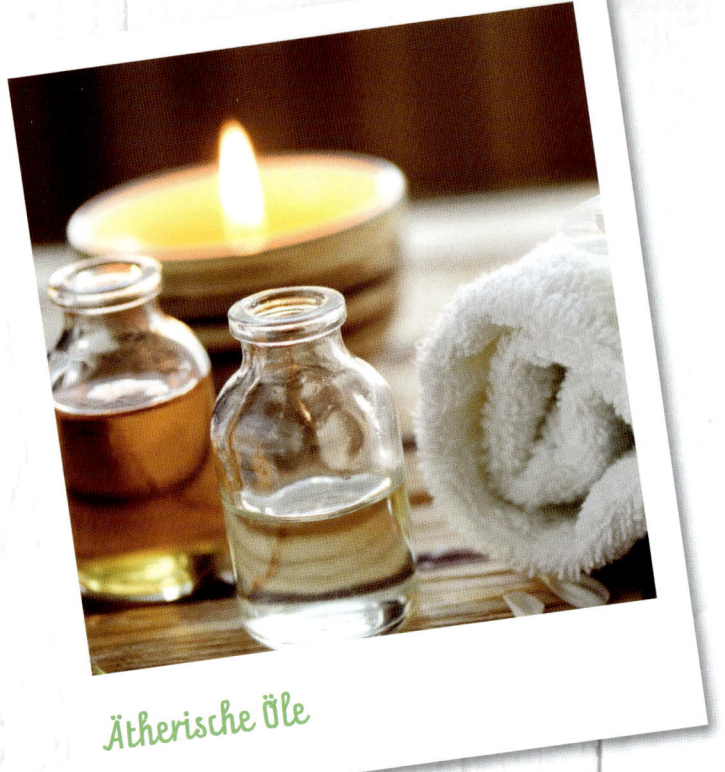

Ätherische Öle

Ätherische Öle (essential oils)

Ätherische Öle sind flüchtige, stark konzentrierte Stoffwechselprodukte von Pflanzen. Sie werden meist mithilfe von Wasserdampfdestillation gewonnen. Bei manchen sehr empfindlichen Blüten wie Narzisse oder Jasmin werden die ätherischen Öle durch Enfleurage gewonnen. Zitrusöle entstehen meist durch das Auspressen der Schale, in der das ätherische Öl enthalten ist.

Ätherische Öle wirken auf unterschiedliche Weise. Werden sie eingeatmet, wirken sie auf das limbische System. Dieser Teil des Gehirns ist für Emotionen, Instinkte, sexuelle Triebe und das Erinnerungsvermögen zuständig. Auf die Haut aufgetragen stimulieren sie die Nervenenden der Haut. An die darunterliegenden Gewebe, Blut- und Lymphgefäße werden Botschaften übermittelt und über das Nervensys-

tem an die Hypophyse weitergeleitet. Die Hypophyse ist eine Drüse, die die Funktion anderer endokriner Drüsen, einschließlich der Nebenniere, kontrolliert. Mit ätherischen Ölen sollte man aufgrund ihrer starken Wirkung vorsichtig sein. Es gibt z. B. Öle, die bei Schwangeren Wehen auslösen oder bei Epileptikern zu einem Krampf führen können.

Ätherische Öle sollten sehr sparsam dosiert werden. Bei Kosmetika für das Gesicht gilt die Faustregel: ein Tropfen auf 10 ml des fertigen Produktes. Bei Kosmetika für den Körper gilt: zwei Tropfen pro 10 g. In Parfums auf Alkoholbasis kann der Anteil der ätherischen Öle fünf Prozent betragen und in festen Parfums zehn Prozent. Es würde hier den Rahmen sprengen, auf jedes einzelne ätherische Öl einzugehen. Am besten legen Sie sich ein gutes Fachbuch zu oder recherchieren im Internet.

Allantoin (5-Ureidohydantoin)

Allantoin fördert die Wundheilung und wirkt zellregenerierend. Es ist als weißes Pulver im Handel, das wasserlöslich und wärmeunempfindlich ist (bis 80°C). Es soll außerdem bei fetter, unreiner Haut helfen. Die Einsatzkonzentration liegt bei 0,1–0,5 %.

Aloebutter (Cocos Nucifera [Coconut] Oil und Aloe Barbadensis Leaf Extract)

Aloebutter ist eine Mischung aus Aloe-Vera-Saft und Kokosnussöl. Sie hat eine relativ feste Konsistenz und vereinigt die Wirkung von Aloe Vera mit der von Kokosnussöl. Aloebutter ist wunderbar feuchtigkeitsspendend und lindert die Beschwerden von Sonnenbrand. Sie ist ein bis zwei Jahre haltbar.

Aloe Vera (Aloe barbadensis Miller)

Genutzt wird der innere Teil des Blattes, das sogenannte Aloe Vera Gel. Im äußeren (grünen) Teil des Blattes sind Stoffe enthalten, die die Haut reizen und möglicherweise ein allergenes Potenzial besitzen. Aloe Vera Gel gibt es in sehr unterschiedlichen Qualitäten. Das beste Gel wird aus Pflanzen gewonnen, die ohne Dünger und Wassergabe wachsen durften. Nur dann enthalten sie die Inhaltsstoffe in konzentrierter Form. Sie sollten darauf achten, das pure Blattgel zu kaufen. Oftmals wird Aloe Vera Gel nämlich zum Zwecke der Konservierung Kaliumsorbat und/oder Zitronensäure zugesetzt. Eine tolle Alternative ist das gefriergetrocknete konzentrierte Aloe Vera 200:1-Pulver. Aloe Vera Gel wirkt kühlend und entzündungshemmend. Es ist feuchtigkeitsbewahrend und hilft pur aufgetragen fantastisch bei Sonnenbrand und Insektenstichen. Außerdem soll es bei Akne helfen.

Arganöl
(Argania spinosa)

Arganöl wird aus den Früchten des in Marokko heimischen Arganbaumes gewonnen. Die Kerne der olivenartig aussehenden Früchte enthalten bis zu 50 Prozent des hellbraunen Öls. Zur Ölgewinnung werden nur die heruntergefallenen Früchte verwendet, da man den Baum nicht schütteln kann. Das Holz ist zu spröde und würde brechen.
Arganöl wirkt straffend, es neutralisiert freie Radikale, was sich positiv auf das Bindegewebe auswirkt. Außerdem soll es bei Akne, Hautallergien und geschädigter Haut helfen.

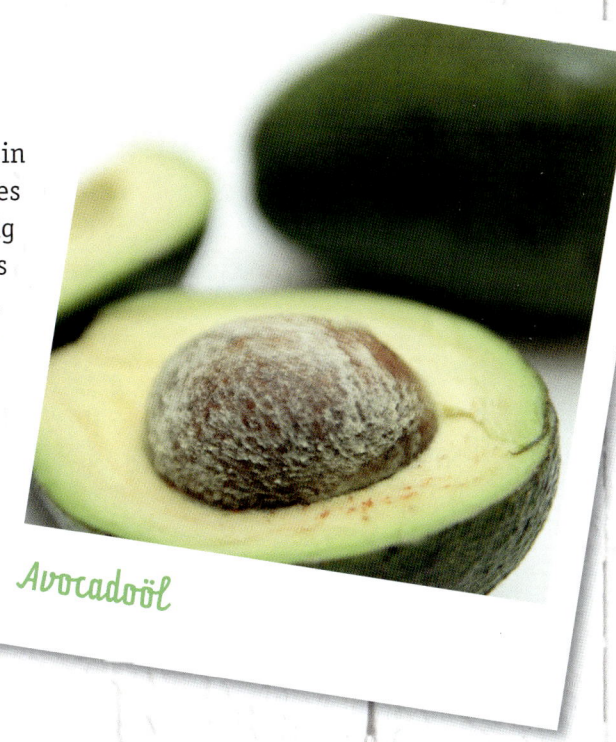
Avocadoöl

Avocadoöl
(Persea Gratissima Kernel Oil)

Avocadoöl enthält bis zu 85 Prozent ungesättigte Fettsäuren, hauptsächlich Palmetin-, Öl- und Linolsäure. Der Gehalt an Palmitoleinsäure ist vergleichbar mit dem in Sanddornfruchtfleischöl oder Macadamianussöl. Palmitoleinsäure verringert die Faltenbildung und die Alterung der Haut. In seinen Ursprungsländern ist Avocadoöl ein traditionelles Pflegemittel, das die Haut vor dem Austrocknen schützt. Es ist reich an Vitamin A und Vitamin E, lässt sich gut auf der Haut verteilen und zieht schnell ein. Es zeichnet sich außerdem durch seinen hohen Anteil an Unverseifbarem aus. Avocadoöl fördert die Zellregeneration und wird gerne für die Pflege trockener, rissiger Haut verwendet. Auch bei Hautkrankheiten wie Neurodermitis und Schuppenflechte wird es häufig eingesetzt. Außerdem hilft es gegen Hautunreinheiten und verfeinert das Hautrelief.
Avocadoöl ist in verschiedenen Qualitäten erhältlich. Kaltgepresstes Avocadoöl erkennt man sofort an seiner dunkelgrünen Farbe. Es hat einen starken Eigengeruch. Raffiniertes Avocadoöl ist gelb.

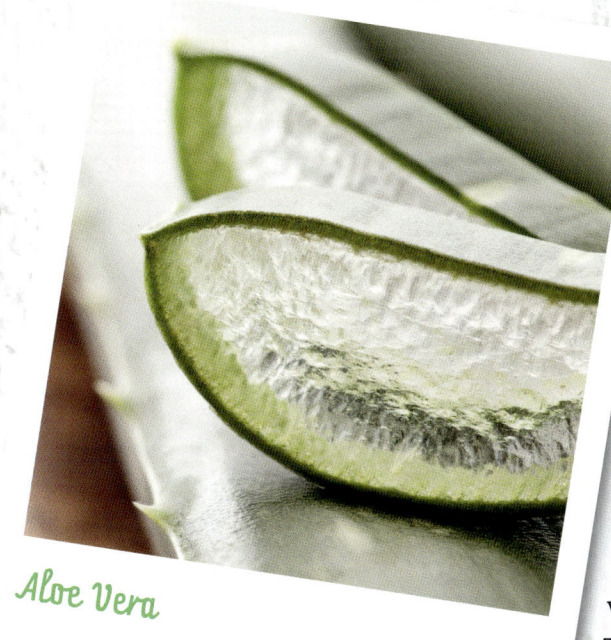
Aloe Vera

Babassuöl
(Orbignya Oleifera)

Babassuöl wird aus den Früchten der Babassupalme gewonnen. Seine Fettsäurezusammensetzung ist der des Kokosöls sehr ähnlich. Es hat einen fantastischen Duft, wenn es nativ, das heißt unraffiniert ist. Das bei Zimmertemperatur feste Öl besteht zum größten Teil aus gesättigten Fettsäuren. Bei Hautkontakt schmilzt es und zieht sofort ein, weshalb es hervorragend für Körperbutter geeignet ist. Außerdem hinterlässt es keinen Fettfilm. Babassuöl wird sowohl bei trockener, spröder als auch bei fettiger Haut oder Mischhaut mit entzündlichen Unreinheiten verwendet. Die unraffinierte Form ist der raffinierten vorzuziehen.

(Kokos-)Betain
(Cocoamidopropyl Betaine)

Betain ist ein flüssiges Tensid pflanzlichen Ursprungs. Es ist ein sehr mildes Tensid, das für Naturkosmetik zugelassen ist. Betain hat ein gutes Schaum-

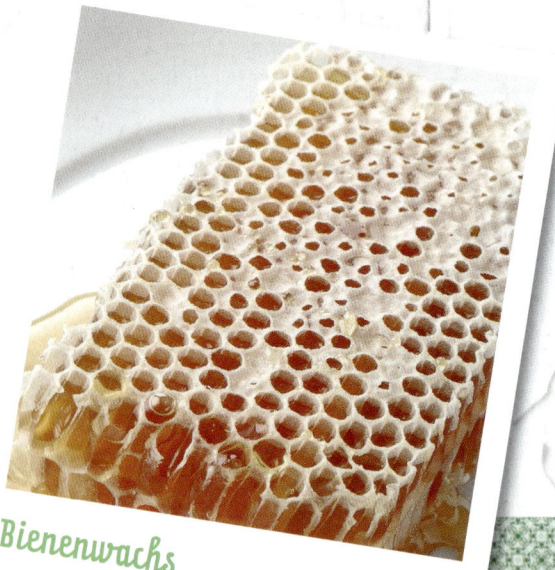

Bienenwachs

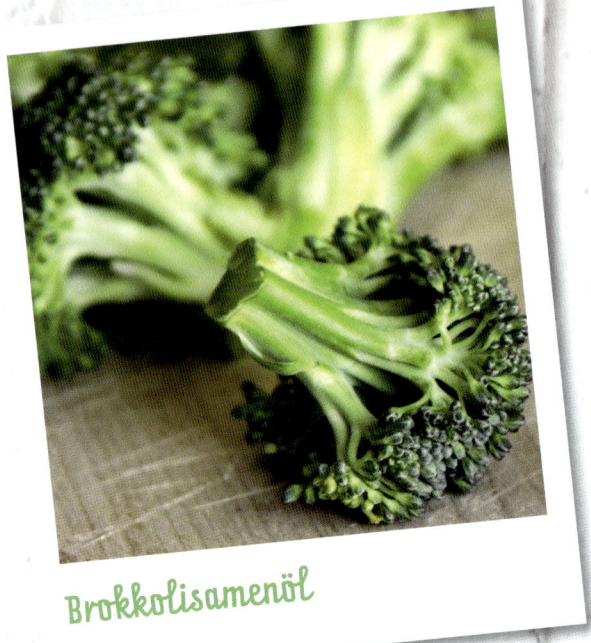

Brokkolisamenöl

bildungsvermögen. Es wirkt leicht bakteriozid (d. h. bakterienabtötend) und wird gerne für Babyprodukte verwendet. Die Einsatzkonzentration beträgt 30 bis 50 Prozent.

Bienenwachs
(Cera alba [weiß]; Cera flava [gelb])

Bienenwachs wird von Bienen aus den Wachsdrüsen abgesondert und zum Bau der Waben benutzt. Die von Honigbienen produzierten Wachsplättchen sind eigentlich weiß. Durch die Vermischung mit Pollenöl, einem carotinhaltigen Inhaltsstoff der von den Bienen transportierten Blütenpollen, erhält es seine gelbe Färbung. Bienenwachs kommt gebleicht und gereinigt unter dem Namen Cera Alba in den Handel. Es wird für verschiedene Kosmetika und Seifen, aber auch für Lebensmittel als Überzugmittel verwendet.

In der Kosmetik wird es meistens als Konsistenzgeber eingesetzt. Außerdem hinterlässt es auf der Haut einen zart einhüllend wirkenden Film, der besonders im Winter bei spröder Haut als sehr angenehm empfunden wird. Vorsicht ist geboten bei Menschen mit Pollenallergie. Trotz Reinigung können Pollenrückstände im Bienenwachs enthalten sein, die eine Unverträglichkeitsreaktion auslösen.

Brokkolisamenöl
(Brassica Oleracea [Broccoli] Seed Oil)

Das seltene Brokkoliöl ist DIE Komponente für Haarpflegeprodukte. Es fettet nicht und verleiht dem Haar Glanz und Geschmeidigkeit. In Naturkosmetik ersetzt es das Silikon, welches dafür sorgt, dass das Haar nass gut kämmbar ist. Pur eignet es sich als Haarspitzenpflege. Kneten Sie einfach einige Tropfen des puren Öls in die Haarspitzen. Bei kühler Lagerung ist Brokkolisamenöl zwölf Monate haltbar.

Calendulaöl

siehe Mazerate und Ringelblumenöl

Candelillawachs (Euphorbia cerifera)

Candelillawachs wird aus den Blättern und Stängeln des in Nordmexiko und den südwestlichen Vereinigten Staaten wachsenden Candelillabusches gewonnen. Der Candelillabusch gehört zu den Wolfsmilchgewächsen. Das aus ihm gewonnene „Wachs" ist sehr hart und von gelblich-brauner Farbe. Genauer betrachtet ist es kein Wachs. Es besteht aus 18 bis 20 Prozent Harz, aus fünf bis sechs Prozent Oxylacton und 75 Prozent Dotriakontan (Unverseifbares) und ist somit ein Harz-Kohlenwasserstoff-Gemisch. Der Schmelzpunkt liegt bei 67 bis 79 °C und damit zwischen dem des weicheren Bienenwachses und des noch härteren Carnaubawachses. Candelillawachs findet Verwendung in Lippenstiften, Bodymelts, festen Parfums und in niedrigerer Dosierung als Konsistenzgeber in Emulsionen. Drei Prozent Candelillawachs in einer Sheasahne erzeugen ein sehr angenehmes Hautgefühl und auch das Auftrageverhalten wird deutlich besser. Zudem ist es wesentlich günstiger als Bienenwachs.

Cetylalkohol (1-Hexadecanol oder Cetyl Alcohol)

Cetylalkohol wird als Konsistenzgeber, Koemulgator und als glättende Substanz in Kosmetika sowie als glättender, nicht fettender Bestandteil in Emulsionen und Haarpräparaten verwendet. Cetylalkohol ist nicht wasserlöslich und kommt als kleine, weiße Plättchen in den Handel, die bei 49 °C schmelzen.

Ghassoul (Tonerde)

Ghassoul oder Rhassoul kommt aus dem Atlasgebirge in Marokko, ist von schwarz-brauner Farbe und wird meist unter dem Namen Lavaerde gehandelt. Dieser Name kommt nicht etwa daher, weil Ghassoul aus Vulkangestein besteht, sondern er leitet sich vom lateinischen Wort lavare (waschen) ab. Tonerden gibt es in verschiedenen Farben und Bezeichnungen: rot, grün, rosa, weiß, Kaolin, Heilerde und viele mehr. Ghassoul sowie andere Tonerden zeichnen sich dadurch aus, dass sie große Mengen an Wasser und anderen Substanzen an sich binden können. Sie werden daher gerne für klärende Gesichtsmasken verwendet.

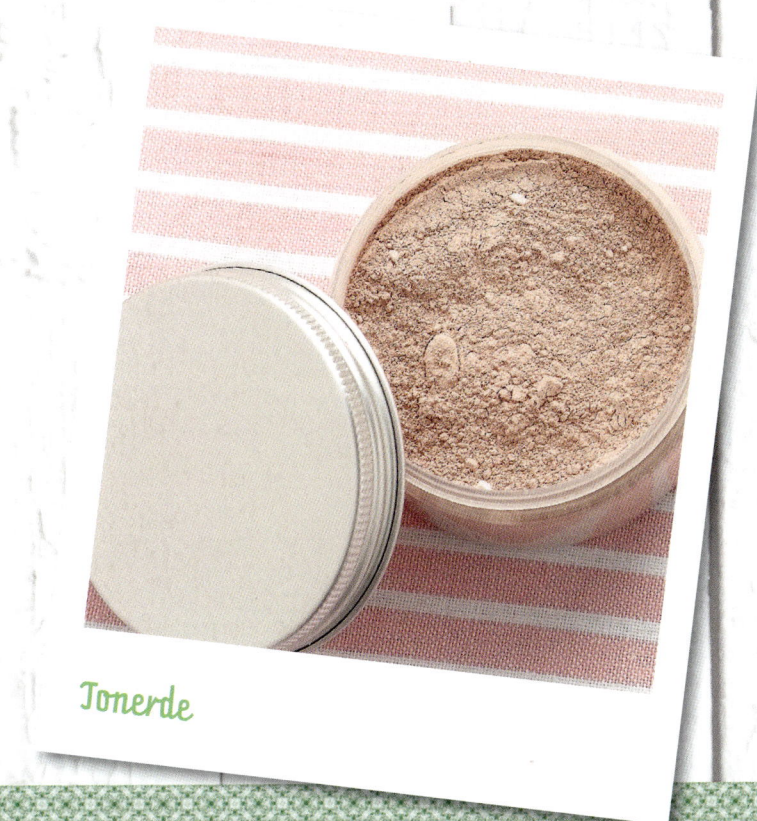

Tonerde

Glycerin (Glycerol)

Glycerin ist eine körpereigene Substanz und daher sehr gut verträglich. Es gehört zum hauteigenen Feuchthaltesystem und wirkt stark hydratisierend. Die Einsatzkonzentration beträgt 2–5 %. Glyzerin ist circa zwei Jahre halbar.

Granatapfelsamenöl (Punica Granatum [Pomergranate] Seed Oil)

Granatapfelsamenöl enthält eine seltene Fettsäure, die Punicinsäure. Sie besitzt hohe antioxidative Eigenschaften und ist ein fantastisches Wirkstofföl für trockene, alternde Haut. Granatapfelsamenöl fördert die Neubildung von Zellen, wirkt regenerierend und entzündungshemmend.

Leider ist es nicht sonderlich lange haltbar. Daher sollte es unbedingt nur

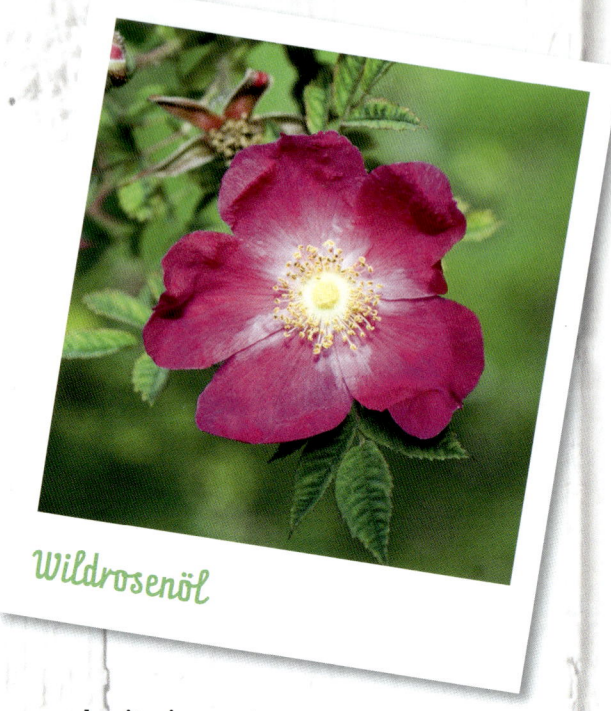

Wildrosenöl

in kleinen Mengen und mit einem stabilisierenden Basisöl gemischt werden. CO_2-Extrakte sind zwei Jahre haltbar, kaltgepresste Öle drei Monate.

Hagebuttenkernöl/Wildrosenöl (Rosa canina oil)

Die Wildrose, auch Hundsrose genannt, stammt vermutlich aus Chile. Sie gedeiht in Höhen bis zu 3.000 Metern und ist in Europa sowie in den gemäßigten Zonen Amerikas, Asiens und Afrikas beheimatet. Die wunderbar rot-orange leuchtenden Früchte sind genau genommen Scheinfrüchte. Die eigentlichen Früchte sind die kantigen, hellen, steinharten Nüsschen. Aus ihnen wird in einem sehr aufwändigen Verfahren das Öl gepresst. Ein wichtiges Qualitätsmerkmal, an dem man erkennt, ob die harte äußere Schale vor dem Pressen entfernt wurde, ist ein verbrannter Geruch. Sie sollten also wenn möglich an dem Öl riechen, bevor Sie es kaufen. Ist das nicht möglich, fragen Sie einfach beim Händler nach. Gute Ölhändler werden Ihnen wahrheitsgemäß antworten. Es gibt unraffiniertes Öl, das meist von orangeroter Farbe ist und fruchtig riecht, und raffiniertes Öl, das heller ist und wenig riecht.

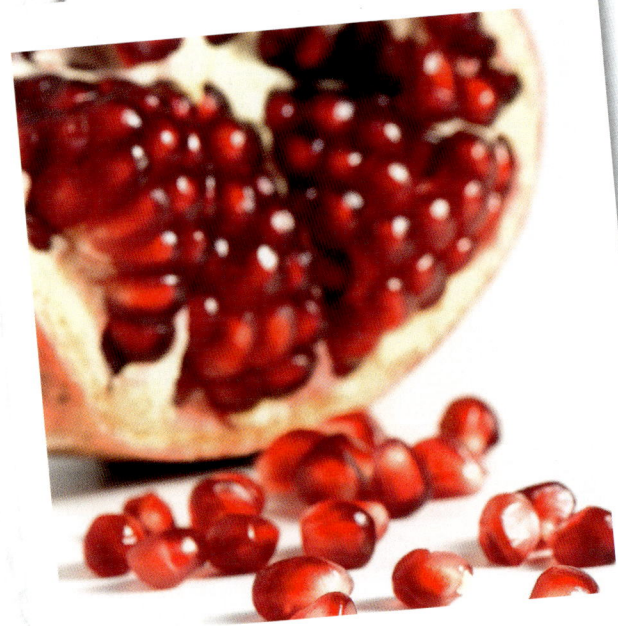

Granatapfelsamenöl

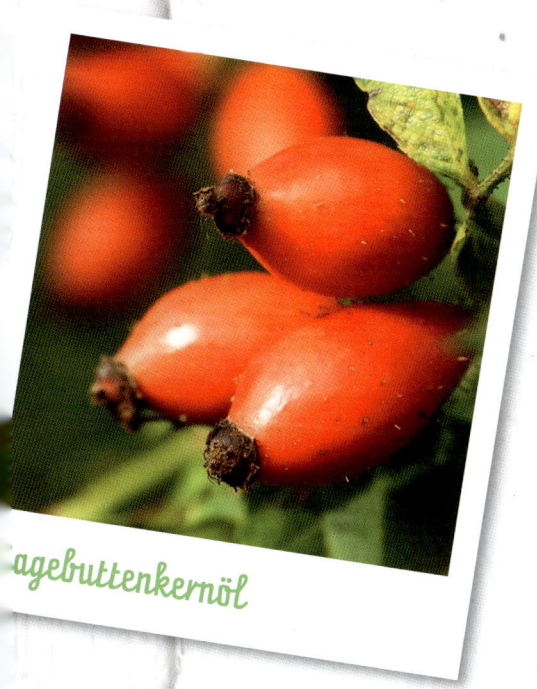

Hagebuttenkernöl

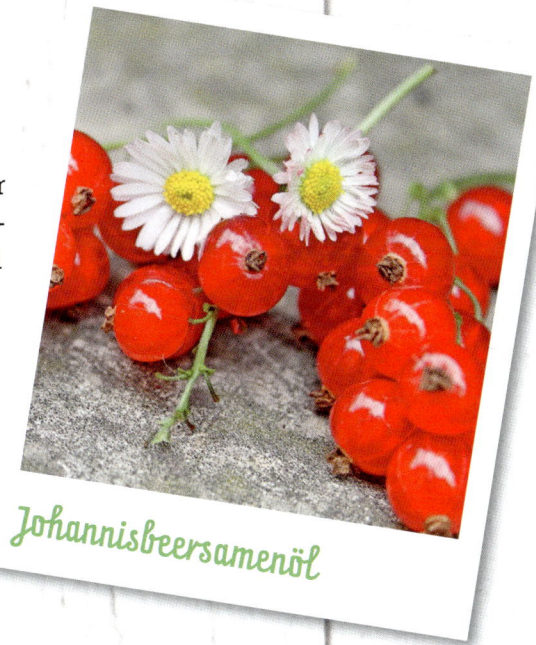

Johannisbeersamenöl

Hagebuttenkernöl enthält Trans-retinolsäure, die den Prozess der Hauterneuerung beschleunigt. Durch den Kollagenaufbau sorgt es dafür, dass trockene Haut mehr Feuchtigkeit speichern kann. Außerdem wirkt es Pigmentflecken entgegen und mildert Narben. Wildrosenöl ist ein wunderbares Gesichtsöl. Gerade für trockene, reife Haut. Bei kühler, lichtgeschützter Lagerung ist Wildrosenöl zwölf Monate haltbar.

Honig (Mel)

Honig wird von jeher zur Hautpflege benutzt. Er hat eine antibakterielle und feuchtigkeitsspendende Wirkung. Außerdem regt er die Durchblutung an, reinigt und hinterlässt ein weiches Hautgefühl, wenn er als Frischmaske (z. B. mit Jogurt und Öl) aufgetragen

wird. Besonders hervorzuheben ist der Manukahonig. Dieser enthält Methylglyoxal, welches stark desinfizierend und antibakteriell wirkt.

Beim Honigkauf sollten Sie auf Bioqualität zurückgreifen, da konventioneller Honig oft Antibiotikareste enthält. Außerdem sollte er kaltgeschleudert sein, da viele seiner wertvollen Inhaltsstoffe durch Hitze zerstört werden. Deshalb darf er auch nur bei Temperaturen unter 40 °C verarbeitet werden.

Johannisbeersamenöl (Ribes nigrum [Black Currant] Seed Oil)

Johannisbeersamenöl ist ein vielseitig einsetzbares Öl. Es besitzt zellregenerierende Eigenschaften, die besonders für trockene, reife Haut geeignet sind.

Außerdem wirkt es stark entzündungshemmend, wodurch es auch bei unreiner Haut hilft.

Es sollte wegen seiner kurzen Haltbarkeit nicht über 10 % dosiert werden. Mischen Sie es mit oxidationsstabilen Ölen wie Jojobaöl. Kühl und dunkel gelagert (10–20 °C) hält das Öl circa ein Jahr, in ungeöffneten Originalgebinden 18 Monate.

Honig

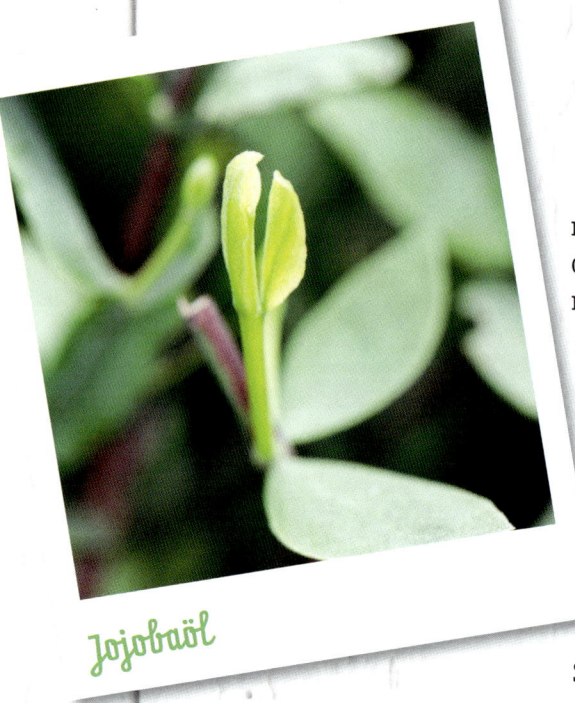

Jojobaöl

Jogurtpulver
siehe Milchpulver

Jojobaöl
(Simmondsia chinensis oil)

Jojobaöl ist kein Öl im eigentlichen Sinne, sondern ein flüssiges Wachs. Es wird aus den Samen eines immergrünen Strauches aus der amerikanischen Sonora-Wüste gewonnen, dem Jojobastrauch.

Kaltgepresstes Jojobaöl ist von goldgelber Farbe und riecht fast nicht. Das macht es als Basisöl, besonders in der Aromatherapie, unverzichtbar. In der Kosmetik ist es universell einsetzbar, da es sich für alle Hauttypen eignet und antiallergen ist. Es ist dem menschlichen Hauttalg sehr ähnlich. Das führt dazu, dass sich das Jojobaöl mit dem Hauttalg vermischt und einen dün-

nen Lipidfilm auf der Haut bildet, der die Feuchtigkeit der Haut bindet und reguliert. Die Haut wird glatt und geschmeidig und das Öl hinterlässt keinen Fettfilm. Außerdem stärkt es das Bindegewebe und beugt Faltenbildung vor. Bei Sonnenbrand unterstützt es den Heilungsprozess.

Es ist fast unbegrenzt haltbar, wodurch oxidationsanfällige Öle von einer Mischung mit Jojobaöl profitieren. Zusätzlich hat es einen Sonnenschutzfaktor von 4.

Kakaobutter
(Theobroma Cacao Butter)

Kakaobutter ist das Fett der Samen der Kakaopflanze. Es werden verschiedene Formen im Handel angeboten. Die unraffinierte Form, die einen starken Kakaogeruch aufweist, und die raffinierte, desodorierte Form, deren Geruch kaum mehr wahrnehmbar ist. Wenn Sie sich zwischen den beiden Sorten entscheiden, sollten Sie unbedingt bedenken, dass der Geruch der unraffinierten Kakaobutter auch bei hoher Parfumdosierung stark präsent bleibt. Das mag

passen, wenn Sie z. B. mit Vanilleduft arbeiten. Zu Rose und ähnlichen Blütendüften passt es allerdings weniger. Kakaobutter kommt meist als Pellets in den Handel. Es gibt sie aber auch im Block oder als Pulver.

In Kakao sind mehr als 300 verschiedene Substanzen enthalten. Angeblich soll Kakao gegen Liebeskummer helfen, stimmungsaufhellend und aphrodisierend wirken. In der Volksmedizin Mittelamerikas spielt Kakao eine wichtige Rolle und findet zahlreiche Anwendungsgebiete. Ein im Kakao neu entdeckter Stoff, das Cocoheal, soll wachstumsfördernd auf Zellen wirken, Falten vorbeugen (insbesondere den Falten um Mund und Augen) und die Wundheilung fördern. In der Kosmetik wird Kakaobutter als pflegender Zusatz in

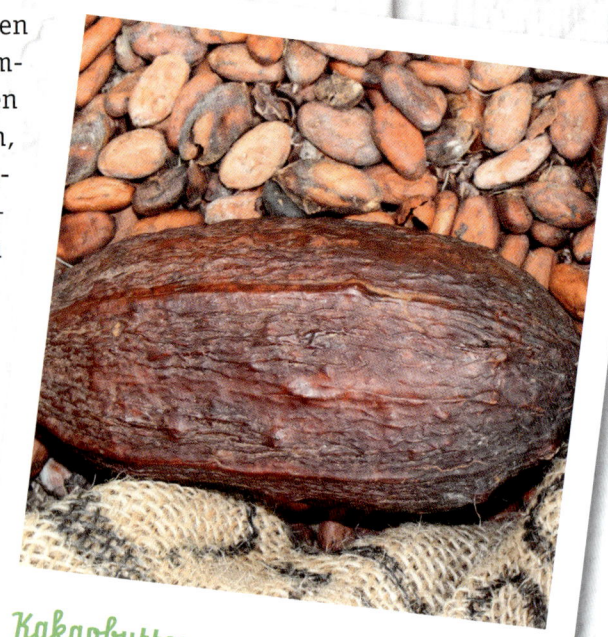

Kakaobutter

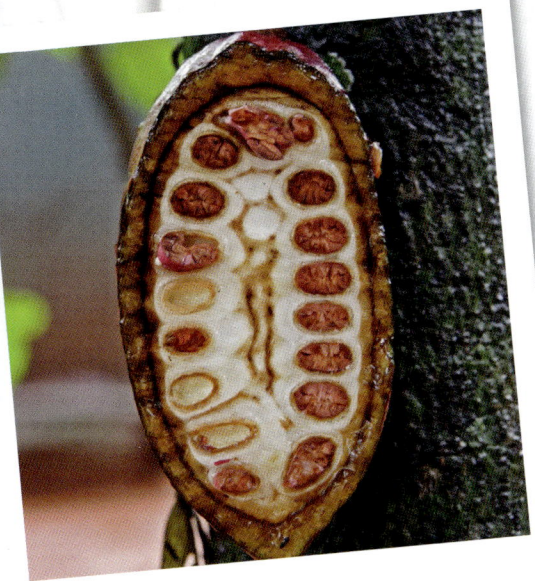

Kakaobutter

Cremes, Massagebars, Körperbutter und Badezusätzen verwendet. Seifen verleiht sie Festigkeit und eine glatte Textur. Sie macht die Haut weich und geschmeidig und ist ideal bei trockener, strapazierter Haut. Außerdem hilft sie, Schwangerschaftsstreifen vorzubeugen und schon vorhandene zu mildern.

Geschmolzene Kakaobutter braucht einige Tage, um ihre ursprüngliche Härte zurückzubekommen. Wird Kakaobutter zu stark erhitzt (über 35 °C), wird sie nie wieder richtig fest bzw. der Schmelzpunkt sinkt. Außerdem sollte sie langsam abkühlen. Wenn sie zu schnell aushärtet, z. B. im Kühlschrank, bildet sich eine instabile Kristallstruktur.

Mit zunehmendem Alter besteht die Möglichkeit einer Unverträglichkeit.

Es wurde beobachtet, dass gerade ältere Menschen allergische Reaktionen zeigen. Es wird vermutet, dass Proteine dafür verantwortlich sind. Außerdem sollten Menschen mit fettiger Haut oder zu hoher Talgproduktion von Kakaobutter Abstand nehmen, da sie einen besonders hohen Fettgehalt hat.

Kamille (Matricaria recutita L.)

Es gibt verschiedene Kamillearten, die echte Kamille und die römische Kamille. Ätherisches Öl der echten Kamille erkennen Sie an seiner blauen Farbe. Diese Farbe entsteht, weil sich bei der Wasserdampfdestillation Azulen bildet. Die echte Kamille wird deshalb auch als Kamille blau bezeichnet. Es gibt nur ein anderes ätherisches Öl, welches diese Blaufärbung aufweist,

und das ist das Öl der Schafgarbe. Kamille blau hat einen beruhigenden, krautigen Duft. Ätherisches Öl der römischen Kamille ist von gelb-goldener Farbe und hat einen wärmeren, süßeren Duft.

Die herausragendste Fähigkeit der Kamille ist ihre entzündungshemmende, wundheilende Wirkung. In der Kosmetik hilft sie bei Hautunreinheiten, Akne und anderen entzündlichen Prozessen der Haut. Kamille ist ein besonders beliebtes Öl in der Baby- und Kinderpflege und riecht besonders gut in einer Mischung mit Mandarine und Honig. Echtes Kamillenöl ist sehr teuer. 5 ml kosten circa zehn Euro.

Es gibt auch ein fettes Öl, das unter dem Namen Kamillenöl gehandelt wird. Dies ist ein Mazerat. Das bedeutet, dass Kamillenblüten in Öl gelegt werden und

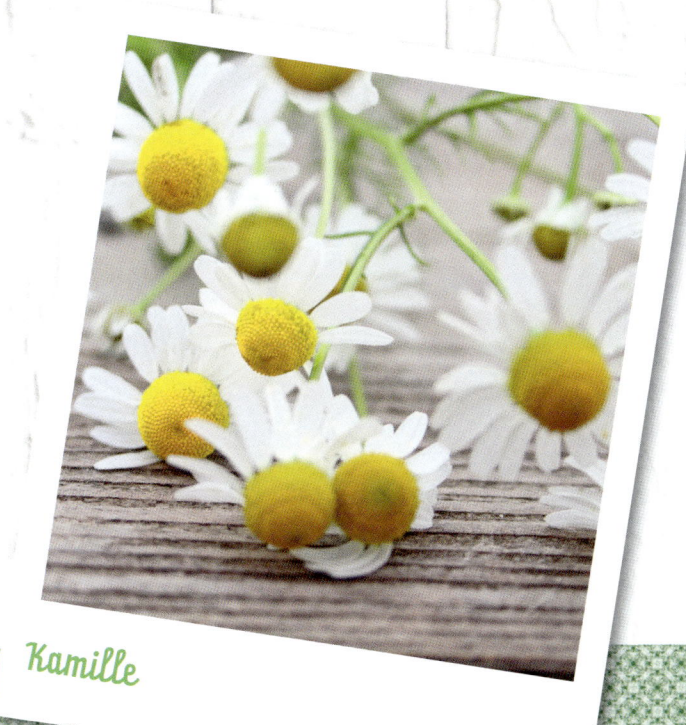

Kamille

dort für einige Wochen verbleiben, bis sie ihre Wirkstoffe abgegeben haben. Mazerate lassen sich ganz einfach zu Hause herstellen (siehe Mazerate).

Kaolin (weiße Tonerde)
siehe Ghassoul

Kokosnussöl (Cocos nucifera oil)
Kokosnussöl wird aus dem Fruchtfleisch der Kokosnuss gepresst, das circa zu 70 Prozent aus Fett besteht. Kokosnussöl ist bei Zimmertemperatur fest, daher wird es oft auch als Kokosfett bezeichnet. Der Schmelzpunkt liegt bei etwa 23 bis 26 °C.

Kokosnussöl dringt schnell in die Haut ein, wenn auch nur oberflächlich. Es erzeugt ein nicht fettendes, kühlendes und weiches Hautgefühl. Allerdings gehört Kokos zu den komedogenen Ölen, was bedeutet, dass es die Talgdrüsen der Haut verstopfen kann. Daher sollte man es bei unreiner Haut besser nicht benutzen und stattdessen lieber Babassuöl verwenden. Man findet Kokosnussöl in Badepralinen, Massagebars, Lippenpflegestiften und in Haarpflegeprodukten.

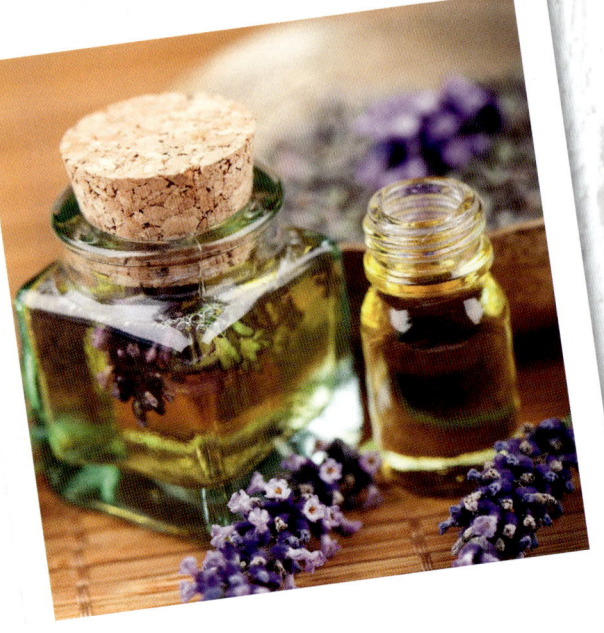

Lavendelöl

In Indien gehört es zur täglichen Körperpflege. Die Frauen kneten es sich in die Haare, um diese vor dem Austrocknen durch die Sonne zu schützen. Das scheint gut zu funktionieren, denn die meisten Inderinnen haben wunderschönes, volles Haar, das glänzt und dabei gar nicht fettig wirkt.

Lanolin (Adeps lanae)
Lanolin ist das Hautdrüsensekret des Schafs, auch Wollwachs genannt. Wollwachs hat die Eigenschaft, ein Vielfa-

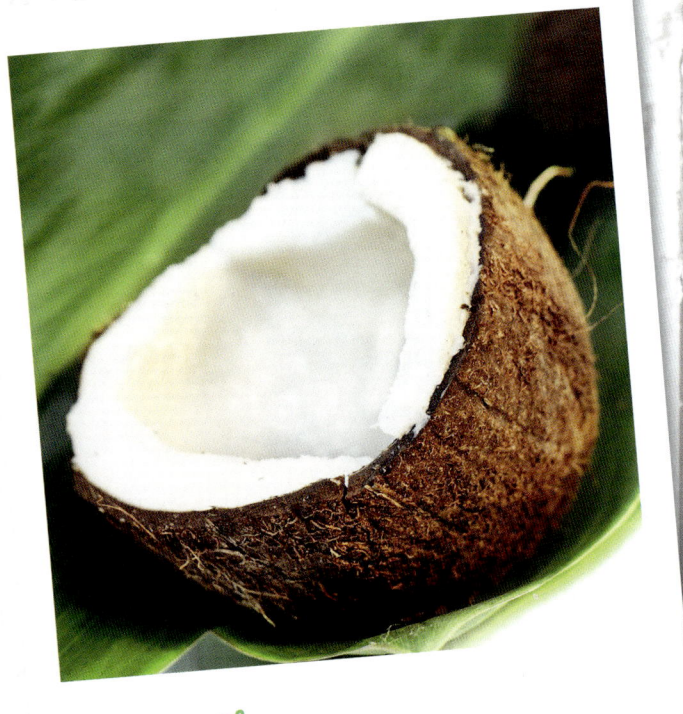

Kokosnussöl

ches seines Eigengewichts an Wasser binden zu können. Es wird häufig in Naturkosmetik als Emulgator in Coldcreams verwendet. Wollwachs ist gelb und salbenartig. Es hat einen charakteristischen Duft und schmilzt bei 40 °C. Die Haltbarkeit beträgt ein Jahr und mehr.

Achten Sie beim Kauf unbedingt darauf, reines, rückstandskontrolliertes Lanolin zu kaufen, da es häufig mit Pestiziden belastet ist. Außerdem sollten Sie darauf achten, kein Lanolin nach dem deutschen Arzneimittelbuch zu kaufen, denn dieses ist eine Mischung aus Paraffin, Wasser und Wollwachs. Was Sie wollen, nennt sich Lanolin Anhydrid.

Lavendelöl
(Lavandula angustifolia)

Eines der am meisten verwendeten ätherischen Öle ist Lavendelöl. Es wirkt beruhigend, entzündungshemmend und durchblutungsfördernd. Lavendelöl ist eines der wenigen ätherischen Öle, die man pur auftragen kann. Es hat eine fantastische Wirkung bei Insektenstichen und Verbrennungen. Pur auf einen Wespenstich aufgetragen, schwillt dieser erst gar nicht an und schmerzt auch fast nicht.

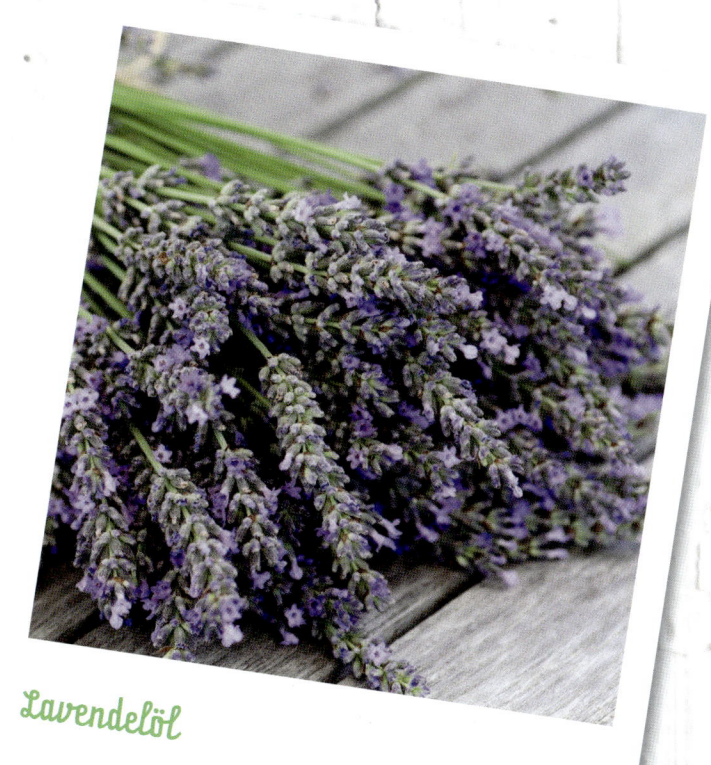

Lavendelöl

Lysolecithin
(Lecithin [E322])

Lysolecithin ist ein Emulgator pflanzlichen Ursprungs. Es wird aus Soja hergestellt, hat eine zähflüssige Konsistenz und eine bräunliche Farbe. Es eignet sich für Badezusätze aller Art und wird neben seiner emulgierenden Eigenschaft auch als pflegender Zusatz in Duschgels und Shampoos verwendet. Lysolecithin kann kalt verarbeitet werden. Einziger Nachteil ist seine Farbe und sein etwas eigentümlicher Geruch, den manche Menschen als unangenehm empfinden.

Eingesetzt wird Lysolecithin immer dann, wenn man einen Fettrand in der Badewanne vermeiden möchte und kein anderer Emulgator im Rezept enthalten ist.

In Badezusätzen (Ölbäder, Showermelts, Badepralinen usw.) beträgt die Einsatzkonzentration circa zehn Prozent. Lysolecithin ist recht oxidationsanfällig. Daher sollte es dunkel, kühl und gut verschlossen gelagert werden. Dann ist es in der Regel 18 Monate haltbar.

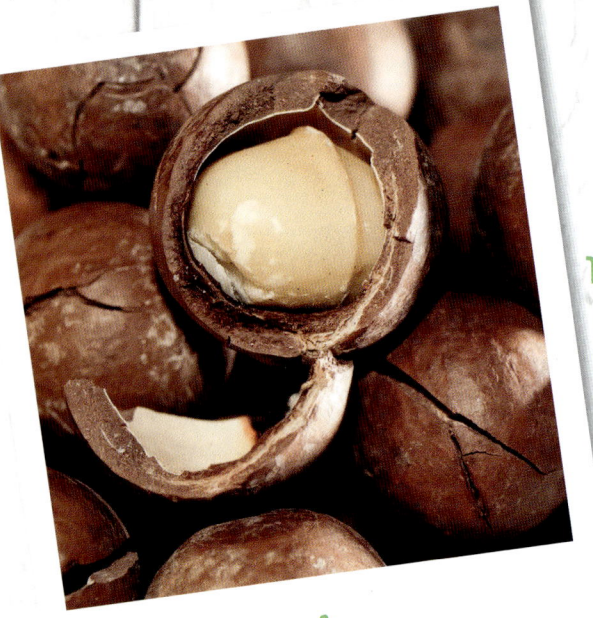
Macadamianussöl

Macadamianussöl
(Macadamia ternifolia oil)

Macadamianussöl wird aus den Früchten des Macadamiabaumes gewonnen. Die Macadamianüsse bestehen zu 70 Prozent aus Öl. Es hat eine hellgelbe Farbe, riecht leicht nussig und schmeckt außerordentlich gut.

Macadamianussöl zieht sehr gut in die Haut ein, was es besonders für Massageöle attraktiv macht. Außerdem besitzt es die Eigenschaft, andere Stoffe (z. B. ätherische Öle) mit in die Haut zu transportieren. Macadamianussöl wirkt regenerierend und hautglättend und ist besonders bei trockener, spröder Haut zu empfehlen.

Mandelöl
(Prunus amygdalus dulcis oil)

Mandelöl ist ein mildes, gut verträgliches Öl, das sich vielseitig einsetzen lässt. Es eignet sich für alle Hauttypen, auch für Babyhaut. Ähnlich wie Aprikosenkernöl zieht es sehr gut in die Haut ein. Es besitzt die Fähigkeit, andere Stoffe in die tieferen Hautschichten zu transportieren. Mandelöl hat einen sehr geringen Eigenduft. Dadurch ist es besonders für Aromakosmetik geeignet, da es den Duft der ätherischen Öle nicht verfälscht.

Bei Mandelöl sollten Sie unbedingt etwas mehr Geld investieren und kaltgepresstes Öl oder Öl mit Lebensmittelqualität wählen. Mandelöl zur Verarbeitung in der Kosmetik wird oft mit Sonnenblumenöl gestreckt, was häufig nicht extra angegeben wird.

Auch für Ölauszüge (Mazerate) ist Mandelöl eine gute Wahl. Allerdings nur dann, wenn es sofort verwendet wird, da Mandelöl, zumindest das kaltgepresste, nur begrenzt haltbar ist.

Mangobutter
(Mangifera indica [seed] butter)

Der Mangobaum ist eine der ältesten Kulturpflanzen überhaupt. Er wurde bereits vor 4.000 Jahren kultiviert. Seine Heimat erstreckt sich von Indien bis Burma, er wird aber in allen tropischen und subtropischen Ländern angebaut. Der Mangobaum kann viele hundert Jahre alt werden. Um an den winzigen, weichen Samen zu gelangen, werden die Früchte zuerst in der Sonne getrocknet. Dann wird die harte Schale des Kerns von Hand geknackt.

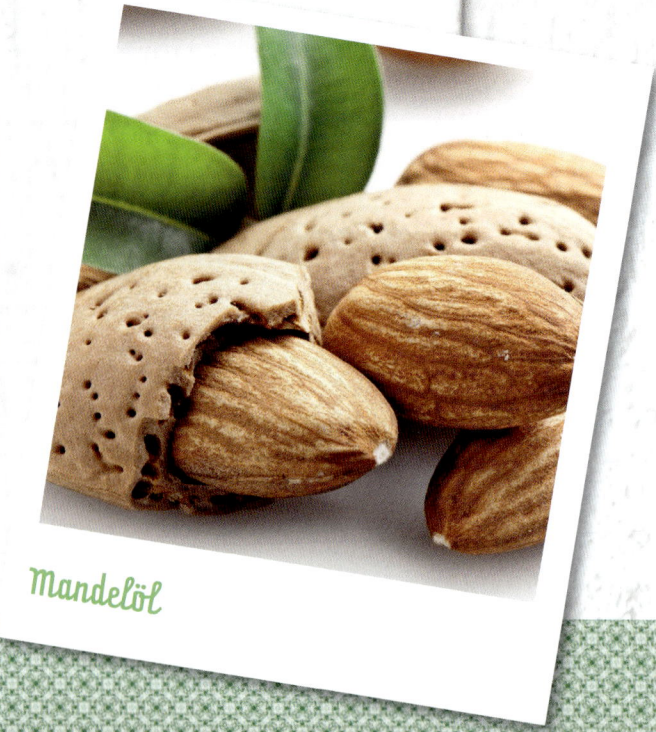
Mandelöl

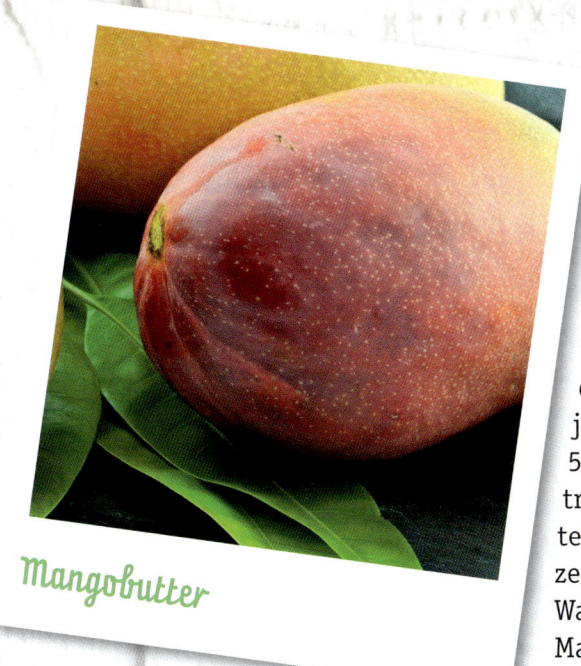
Mangobutter

Wenn Sie einen Ölauszug selbermachen möchten, ist Oliven- oder Jojobaöl als Trägeröl zu empfehlen. Für 500 ml Öl brauchen sie circa 250 g getrocknete oder 750 g frische Pflanzenteile. Bei Auszügen mit frischen Pflanzen wird das Öl durch das enthaltene Wasser allerdings recht schnell ranzig. Mazerate halten am längsten, wenn Sie sie in Braunglasflaschen füllen und diese luftdicht verschließen. Die Herstellung ist ganz einfach.

Für einen Kaltauszug: Befüllen Sie ein großes Glas (mit gut schließendem Deckel) mit den klein geschnittenen Pflanzenteilen. Dann das Glas mit Oliven- oder Jojobaöl randvoll auffüllen

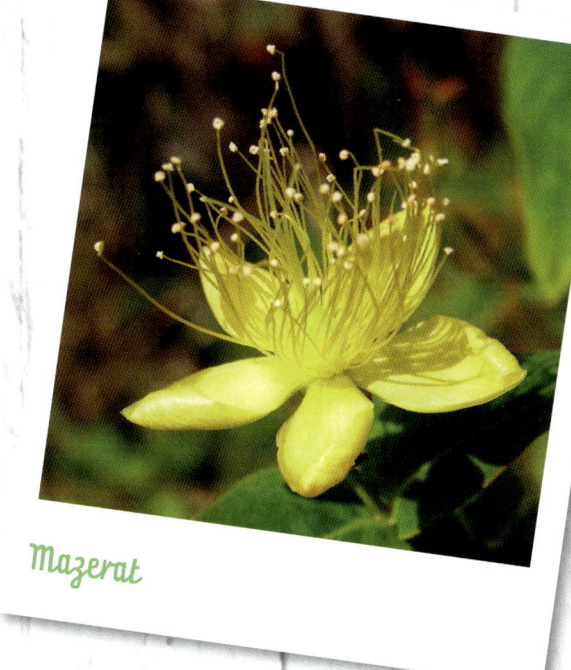
Mazerat

Die Samen werden anschließend mit Lösungsmittel (Hexan) extrahiert und anschließend raffiniert.

Mangobutter hat eine Farbe wie Elfenbein und einen milden Geruch. Sie besitzt regenerierende, heilende und rückfettende Eigenschaften. Mangobutter verleiht Bodybutter, Bodymelts und Lippenbalsam eine ganz besondere Textur. Die Haut wird weich und geschmeidig und auch trockenes Haar profitiert von ihr. Mangobutter wird oft zur Herstellung von hochwertigen Seifen und als Ersatz für Paraffin verwendet. Bei kühler Lagerung ist sie circa ein Jahr haltbar.

Mazerat (Ölauszug)

Mazerate sind Auszüge frischer oder getrockneter Pflanzenteile in Öl. Besonders bekannt ist das tiefrote Johanniskrautöl oder das Ringelblumenöl (Calendula). Fertige Mazerate werden häufig auf Sojaölbasis hergestellt, da dieses ein günstiges Trägeröl ist.

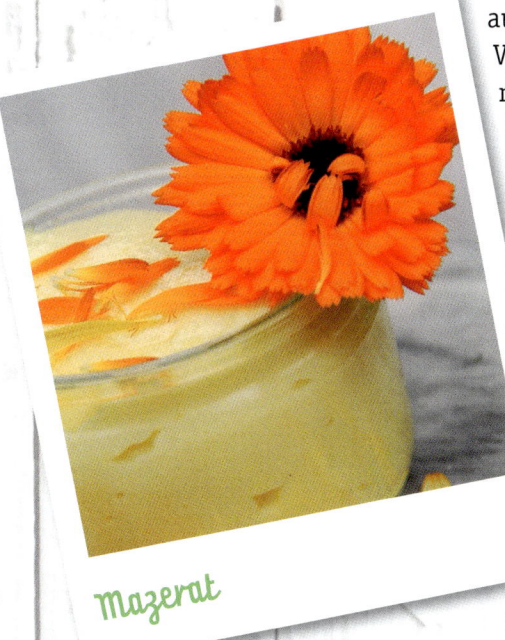
Mazerat

und für drei Wochen auf eine sonnige Fensterbank stellen. Nach dieser Zeit das Öl durch eine Stoffwindel oder ein Seihtuch gießen und den Stoff gut ausdrücken. Jetzt wiederholen Sie den Vorgang mit neuen Pflanzenteilen, nehmen aber das bereits gewonnene Öl.

Für einen Heißauszug: Geben Sie die Pflanzenteile zusammen mit dem Oliven- oder Jojobaöl in eine Schüssel (am besten aus Glas) und stellen Sie diese auf einen Topf mit kochendem Wasser. Die Mischung circa drei Stunden im Wasserbad lassen. Zum Schluss wird der Ansatz durch ein Seihtuch gegossen und ausgepresst.

Melissenöl
(Melissa officinalis L.)

Fast jeder hat sie im Garten – Zitronenmelisse. Das ätherische Öl der Zitronenmelisse (oder echten Melisse) ist eines der kostbarsten Öle, die es gibt. Man benötigt für die Herstellung (durch Wasserdampfdestillation) von einem Liter ätherischem Öl 7.000 Kilogramm Pflanzenmaterial. Das erklärt den hohen Preis des Öls. Allein 1 ml kostet zwischen 15 und 20 Euro. Das auch häufig als Melisse bezeichnete Citronellaöl (Melissa indicum) oder Lemongrasöl (Cymbopogon citratus) wird oft zum Strecken benutzt, kann aber mit dem feinen Duft der echten Melisse keinesfalls mithalten.

Zitronenmelisse wird seit mehr als 2.000 Jahren als Heilpflanze verwendet und findet auch heute in der Aromatherapie vielfach Anwendung. Sie hat eine ausgeprägt antivirale, fungizide und antimikrobielle Wirkung und wird zur Behandlung von verschiedenen Herpesarten, gegen Ekzeme und zur Wundbehandlung eingesetzt. Auf psychischer Ebene wirkt Melisse stimmungsaufhellend, erfrischend und ausgleichend. Sie beruhigt die Nerven und hilft bei Schlaflosigkeit. Verwenden Sie Melissenöl für entspannende Massageöle oder Ölbäder.

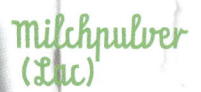

Milchpulver

Milchpulver
(Lac)

Die Auswahl an Milchpulvern ist heutzutage sehr groß. Allein aus Kuhmilch werden Magermilch-, Vollmilch-, Jogurt-, Molke- und Buttermilchpulver angeboten. Außerdem gibt es Schaf- und Ziegenmilchpulver, die einen wesentlich höheren Fettgehalt haben und sich wunderbar für Badezusätze aller Art eignen.

Insbesondere für Menschen mit Hautproblemen ist Ziegenmilch eine wahre Wohltat. Sie ist reich an Vitaminen und Mineralstoffen. Die in ihr enthaltene Linolsäure wirkt sich positiv auf Wachstum und Funktion der Zellstruktur aus. Schafmilch enthält die Vitamine A, D und E und wirkt beruhigend auf die Haut. Wer es noch etwas luxuriöser mag, nimmt Stuten- oder Eselsmilch. Stutenmilch ist etwas einfacher zu bekommen als Eselsmilch und beide sollen innerlich und äußerlich angewendet gegen Neurodermitis helfen.

Wer hin und wieder in Holland ist, sollte sich unbedingt mal auf die Suche nach Milchpulvern machen. Man findet mit etwas Glück ausgefallene Sorten wie Kamel- oder Elchmilch zu bezahlbaren Preisen.

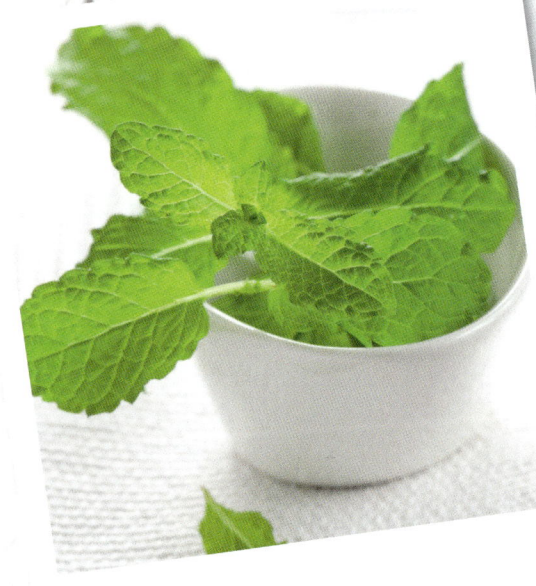

Melissenöl

Mulsifan
(Laureth-4)

Mulsifan ist ein synthetischer Emulgator, der sehr gerne für Badeöle oder andere fetthaltige Badezusätze verwendet wird. Es ist fettlöslich und besitzt eine ausgesprochen hohe Emulgierfähigkeit. Mulsifan ist ein zugelassener Kosmetikrohstoff. Für Produkte, die ausdrücklich als Naturkosmetik in den Handel kommen, darf er allerdings nicht verwendet werden und ist daher nur eingeschränkt empfehlenswert. Die Einsatzkonzentration liegt zwischen fünf und 20 Prozent, wobei fünf Prozent meist absolut ausreichen. Gegenüber Lysolecithin hat es den Vorteil der Farb- und Geruchlosigkeit.

Nachtkerzenöl
(Oenothera biennis oil)

Die Nachtkerze stammt ursprünglich aus Nordamerika und wurde vor circa 400 Jahren nach Europa eingeschleppt. Das Nachtkerzenöl wird aus ihren Samen gepresst, die zu circa 27 Prozent aus dem Öl bestehen. Nachtkerzenöl ist eines der wenigen Öle, die erfolgreich gegen Neurodermitis und Schuppen-

flechte eingesetzt werden, was auf die große Menge an Linol- und Gamma-Linolensäure zurückzuführen ist.

Nicht raffiniertes Nachtkerzenöl ist leider nur sehr begrenzt haltbar und wird daher häufig schon mit Tocopherol (Vitamin E) versetzt in den Handel gebracht.

Natriumbicarbonat/Natron
(Sodium Bicarbonate)

Natron ist eine der Hauptzutaten in Badebomben. Wahrscheinlich ist es Ihnen besser bekannt unter dem Namen Kaisernatron, welches man im Backregal eines jeden Supermarktes findet und das eine der Zutaten von herkömmlichem Backpulver ist. Warum

nun also Natron ins Badewasser geben? Zum einen ist es leicht alkalisch und macht somit das Wasser weich. Aber wichtiger ist wohl, wie es im Wasser in Verbindung mit Zitronensäure reagiert: Es sprudelt nämlich.

Im Handel sind noch zwei andere Rohstoffe, die wegen des gängigen Überbegriffs „Natron" häufig mit Natriumbicarbonat verwechselt werden: das stark ätzende Natriumhydroxid (NaOH), das unter anderem zur Seifenherstellung benötigt wird und keinesfalls etwas in Badezusätzen zu suchen hat; und zweitens Natriumcarbonat oder Waschsoda, das man wie Waschpulver verwendet und das in der Kosmetik ebenfalls nichts zu suchen hat.

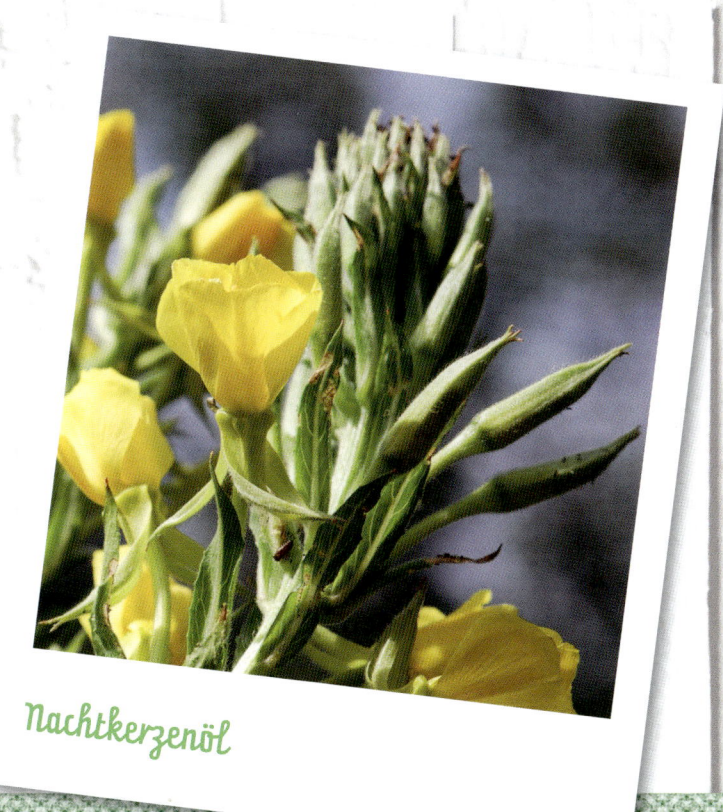

Nachtkerzenöl

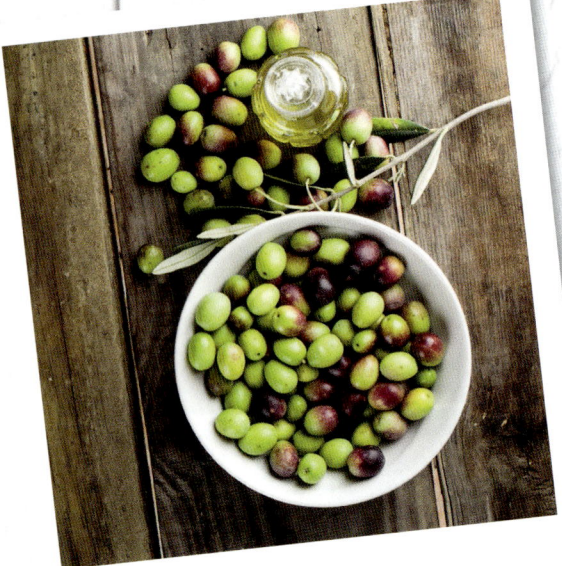

Olivenöl

Olivenöl
(Olea europaea oil)

Kaum ein Öl ist so bekannt wie Olivenöl. Für die Anwendung in der Kosmetik gilt dasselbe Prinzip wie beim Essen: Nur das kaltgepresste Olivenöl mit der Bezeichnung „nativ extra" hat all die guten Eigenschaften, die Olivenöl nachgesagt werden: Es fördert die Elastizität der Haut und ist in seiner Zusammensetzung nah mit der des Unterhautfettgewebes verwandt. Außerdem wirkt es gegen freie Radikale und fördert die Zellneubildung. Daher beim Kauf immer auf die oben genannte Bezeichnung achten.

Olivenöl ist traditionell das Trägeröl für Mazerate. Außerdem wird es gerne für Heilsalben als Basisöl verwendet, da es entzündungshemmend wirkt und durch seinen relativ hohen Tocopherolanteil lange (bis zu zwei Jahre) haltbar ist.

Olivenöl zieht nur sehr langsam in die Haut ein und weicht die Haut auf, weswegen es für raue, schuppige Haut sehr geeignet ist. Auf verschorfte Wunden aufgetragen, weicht es den Schorf auf, sodass dieser wesentlich schneller abfällt. Wem der Geruch des Olivenöls zu stark ist, kann es zu gleichen Teilen mit Macadamianussöl mischen. Der Geruch soll dadurch neutralisiert werden.

D-Panthenol
(Panthenol)

Panthenol oder Dexpanthenol ist eine Vitamin-B-Vorstufe (Provitamin B5) und ist an regenerativen Stoffwechselprozessen der Haut beteiligt.

Panthenol ist eine durchsichtige, dickflüssige und klebrige Flüssigkeit und wegen seiner Verträglichkeit in vielen kosmetischen Produkten, aber auch in Pflegeprodukten für Babys zu finden. Es wirkt wundheilend, entzündungshemmend und regenerierend, verbessert die Elastizität der Haut und hilft ihr, Wasser zu speichern. Die Einsatzkonzentration beträgt ein bis fünf Prozent, liegt aber bei Panthenol als kosmetischem Wirkstoff eher bei zwei Prozent, da höhere Konzentrationen bereits einen therapeutischen Zweck erfüllen wie z. B. Wundheilung.

Da Panthenol hitzeempfindlich ist, sollten Sie es auf maximal 30 °C erwärmen.

Parfumöl
(Parfum)

Parfumöl sind künstlich erzeugte Düfte. Sie werden nicht wie ätherische Öle aus Pflanzenteilen gewonnen, sondern im Labor gemischt. Es gibt Vor- und Nachteile. Ein Vorteil ist, dass Sie Düfte verwenden können, die so in der Natur nicht vorkommen wie z. B. Apfel, Erdbeere, Veilchen oder Maiglöckchen. Der Nachteil ist, dass Parfumöle nicht die aromatherapeutischen Wirkungsweisen wie ätherische Öle besitzen. Parfumöle sind circa 18 Monate haltbar.

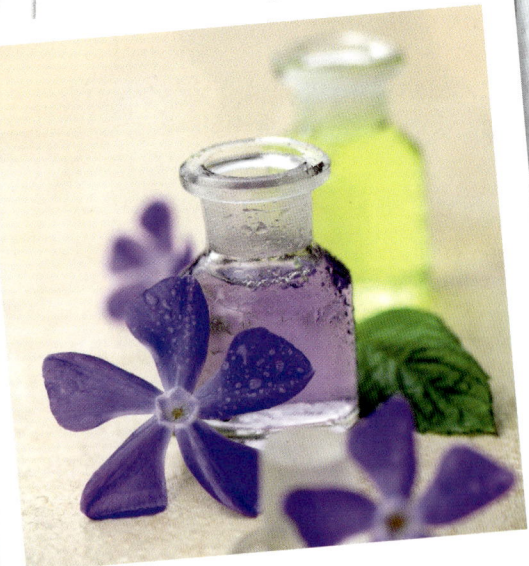

Parfümöl

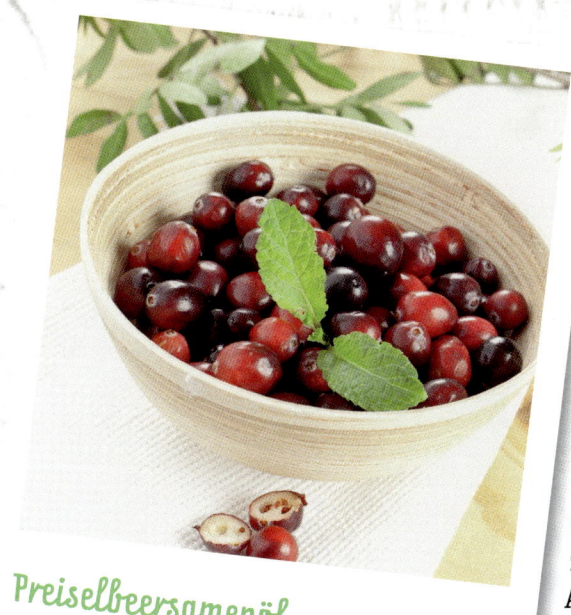

Preiselbeersamenöl

Preiselbeersamenöl (Vaccinium Macrocarpon Seed Oil)

Kaltgepresstes Preiselbeersamenöl hat eine dunkel-goldgelbe Farbe und einen nussigen Geruch. Es wird aus den Preiselbeersamen gepresst und stammt aus Nordamerika. Preiselbeersamenöl ist recht teuer und gehört zu den Wirkstoffölen, die in einer Mischung einen Anteil von maximal zehn Prozent haben sollten.

Seine Wirkung ist ähnlich wie die von Hagebuttenkernöl. Es ist besonders geeignet für trockene, reife Haut und erzeugt ein samtiges Hautgefühl, ohne dabei fettig zu wirken. Preiselbeersamenöl beruhigt irritierte Haut und verfeinert das Hautbild.

Ringelblumenöl (Mazerat) (Calendula officinalis [and] Glycine Soja oil)

Ringelblumenöl ist kein klassisches Öl, sondern ein Mazerat (siehe Mazerat). Meist bekommt man einen Auszug von Ringelblumen in Sojaöl. Ringelblumenöl hat eine orangegelbe Färbung, wofür das Carotin verantwortlich ist. Es wirkt wundheilend und entzündungshemmend und wird gerne bei gereizter Haut eingesetzt. Die Einsatzkonzentration liegt bei zwei bis zehn Prozent.

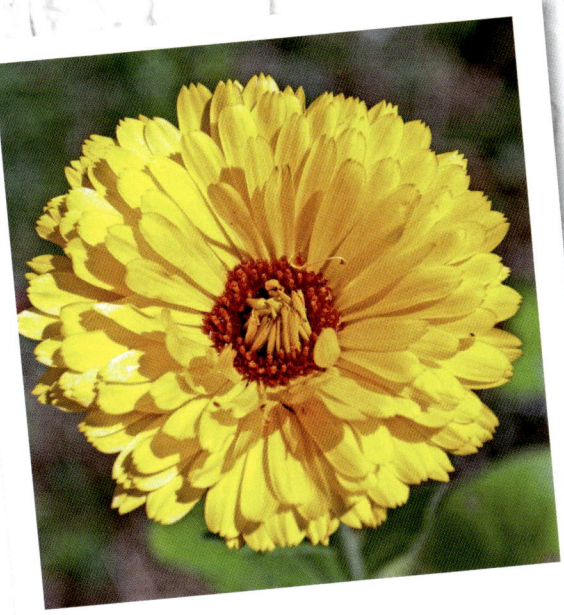

Ringelblumenöl

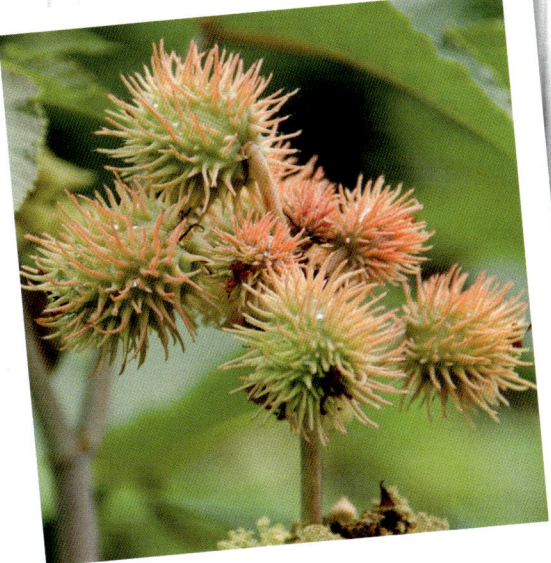

Rizinusöl

Rizinusöl (Ricinus communis)

Rizinusöl ist ein sehr dickflüssiges, farbloses Öl, das in zu hoher Einsatzkonzentration austrocknend wirken kann. Es ist geeignet für Lipgloss oder ein Lippenbalsam, das einen leichten Glanz erzeugen soll. Ansonsten ist es ein viel verwendetes Öl in der Seifenherstellung, weil es die Schaumfette und damit die Schaumbildung positiv unterstützt.

Sanddornfruchtfleischöl (Hippophae rhamnoides)

Bis 1980 war die UdSSR führender Hersteller von Sanddornfruchtfleischöl. Heute ist es mit einer Fläche von 1 Million Hektar Anbaufläche China. Das feinste Sanddornfruchtfleischöl kommt allerdings aus der Mongolei, wo die Büsche nicht kultiviert werden, sondern wild wachsen. Sanddornöl lässt sich grob in drei Arten unterteilen.

1. Aus dem Rohpresssaft entsteht durch Zentrifugieren oder Kaltpressen das Sanddornfruchtfleischöl.

2. Die Kerne werden vom Fruchtfleisch getrennt und dann kaltgepresst oder extrahiert. Dies ergibt das Sanddornkernöl.

3. Eine weitere Methode, Sanddornfruchtfleischöl herzustellen, ist die CO_2-Extraktion. Dazu werden die getrockneten Sanddornbeeren zerkleinert, ohne dass dabei die Kerne mitzerkleinert werden. So werden nur die Lipide (Fette) des Fruchtfleisches extrahiert.

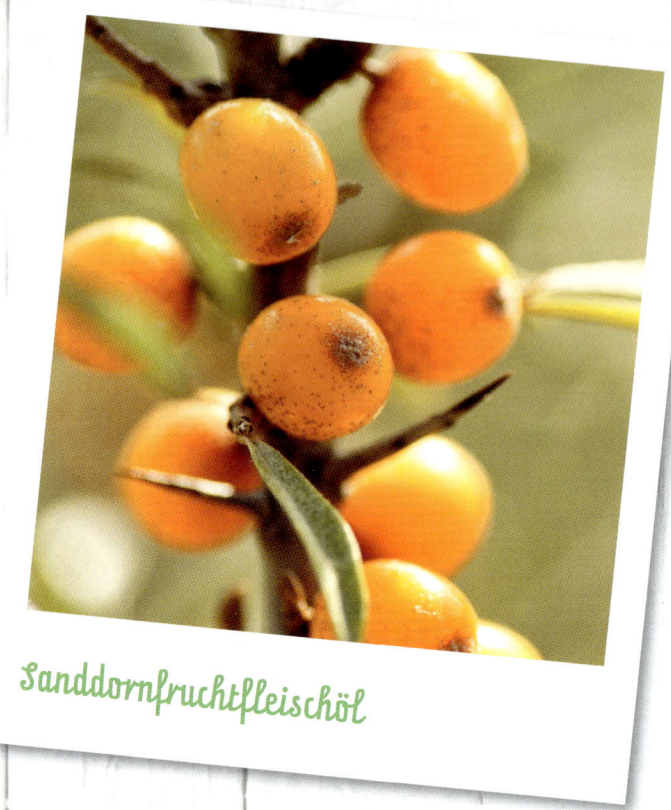

Sanddornfruchtfleischöl

Sanddornfruchtfleischöl ist orangerot, was an den Carotinoiden liegt. Es hat einen fruchtig süßen Duft und schmeckt aromatisch. Zudem enthält Sanddornfruchtfleischöl besonders viel Palmitoleinsäure, die Bestandteil des menschlichen Hautfetts ist. Palmitoleinsäure verringert die Faltenbildung und die Alterung der Haut. Besonders trockene, rissige Haut kann hiervon profitieren. Auch schützt Sanddornfruchtfleischöl vor freien Radikalen, UV-Strahlen und Schadstoffen in der Umwelt. Es stärkt die Abwehrmechanismen der Haut, strafft das Hautgewebe und glättet bereits bestehende Falten durch den sogenannten „Skin-Repair-Effekt".

Sollten Sie die Wahl zwischen kaltgepresstem und CO_2-extrahiertem Fruchtfleischöl haben, so ist das kaltgepresste zu empfehlen. Hier gibt es noch den Unterschied, ob das Öl aus frischen oder getrockneten Beeren hergestellt wurde. Das beste ist ein kaltgepresstes Öl aus frischen Beeren. Sein Duft ist wunderbar fruchtig, bei Öl aus getrockneten Beeren ist er weniger intensiv.

Seidenpulver (Serica/Silk powder)

Seidenpulver wird aus dem Faden des Maulbeerspinners hergestellt, den dieser benutzt, um seinen Kokon zu spinnen. Der Faden eines einzigen Kokons ist circa 3.000 bis 4.000 Meter lang. Seidenpulver eignet sich z.B. dazu, Bodybutter etwas Fettglanz zu nehmen und sie matter erscheinen zu lassen. Des Weiteren wird er in dekorativer Kosmetik wie Mineralpuder, Lidschatten und Ähnlichem eingesetzt.

SLSA
(Sodium Lauryl Sulfoacetate)

SLSA ist ein pulverförmiges Tensid, das für Naturkosmetik zugelassen ist. Es verfügt über ein hervorragendes Reinigungs- und Schaumvermögen, ist sehr mild und trocknet die Haut nicht aus. Zur Anwendung kommt SLSA hauptsächlich in festen oder pulverförmigen Badezusätzen wie Bubblebars, Badebomben und Badepulver oder in Shampoobars. Die Einsatzkonzentration beträgt etwa 50 Prozent.

ACHTUNG: Beim Verarbeiten des Pulvers sollten Sie unbedingt einen geeigneten Mundschutz tragen, da es stark staubt und die Atemwege reizt!

Sheaöl
(Buthyrospermum parkii [seed] oil)

Anders als Sheabutter wird Sheaöl aus den Nüssen gepresst und dann raffiniert. Sheaöl eignet sich für trockene, spröde und feuchtigkeitsarme Haut. Es ist sehr oxidationsstabil und fördert die Haltbarkeit anderer, nicht so stabiler Öle. Da es so gut wie keinen Eigengeruch besitzt, ist es hervorragend für die Aromatherapie geeignet. Die Haltbarkeit beträgt etwa zwei Jahre.

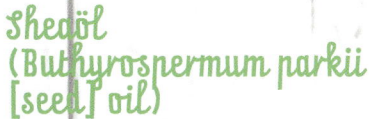

Sheabutter

Sheabutter
(Buthyrospermum parkii butter)

Sheabutter, auch Karité genannt, wird aus den Nüssen des Sheabaums gewonnen. Der Sheabaum ist von Westafrika bis zur Ober-Nil-Region verbreitet. Er gedeiht dort, wo andere Ölpalmen aufgrund des geringen Niederschlages nicht mehr wachsen können.

Um die Sheabutter herzustellen, werden zuerst die Nüsse gesammelt. Diese Arbeit ist ausschließlich den Frauen vorbehalten. Die Nüsse werden in der Sonne oder in Öfen getrocknet. Danach werden sie in Ölmühlen gemahlen und die Schalen mit einem groben Sieb ausgesiebt. Sind die Nüsse vollständig von der Schale befreit, werden sie in einem Ofen extrahiert und anschließend zerkleinert. Das ergibt eine fettige Masse, die von Hand und mithilfe von Wasser so lange bearbeitet wird, bis sie annähernd weiß ist. Das bedeutet, dass sie von allen Verunreinigungen befreit wurde. Dieser Extrakt wird so lange gekocht, bis kein Wasser mehr enthalten ist. Jetzt wird die Butter noch filtriert und anschließend abgefüllt und verpackt. Dies ist die traditionelle Methode, um unraffinierte Sheabutter herzustellen. Leider wird der wesentlich größere Teil

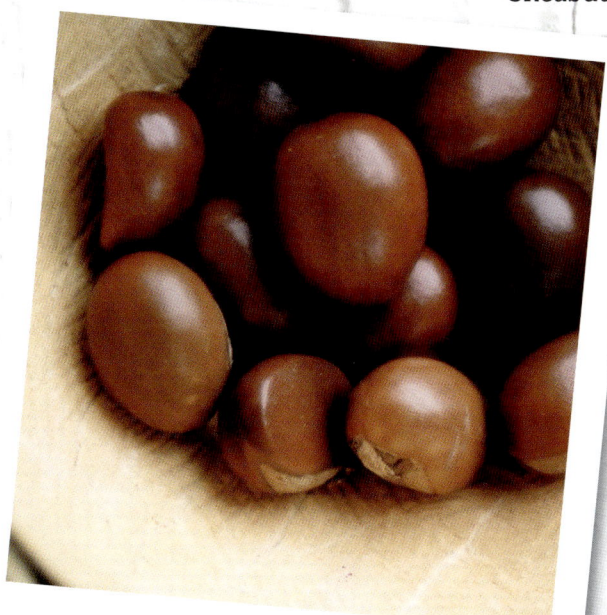

Sheaöl

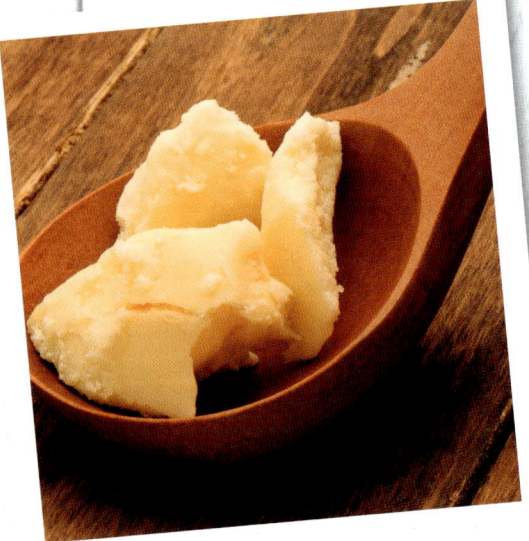

Sheabutter

der Sheabutter durch Raffination gewonnen. Hierbei wird der Sheanussbrei auf über 100 °C erhitzt, wodurch zwar die Ausbeute wesentlich höher ist, aber viele wertvolle Inhaltsstoffe verloren gehen.

Unraffinierte Sheabutter hat eine gelbliche, in seltenen Fällen auch gräuliche oder grünliche Farbe und einen leicht nussigen, oft rauchigen Duft, den manche Menschen als unangenehm beschreiben. Raffinierte Ware ist reinweiß und geruchlos.

Sheabutter enthält bis zu elf Prozent Unverseifbares, das sehr positiv auf die Haut wirkt. Es macht sie geschmeidig und verhindert das Austrocknen.

In klinischen Studien wurde nachgewiesen, dass schon eine 15-prozentige Sheabuttercreme deutlich besser bei Hauterkrankungen wie Neurodermitis oder trockener Altershaut wirkt als eine Cortisonsalbe. Sheabutter ist sehr gut verträglich und man findet sie in einer Vielzahl kosmetischer Produkte. Gerne wird sie auch zur Vorbeugung von Schwangerschaftsstreifen und zur Brustpflege während der Stillzeit eingesetzt.

Was sie besonders hervorhebt, ist ihre sahnige Konsistenz. Man kann sie kalt aufschlagen und erhält z. B. mit etwas Jojobaöl eine wunderbare Körperbutter. Wichtig ist, sie nur ganz sanft zu erwärmen (nicht über 35 °C), da sie sonst beim Festwerden zum „Krisseln" neigt. Als Krisseln bezeichnet man eine ehemals cremige Pflanzenbutter, die nach dem Aufschmelzen eine sandige

Konsistenz hat. Es fühlt sich an, als ob kleine, harte Körnchen in der Butter wären. Sollte Ihnen so etwas trotz aller Vorsicht mal passieren, hilft nur eins: wieder einschmelzen und die Butter unter ständigem Rühren abkühlen und fest werden lassen.

Tonerde
siehe Ghassoul

Totes-Meer-Salz (Maris Sal)

Salz aus dem Toten Meer unterscheidet sich sehr von anderen Salzen. Es hat einen enorm hohen Gehalt an Mineralstoffen wie Natrium, Eisen, Kalzium, Kalium, Magnesium, Mangan, Sulfit und vielen mehr. Totes-Meer-Salz hat meist eine gelbliche Farbe und fühlt sich nass an.

Ein Vollbad mit diesem Salz fördert die Durchblutung, strafft die Haut und regt den Stoffwechsel an. Zudem soll es einen positiven Einfluss auf Hauterkrankungen wie Psoriasis und Neurodermitis haben. Es hat eine stark entgiftende Wirkung, weshalb es gerne bei unreiner und fettiger Haut verwendet wird.

Für ein Vollbad, das der Hautpflege dient, benötigt man 200 bis 500 g. Wenn Sie das Salz zum Entgiften verwenden (Basenbad), benötigen Sie mindestens 2 kg. Einen positiven Effekt hat Totes-Meer-Salz auch in Shampoobars.

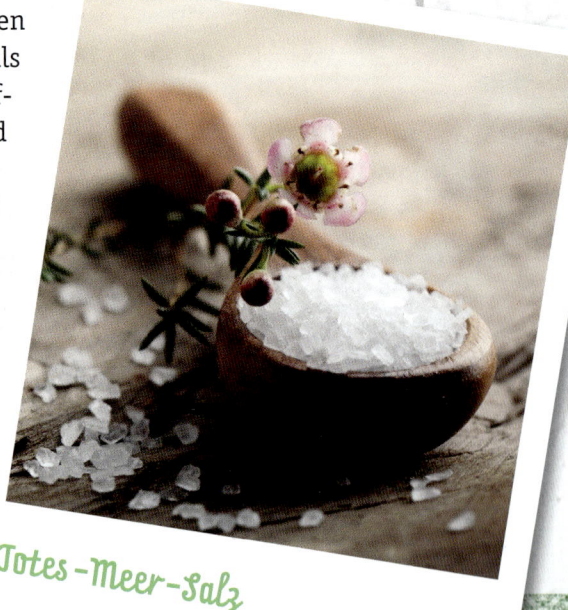

Totes-Meer-Salz

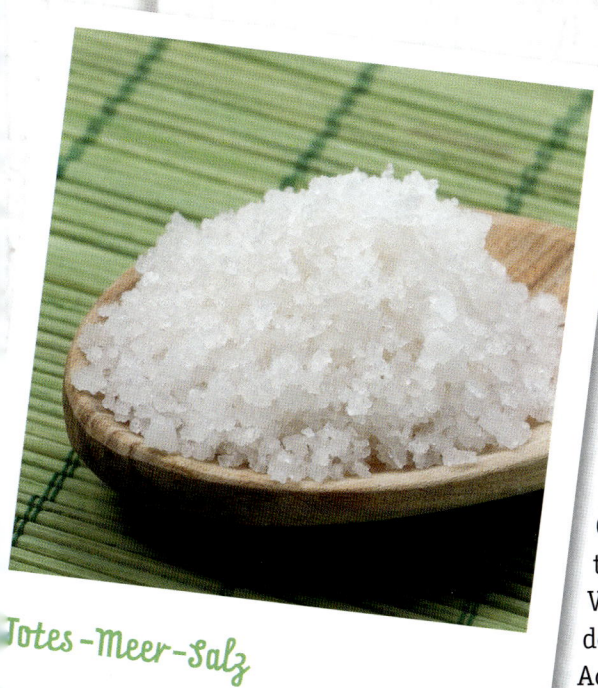
Totes-Meer-Salz

Vitamin E/Vitamin-E-Acetat (Tocopherol/α-Tocopherylacetat)

In der Kosmetik wird Vitamin E hauptsächlich wegen seiner antioxidierenden Wirkung verwendet. Es verlängert in der richtigen Konzentration (fünf Prozent) die Haltbarkeit von Fetten und Ölen. Vitamin-E-Acetat ist stabiler als einfaches Vitamin E. Es hat eine gelbliche Farbe und ist in Wasser sowie in Fett löslich. Außerdem wirkt es hautglättend, zellerneuernd sowie entzündungshemmend und ist daher zur Wundheilung besonders geeignet.

Weizenkeimöl (Triticum vulgare [Wheat Germ] oil)

Der Keim einer Pflanze enthält alle Substanzen für die Erschaffung neuen Lebens, sprich einer neuen Weizenpflanze. Diese Wirkstoffe sind auch im Öl enthalten, was es besonders wertvoll macht. Weizenkeimöl ist ein besonders mildes Öl, das sich grundsätzlich für jeden Hauttyp eignet. Es ist das Öl mit dem höchsten Gehalt an Vitamin E, hat eine elastizitätsfördernde Wirkung und ist in Verbindung mit Wildrosenöl ein wunderbares Gesichtsöl für reife Haut. Achten Sie beim Kauf unbedingt darauf ein natives Öl mit Lebensmittelqualität aus kontrolliert biologischem Anbau zu kaufen, da kosmetische Qualitäten häufig mit anderen Ölen verschnitten sind oder pestizidbelastet sein können. Bei kühler und dunkler Lagerung ist Weizenkeimöl zwölf Monate haltbar.

Wildrosenöl

siehe Hagebuttenkernöl

Wollwachsalkohol (Lanolin Alcohol)

Die unverseifbaren Bestandteile des Lanolins (Wollwachs) bezeichnet man als Wollwachsalkohol. In der Kosmetik wird es als Emulgator verwendet. Man kauft es als kleine, gelbliche Kügelchen, die wie Wachs verarbeitet (geschmolzen) werden. Der Schmelzpunkt liegt zwischen 58 und 65 °C. Neben seinen emulgierenden Fähigkeiten wirkt er rückfettend und weichmachend. Wollwachsalkohol ist circa 18 Monate haltbar.

Zitronensäure (Citric Acid)

Viele kennen Zitronensäure aus dem Haushalt. Sie eignet sich zum Entkalken der Kaffeemaschine oder dazu, die Badezimmerarmaturen auf Hochglanz zu bringen. In Badezusätzen wird sie meist in Verbindung mit Natriumbicarbonat verwendet und zwar immer dann, wenn ein Sprudeleffekt erzielt werden soll.

Beim Verarbeiten sollten Sie unbedingt Handschuhe und Mundschutz tragen, da pure Zitronensäure die Haut sowie die Atemwege reizt. Außerdem ist es wichtig, Zitronensäure in einem luftdichten Gefäß aufzubewahren, da sie stark hygroskopisch (wasseranziehend) ist und schon nach kurzer Zeit an der Luft anfängt, feucht zu werden. Der Behälter sollte außer Reichweite von Kindern und Haustieren gelagert werden!

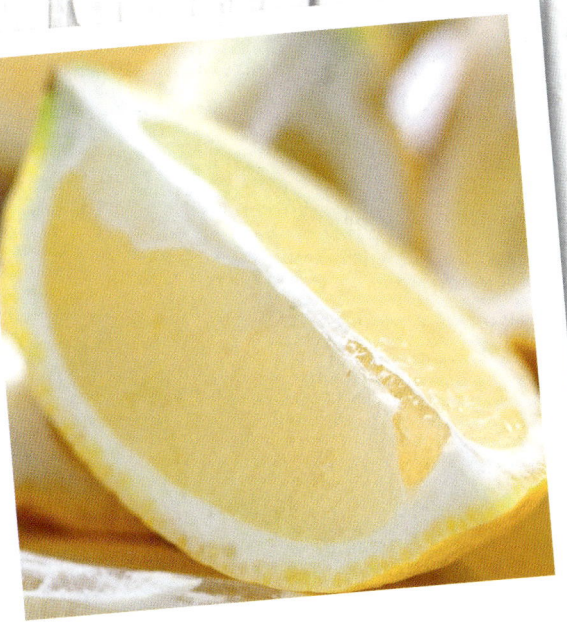
Zitronensäure

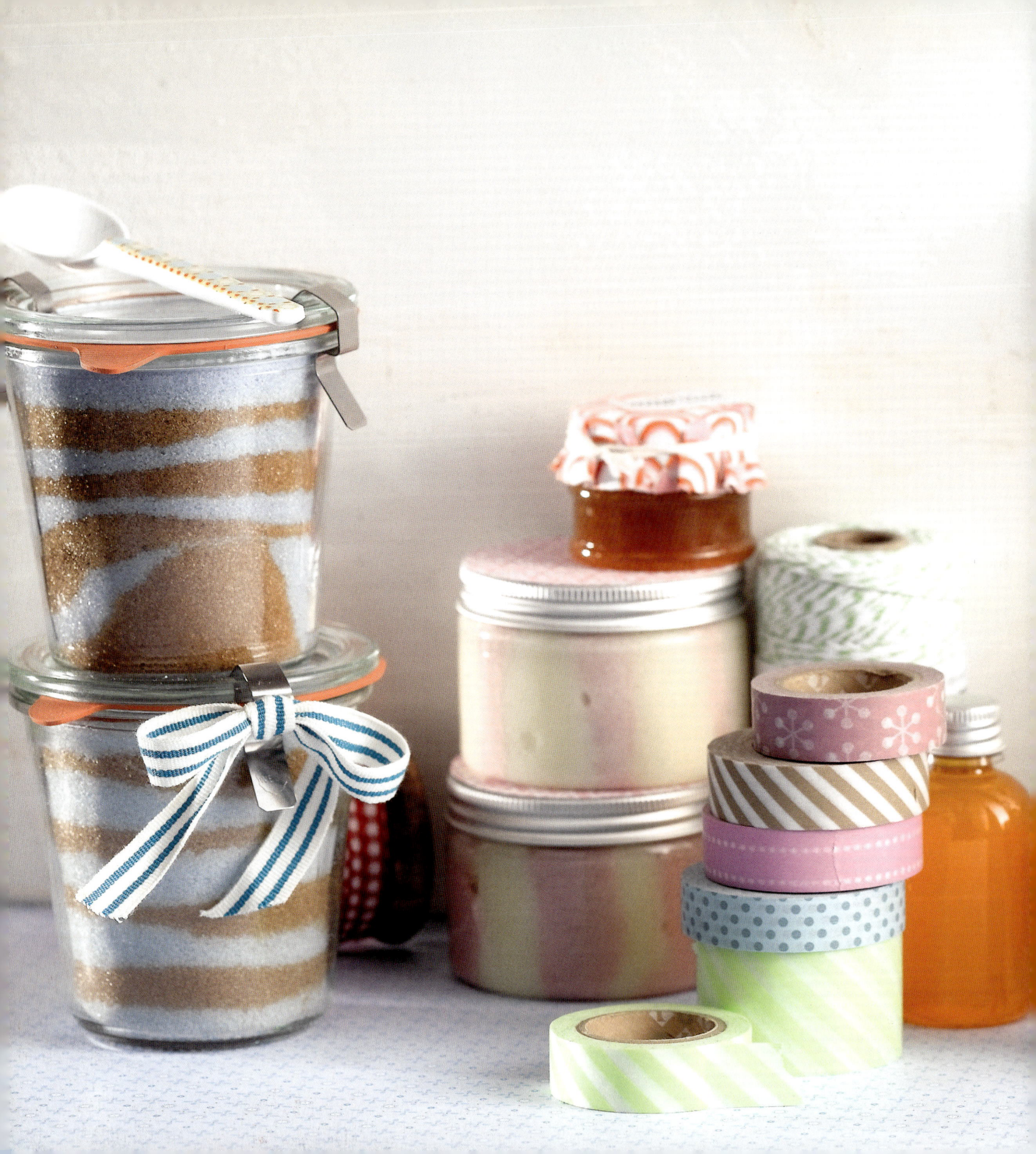

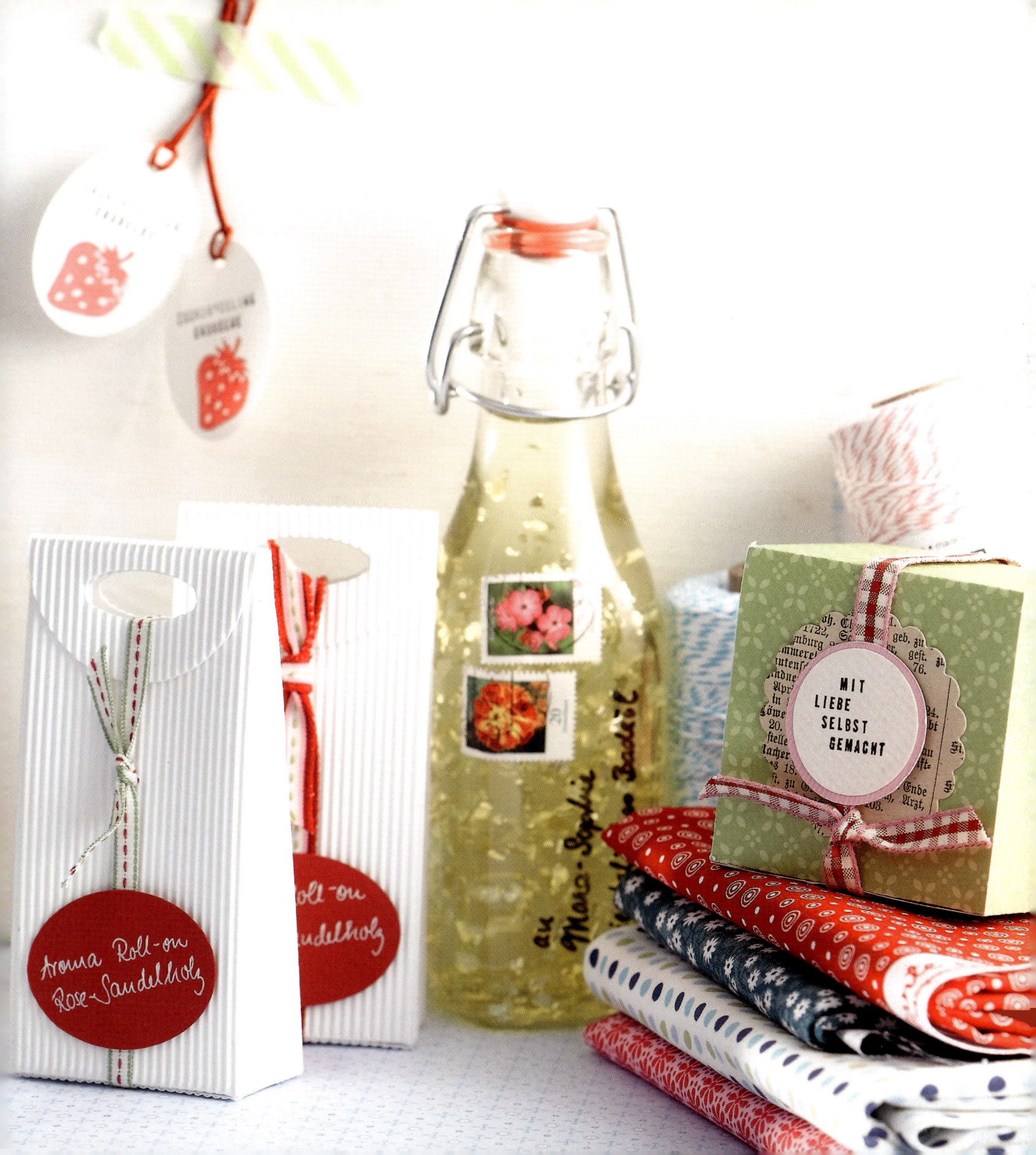

Aroma Roll-on
Rose-Sandelholz

...oll-on
...andelholz

MIT
LIEBE
SELBST
GEMACHT

Vorlagen

- - - - - - - - - Falzlinie

—————————— Schnittkante

Klebefläche

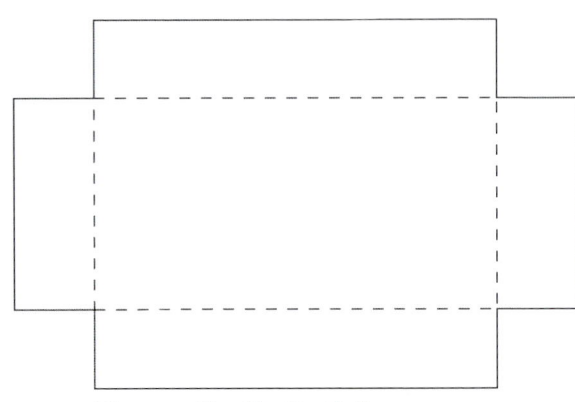

Einsatz für die Vertiefung

*Ausgefallene Verpackung
für den Lippenbalsam*
Seite 36

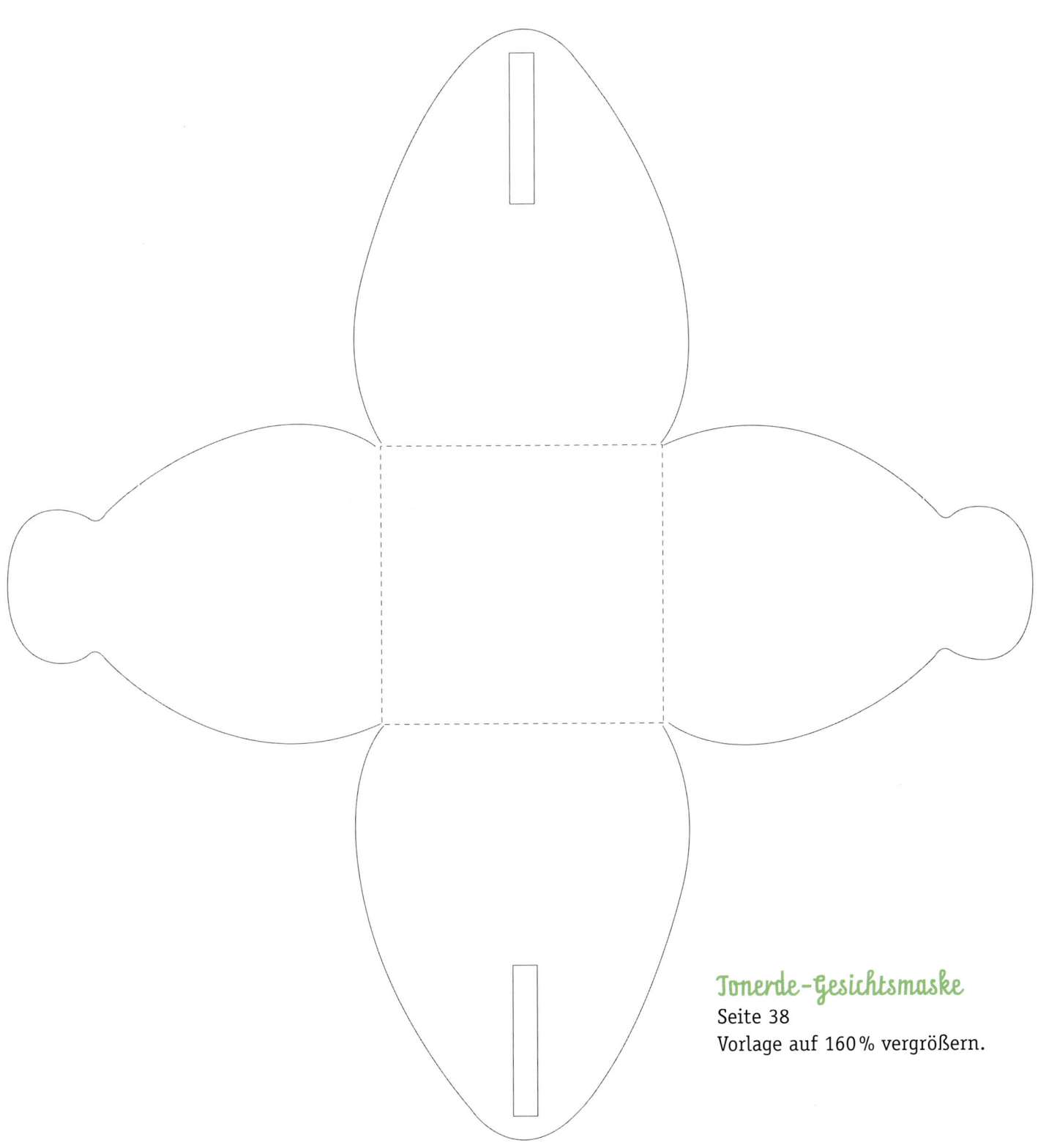

Tonerde-Gesichtsmaske
Seite 38
Vorlage auf 160 % vergrößern.

Inhalt	
Empfänger	Haltbar bis

Inhalt	
Empfänger	Haltbar bis

Inhalt	
Empfänger	Haltbar bis

Inhalt	
Empfänger	Haltbar bis

Haltbar bis	Empfänger
	Inhalt

Haltbar bis	Empfänger
	Inhalt

Haltbar bis	Empfänger
	Inhalt

Massageöl
Seite 44

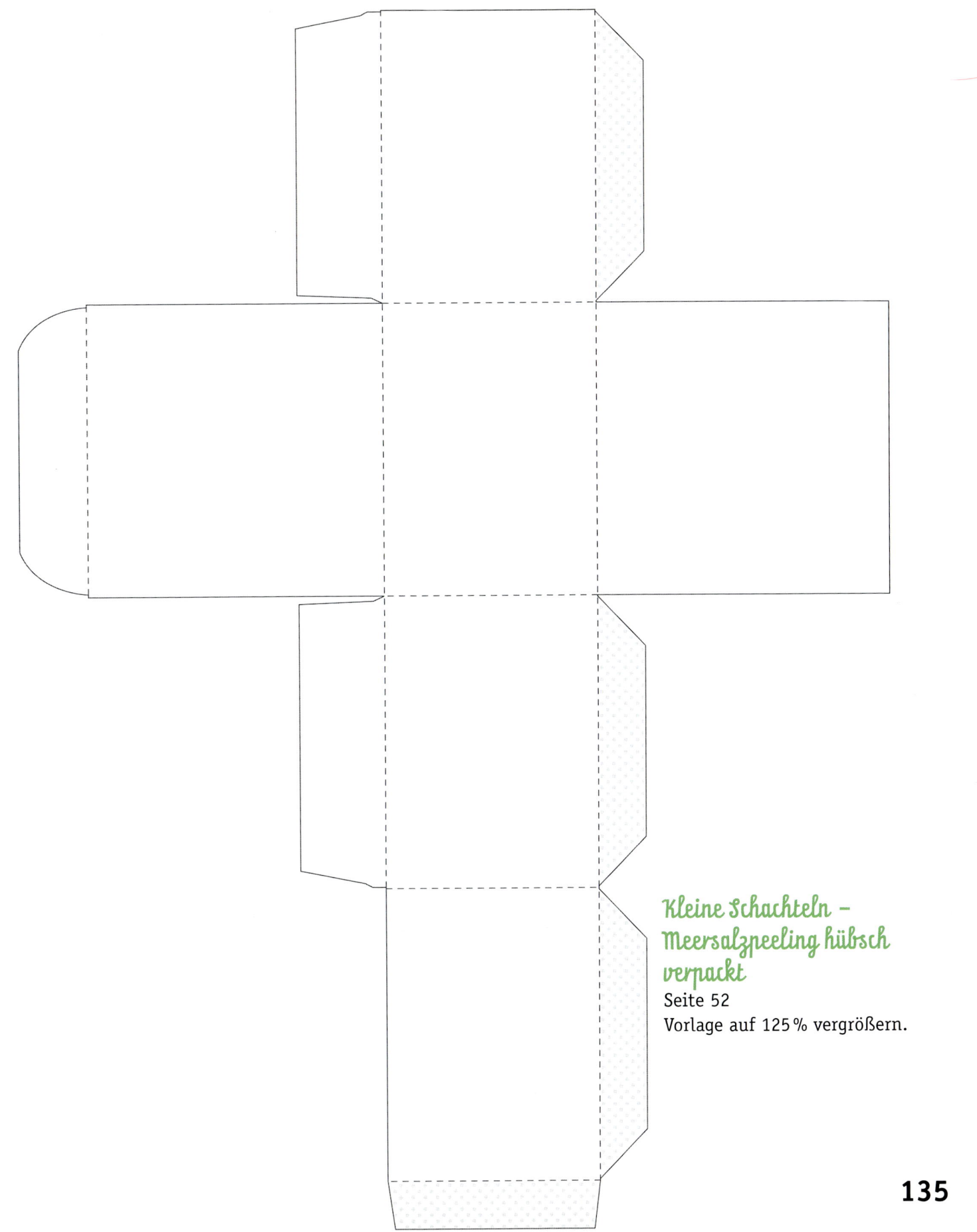

Kleine Schachteln –
Meersalzpeeling hübsch
verpackt
Seite 52
Vorlage auf 125 % vergrößern.

135

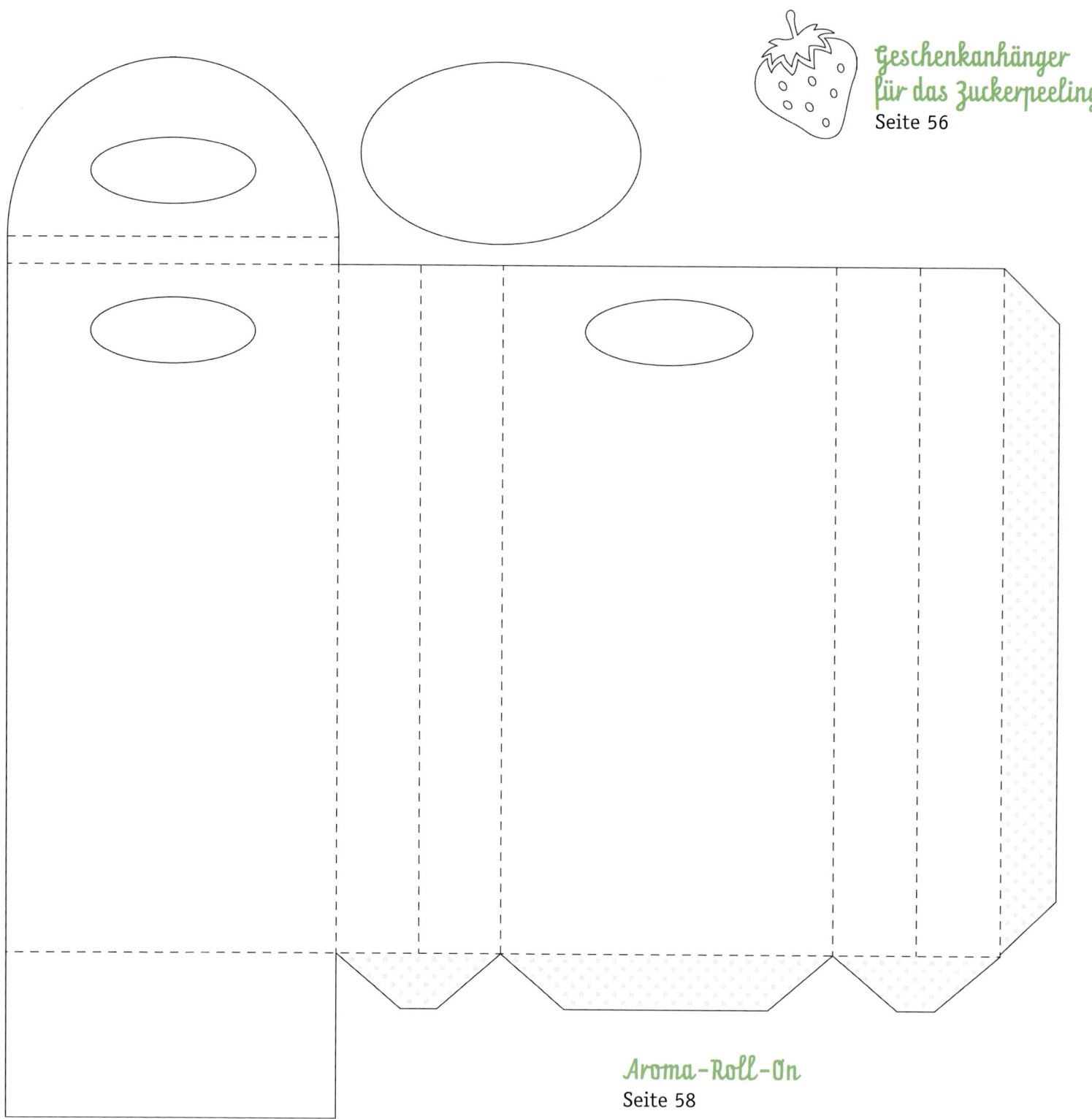

Geschenkanhänger
für das Zuckerpeeling
Seite 56

Aroma-Roll-On
Seite 58

136

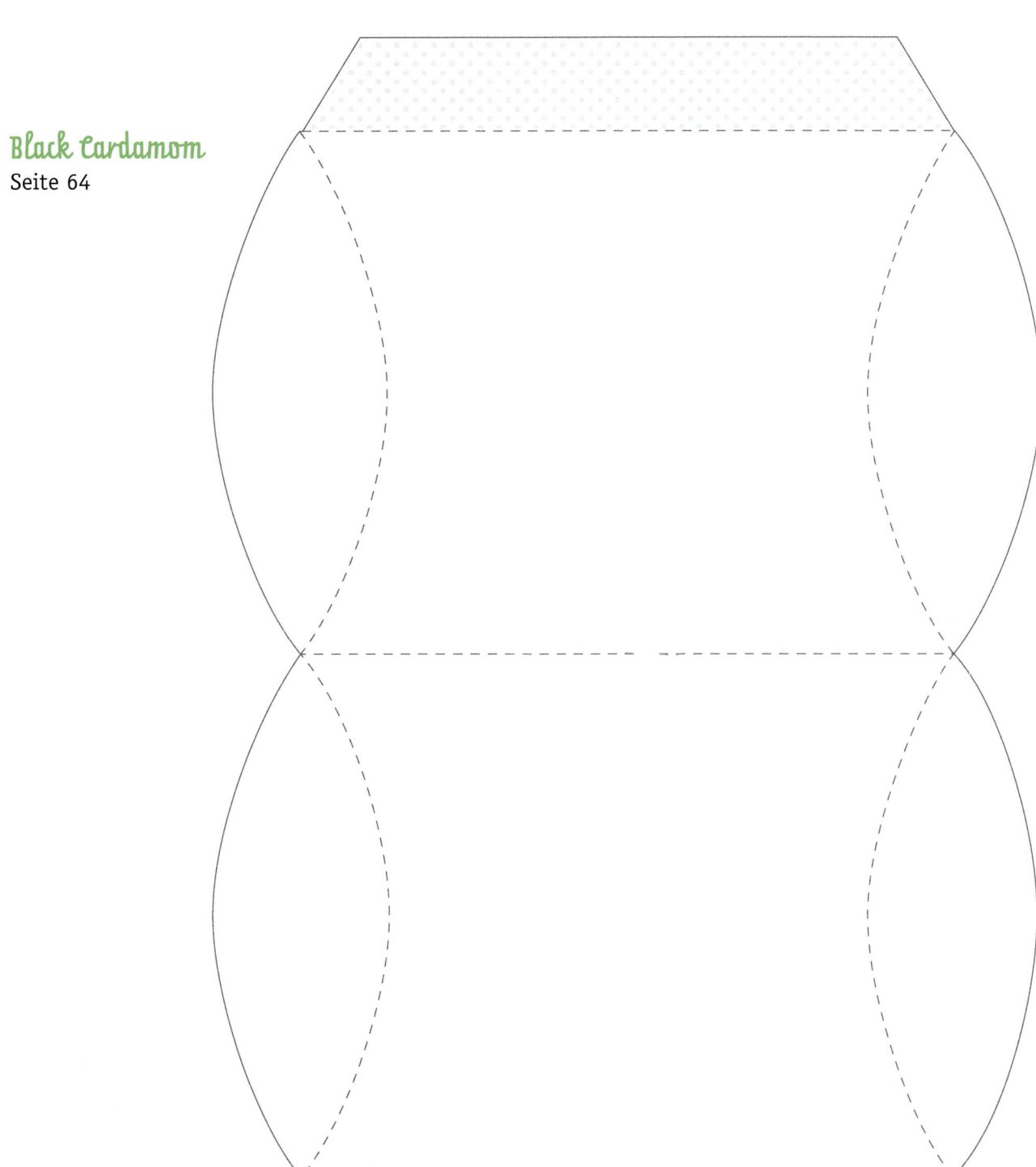

Black Cardamom
Seite 64

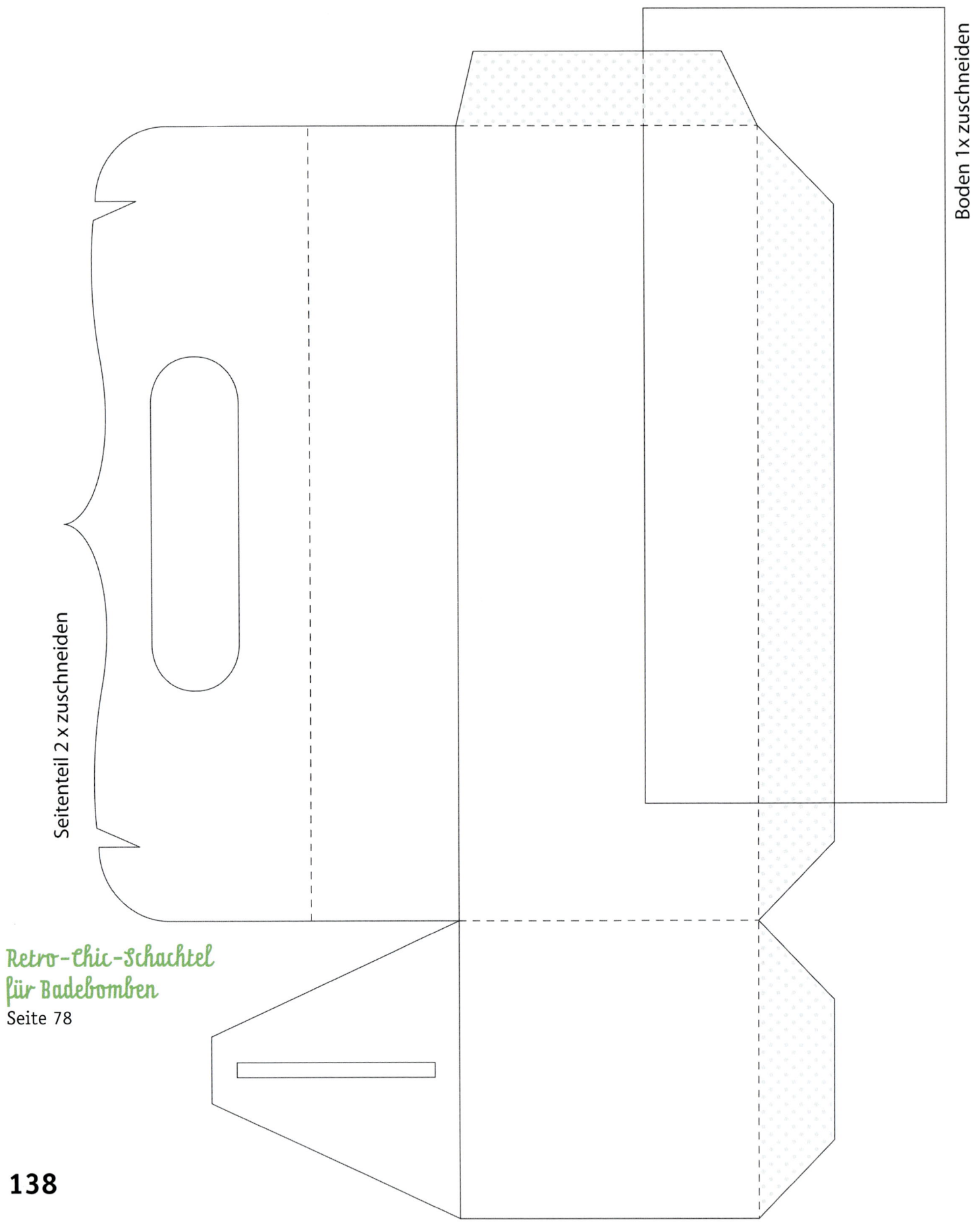

Boden 1x zuschneiden

Seitenteil 2 x zuschneiden

Retro-Chic-Schachtel
für Badebomben
Seite 78

138

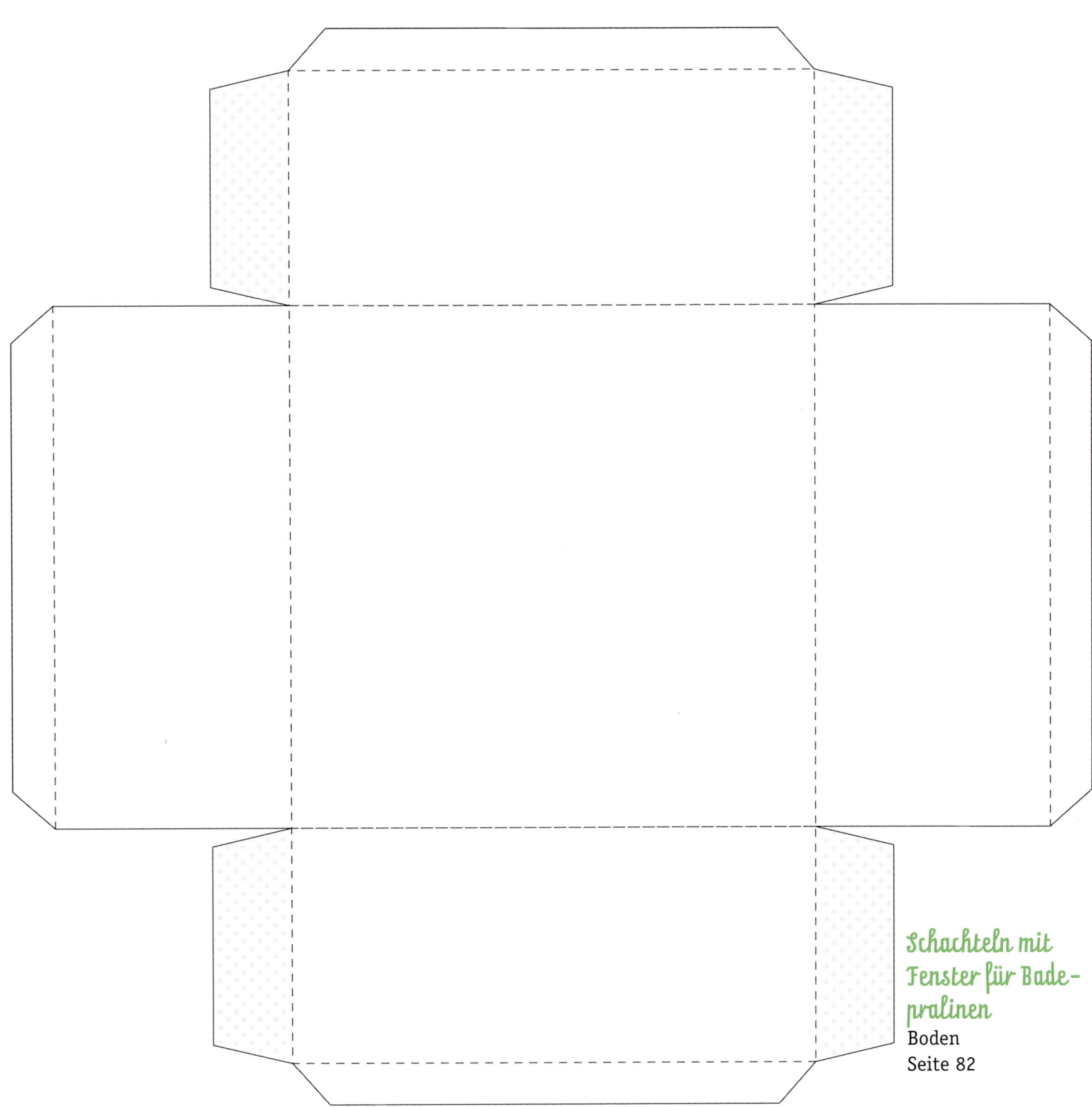

Schachteln mit
Fenster für Bade-
pralinen
Boden
Seite 82

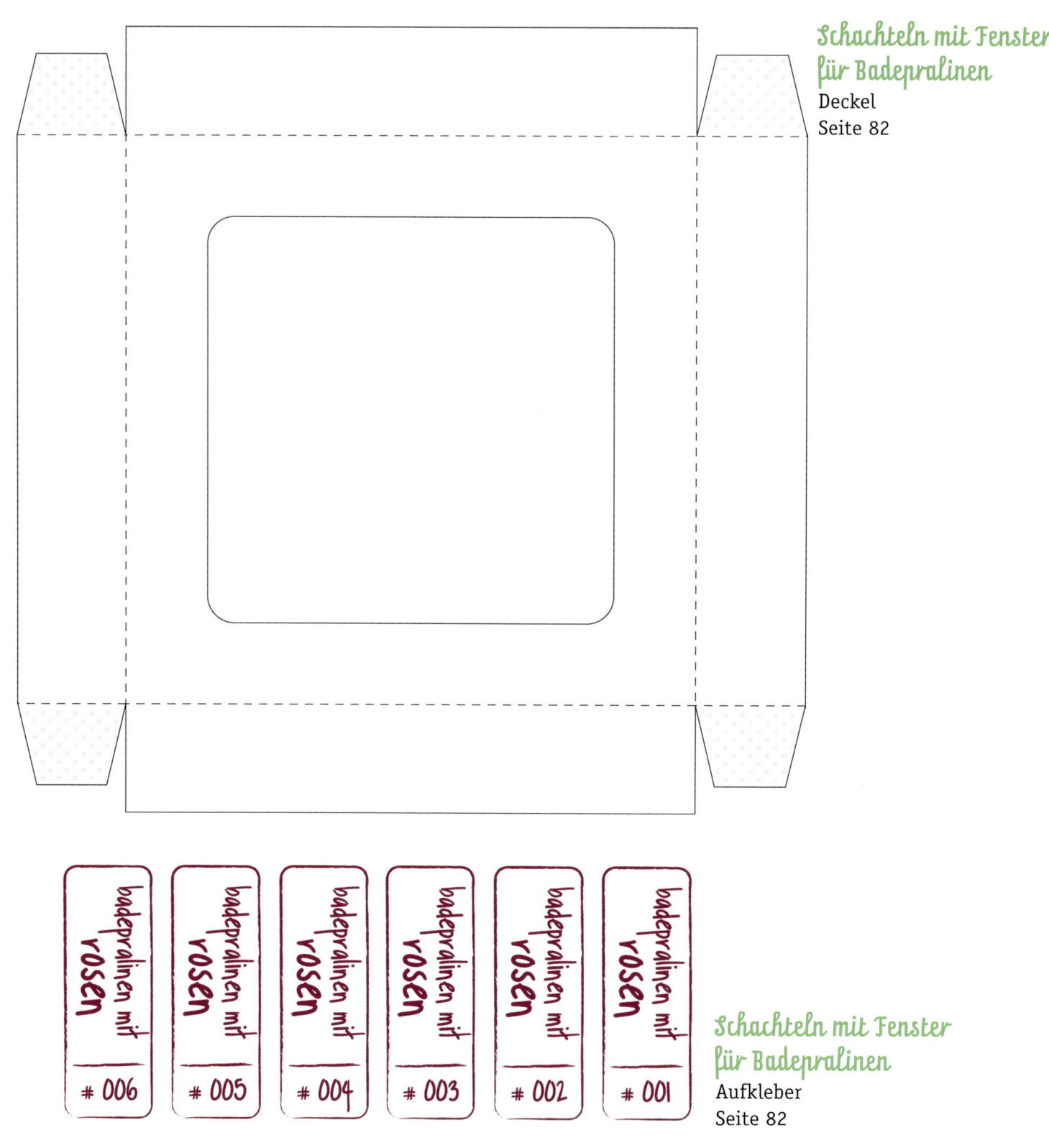

Schachteln mit Fenster
für Badepralinen
Deckel
Seite 82

badepralinen mit
rosen

\# 006

badepralinen mit
rosen

\# 005

badepralinen mit
rosen

\# 004

badepralinen mit
rosen

\# 003

badepralinen mit
rosen

\# 002

badepralinen mit
rosen

\# 001

Schachteln mit Fenster
für Badepralinen
Aufkleber
Seite 82

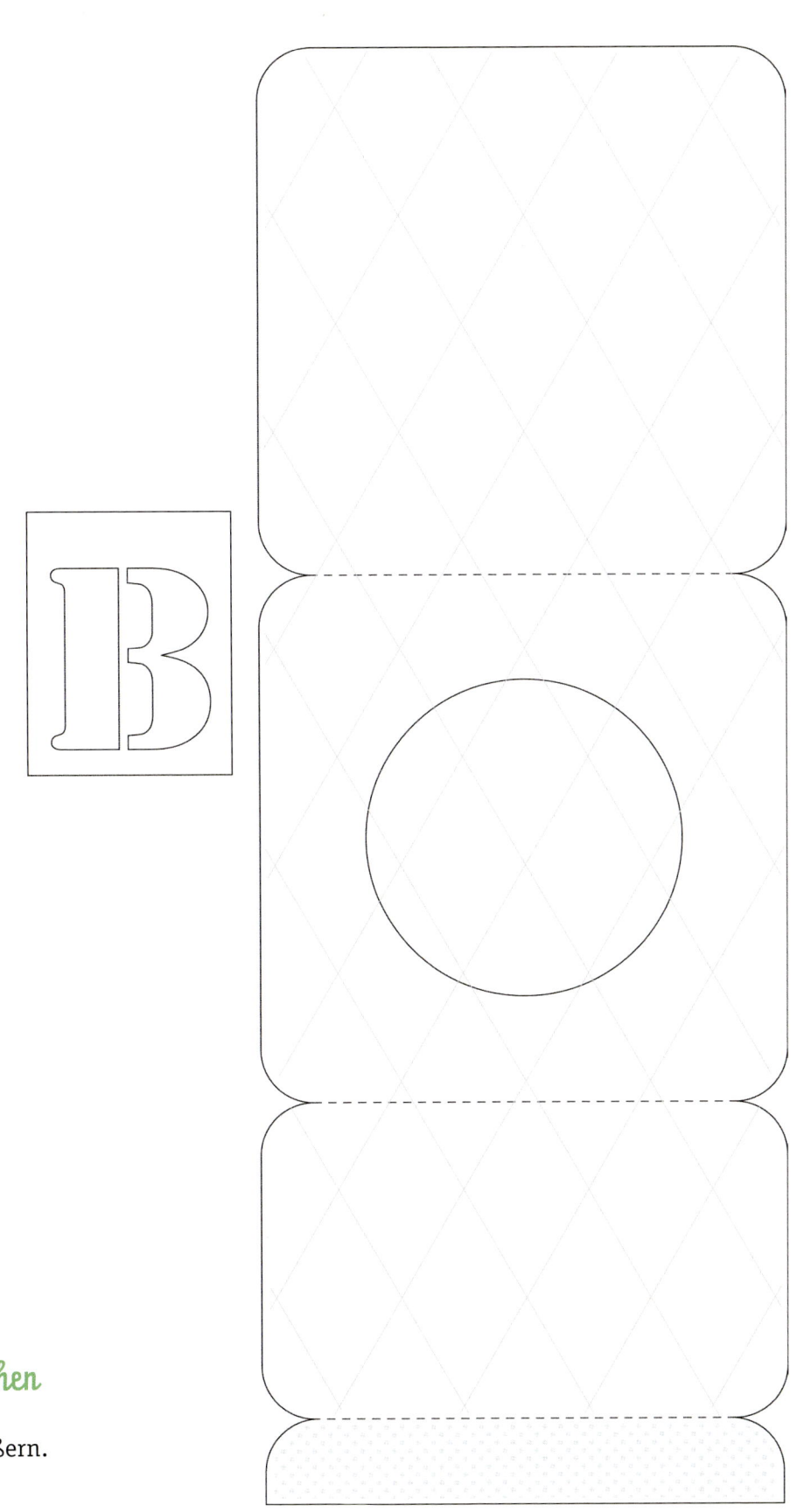

Mit Einblick –
Tüten für Badeschäumchen
Seite 92
Vorlagen auf 125 % vergrößern.

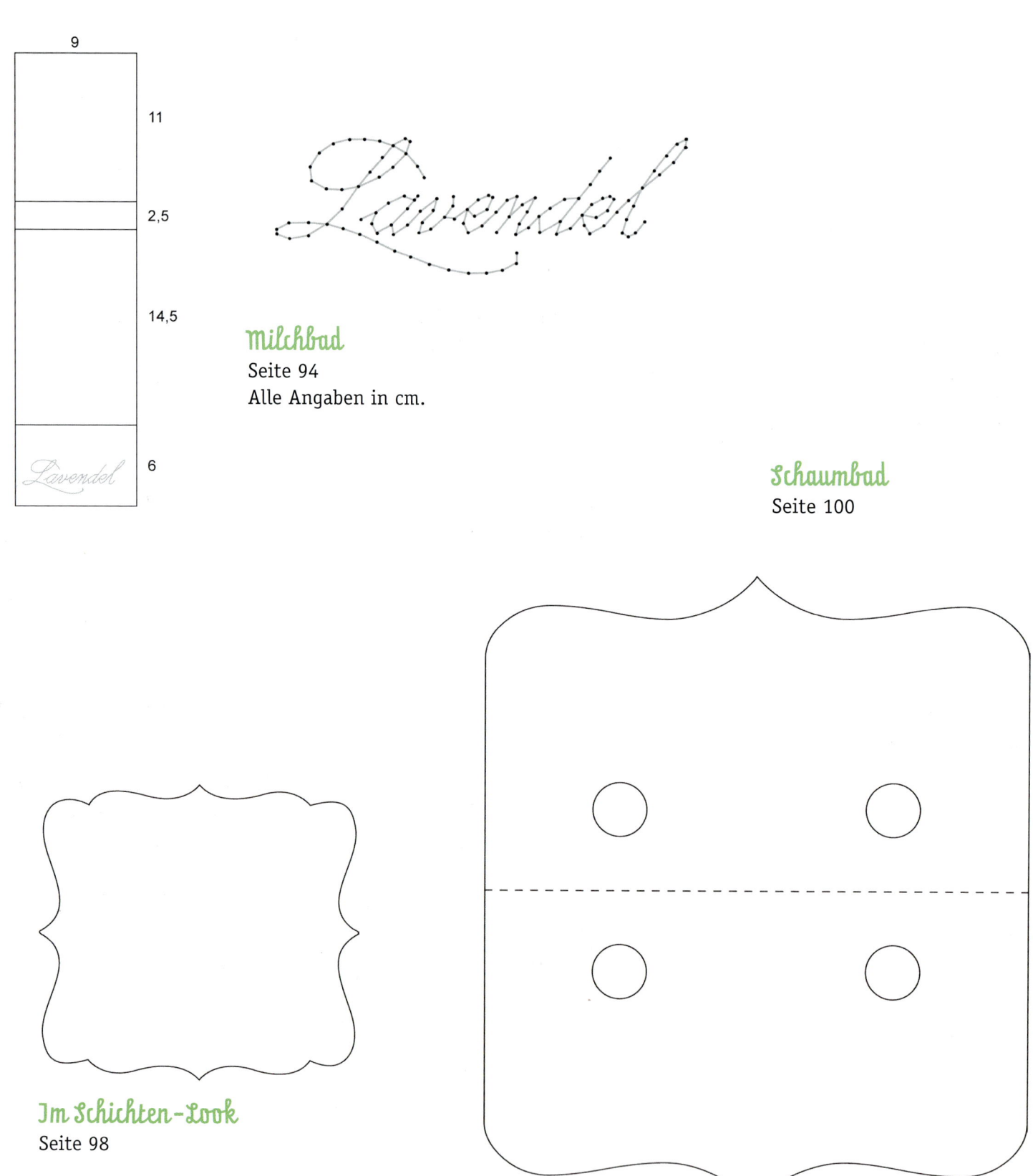

9

11

2,5

14,5

6

Lavendel

Milchbad
Seite 94
Alle Angaben in cm.

Schaumbad
Seite 100

Im Schichten-Look
Seite 98

Bezugsquellen und Adressen

Feinstes, unraffiniertes, fair gehandeltes Bio-Babassuöl
babassu@babassu.de
www.babassu.de

Shea WaLe Sheabutter:
Fair gehandelte Sheabutter hergestellt in Zusammenarbeit mit Frauenkooperativen in Ghana
oliver.hoellige@sheabutter-ghana.de
www.sheabutter-ghana.de

Manske GmbH
Rohstoffe, Seifenformen und Verpackungen aller Art
info@gisellamanske.com
www.gisellamanske.com und
www.manske-shop.com

PET-Behälter und andere Döschen
Hier kommen die Flaschen und Dosen her, die im Buch abgebildet sind.
Seifenmanufaktur@Elsapone.com
www.ElSapone.com

Sonnenelixier (Dohrener Ölmühle)
Helmut Rausche
Feinste ätherische Öle und kaltgepresste Öle (teils aus eigener Pressung)
info@sonnenelixier.de
Tel. 04182/29 37 04
www.sonnenelixier.de

Naturseife
Die beste Informationsquelle für handgemachte Naturseife
www.naturseife.com

Und das Forum dazu, mit vielen weiteren Infos über Naturkosmetik, Rezepte und Co.
forum.naturseife.com

Bezugsquelle für Österreich
Art of Beauty
www.art-of-beauty.at
veronika@art-of-beauty.at

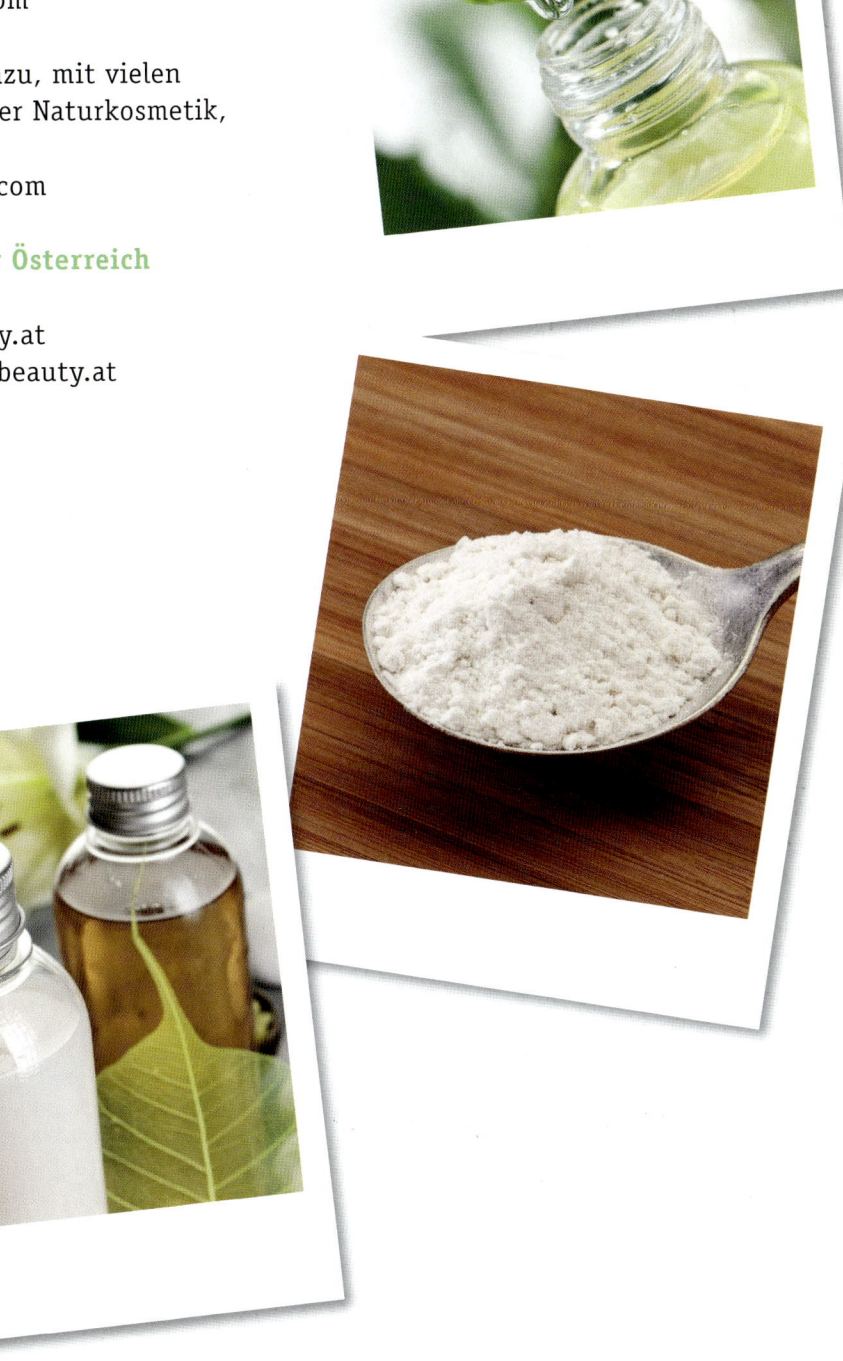

Die Autorinnen

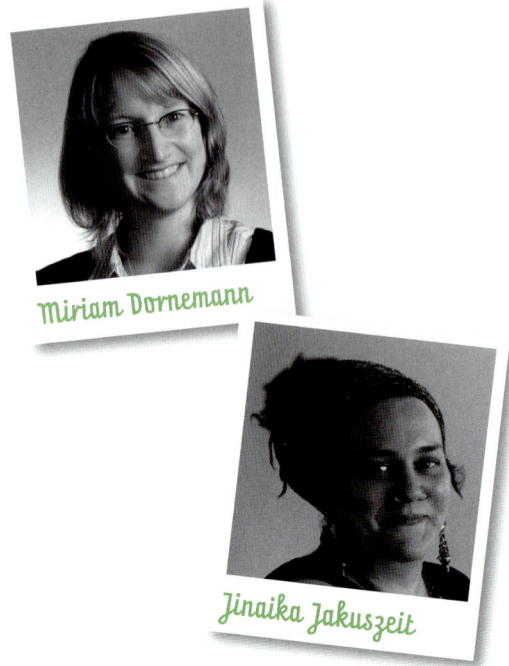

Miriam Dornemann

Jinaika Jakuszeit

Miriam Dornemann

Miriam Dornemann kam über einen kurzen Umweg als Beamtin vor einigen Jahren bei ihrem Traumberuf als Grafikerin an. Nach einer Auszeit namens Johannes arbeitet sie wieder als Grafikerin und Illustratorin in der Kreativbranche. Mit einem kleinen Sohn bleibt aber nicht viel Zeit für Hobbys, die manchmal bis in die späten Abendstunden warten müssen. Dann aber gibt es kein Halten mehr und sie malt, näht, filzt oder arbeitet mit Papier ... oder schreibt Bücher. Weitere Ideen und Tutorials finden Sie auf ihrem Blog: www.mirid.de

Jinaika Jakuszeit

Jinaika Jakuszeit, Mutter von vier Kindern, beschäftigt sich seit zehn Jahren mit dem Herstellen von Naturkosmetik und Seife. Ihr großes Hintergrundwissen hat sie sich über viele Jahre hinweg selbst angeeignet. Sie besaß dabei genug Mut und Energie, aus dieser Leidenschaft heraus die berufliche Selbstständigkeit anzupacken und umzusetzen. Mit viel Erfahrung und Liebe zum Detail haben sich Ihre Produkte in den letzten Jahren zu etwas ganz Besonderem entwickelt. Die Produktbeschreibungen ihrer selbst entwickelten Kosmetika lesen sich wie kleine Gedichte. Ihr Fachwissen, welches auch aus ihrem Heilpraktikerstudium rührt, und ihre sprudelnde Kreativität nutzt Jinaika Jakuszeit nicht nur für die Umsetzung immer neuer Ideen und Rezepte, sondern sie gibt dies auch in Kursen, Workshops und Schulungen weiter.

Impressum

Rezeptentwicklung: Jinaika Jakuszeit
Verpackungsideen: Miriam Dornemann
Reihenkonzept: Katrin Hartmann

Fotos: frechverlag GmbH, 70499 Stuttgart; Fotolia: africa (S.128, o.l.), Bartlomiej Nowak (Seite 118 unten), Beboy (S.118, o.)Bernd Kröger (S.69 u.r.), bit.it (S.109, u.m., S.117, u.), Bogdan Vasilescu (S.114 u.l.), by-studio (S.13, u.r.), Cachaco (S.11, u.l.), cmfotoworks (S. 87 u.l.), Cogipix (S. 42 u.r., S.108, u.r., S. 125 o.l.), contrastwerkstatt (S.71 u.r.), crimson (S.20, u.l., S.83 u.r.), Danel (S.13, u.l.), Danielle Austin (S.127, u.l.), Darknightsky (S.21 u.r.), Elenathewise (S.10, o.l.), emer (S.114, o.), emmi (S.108, o.l.), Engel (S.68 o.m. S.69 u.m.), ExQuisine (S.16, u.m.), Floydine (S.10, u.l., S.42 o.l.), Fotolyse (S.22 u.l.), Gerd Gropp (S. 16, o.l.), Grünzeug (S.125, o.r.), gudrun (S. 21, u.m., S.119), HLPhoto (S. 111 u.l., S. 21, o.l.), Inselney (S.25 u.l.), ivan kmit (S. 108 o.r., S. 11, u.m.), Jeanette Dietl (S. 10 o.m., Seite 11, o.r., S. 68 o.r.), Kati Molin (S.128, u., S.42, o.m.), Kitch Bain (S.17 u.), Liv Friis-larsen (S.68 u.r.), M. Schuppich (S.125 u.m.), Manuel Schäfer (S.120, o.), maram (S. 109, o.r.), Marc Roche (S.111 o.r.), Marek (S.11, u.r.), Marina Lohrbach (S.84), Maritacs (S.15, u.), mbrockeu (S.34 u.l.), McKay (S.14, o.l.), Michael Neuhauß (S. 109, u.r.), Natalia Bratslavsky (S.43 u.l.), ParisPhoto (S.116, u.), patolo (S.116 u.), petrabarz (S. 20, u.r., S. 21, o.r., S. 109 o.l., S.123, u.), phloen (S.108, o.m.), photocrew (S.51, u.l.), PhotoSG (Seite 10, r.u.), racamani (S. 43 u.m., S. 43, u.r., S. 68 u.l.), riccardo bruni (S. 109, u.l.), Robert Emprechtinger (S.115 o.l.), sherrie (S.112, o.), sil007 (Seite 20 o.l.), Stihl024 (S.10, o.r.), Subbotina Anna (S.11, o.l.), Swetlana Wall (S. 69 o.l.), Toschna (S. 108, u.l.), TwilightArtPictures (S.14, o.r.), UJac (S.47, u.l.), Unclesam (S.121, o.l.), victoria p. (S. 43 o.r., S.129, u.r.), volff (S.120, u.); istock: AYImages (S.116, o.), bphillips (Seite 31), damircudic (S.110), ElinaManninen (S.55 u.), -lvinst- (S. 68 o.l., S.69 u.l.), to_csa (S.69 o.r.); Michael Ruder, lichtpunkt, Stuttgart (alle übrigen)

Produktmanagement: Katrin Hartmann
Lektorat: Simone Schwarzer, Berlin
Markendesign und Layout: N I T R I B I T T Kommunikation & Design, Thomas Detlaf, Kischa Scheibe, Marco Schenck, www.nitribitt.com
Satz: Christine Paxmann text • konzept • grafik, München
Druck und Bindung: Neografia, Slowakei

Wir danken den Firmen Ludwig Bähr Buntpapierfabrik, Kassel, und Rayher Hobby GmbH, Laupheim, für die freundliche Unterstützung mit Materialien.

Hilfestellung zu allen Fragen, die Materialien und Kreativbücher betreffen: Frau Erika Noll berät Sie. Rufen Sie an: 05052/911858 (normale Telefongebühren)

1. Auflage 2011
© 2011 frechverlag GmbH, 70499 Stuttgart

ISBN 978-3-7724-5903-0
Best.-Nr. 5903